生氣自強療法独習録

石井常造

生氣自强療法
獨習録

陸軍少將
石井常造述

生氣自强療法の特色

第一の特色

▲自己の生氣を應用し
▲自己運動を誘發し
▲自己の疾病を治療し
▲自己の健康を増進し
▲自己の體質を改善す

第二の特色

▲他人の生氣を興起し
▲自己運動を誘發し
▲他人の疾病を治療し
▲他人の健康を増進し
▲他人の體質を改善す

生氣療養研究所
東京青山

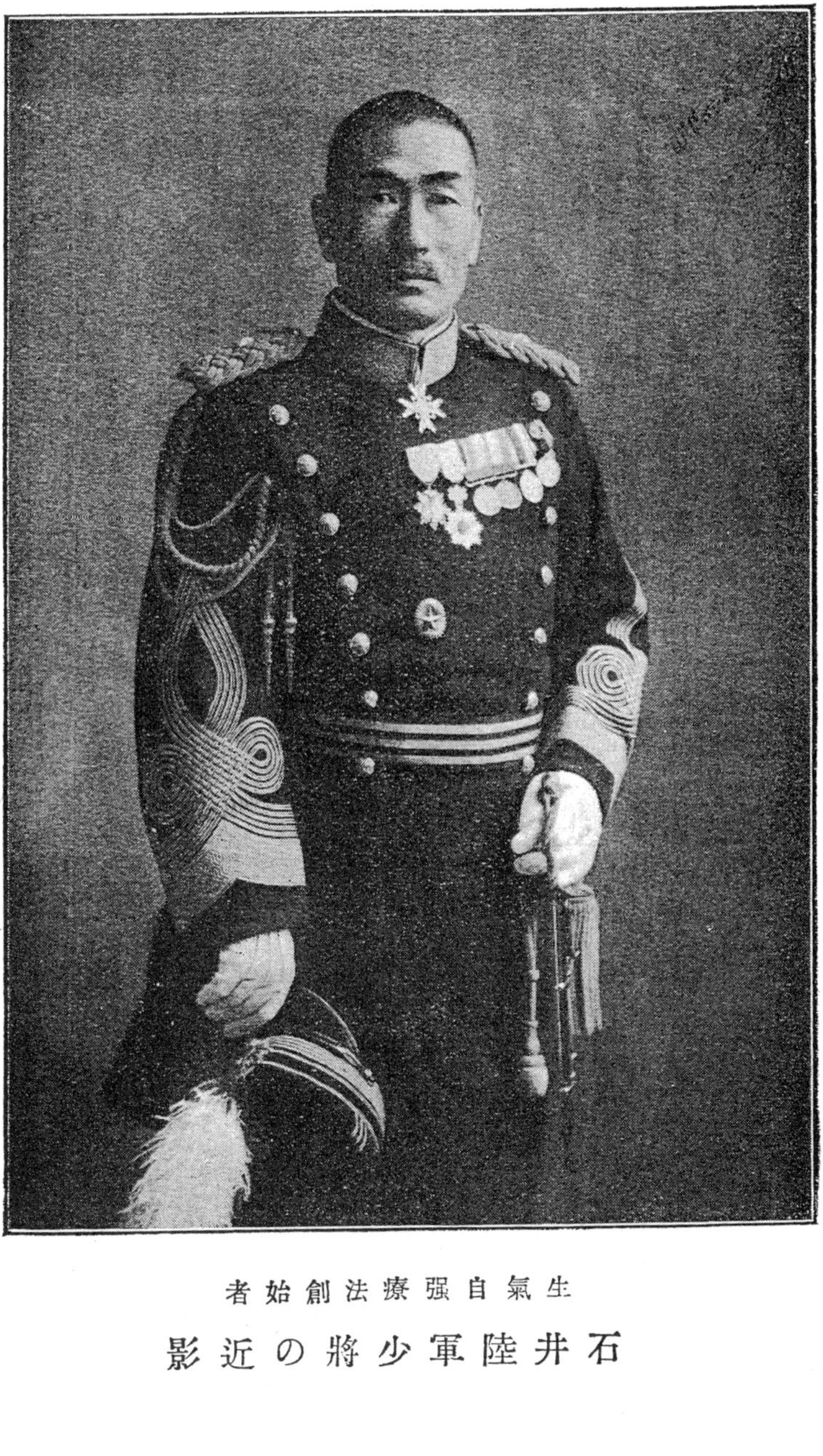

生氣自强療法創始者

石井陸軍少將の近影

人體ノ構造

人體ハ骨骼ヲ基礎トシ、之レニ筋肉ヲ着ケ、胸腹ノ内部ニ各種ノ器官ヲ納メ、全體ノ表面ヲ皮膚ニテ包ミ、無數ノ細胞ヨリ形成セラル、モノナリ。

骨骼系

骨骼ハ圖ノ如ク身體ノ中軸ヲ成シ、其ノ位置ヲ保タシムルノ外、附着セル筋肉ノ爲メ動カサレテ、全身ノ運動ヲ起シ、又内ニ存スル器官ヲ保護スルモノニシテ、其ノ形狀長(腕脚、肋骨等)短(掌骨、蹠骨、脊骨等)扁平(頭蓋骨、肩胛骨)等ニシテ各々異ナル作用ヲナス。　又二個ノ骨相連リテ運動スル所ヲ關節ト名ツク。

骨骼系

後面

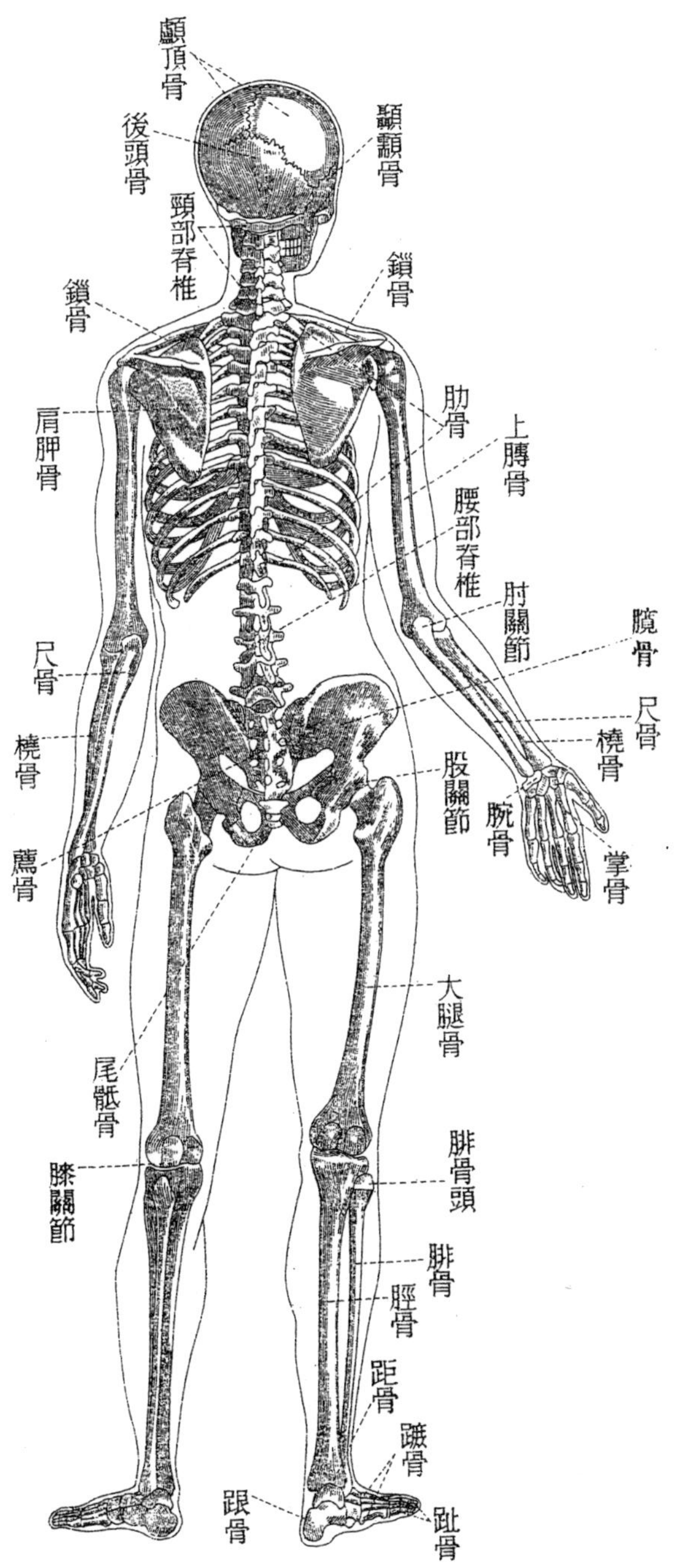
顱頂骨
後頭骨
顳顬骨
頸部脊椎
鎖骨
鎖骨
肩胛骨
肋骨
上膊骨
腰部脊椎
肘關節
髖骨
尺骨
橈骨
尺骨
橈骨
股關節
腕骨
掌骨
薦骨
大腿骨
尾骶骨
膝關節
腓骨頭
腓骨
脛骨
距骨
蹠骨
跟骨
趾骨

前面

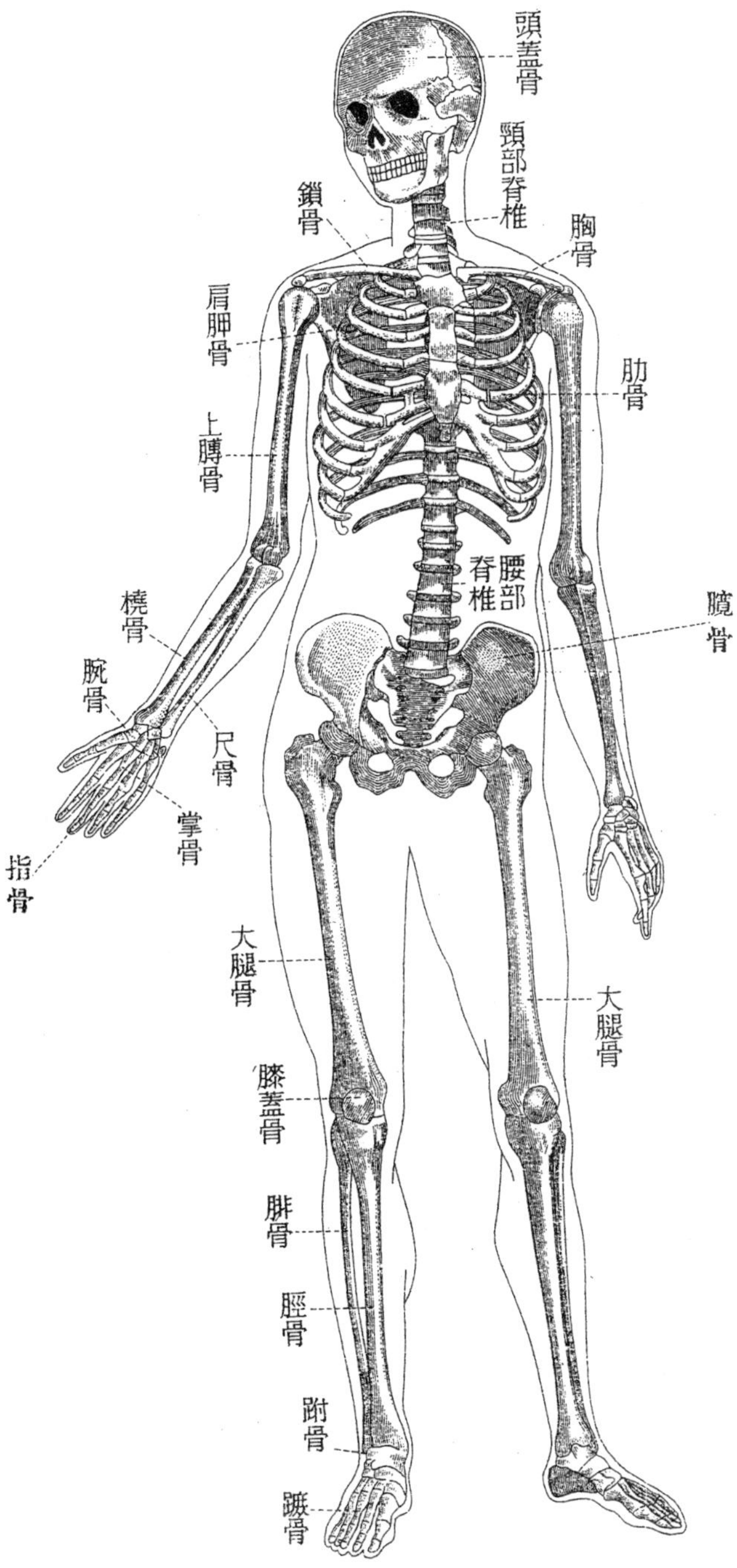
頭蓋骨
頸部脊椎
鎖骨
胸骨
肩胛骨
肋骨
上膊骨
腰部脊椎
橈骨
髖骨
腕骨
尺骨
掌骨
指骨
大腿骨
大腿骨
膝蓋骨
腓骨
脛骨
跗骨
蹠骨

神經系

神經系ハ外界ノ事物ヲ感覺シ、身體各部ノ運動ヲ支配スル器官ニシテ、腦脊髓、及ヒ神經ヨリ成ル。腦ハ頭蓋骨中ニ位シ大小ノ別アリ、大腦ハ思考、記憶、判斷等高尚ナル精神作用ヲ司リ、小腦ハ全身ノ運動ヲ調和スル器ナリ。又脊髓ノ上端頭骨內ニアル部ヲ延髓ト名ツケ、其ノ外ニアル部ヲ脊髓ト云フ。延髓ハ諸種ノ反對運動ヲ司リ、刺戟ニ應シテ意志ニ關係ナク直チニ運動ヲ起スモノナリ。脊髓ハ腦ノ下端ヨリ脊骨ニ沿ヒ腰ノ邊ニ終リ、末端ハ馬尾狀トナル。其ノ作用ニ二アリ、甲ハ手足軀幹ニアル神經ト腦トヲ連絡シ、乙ハ頸部以下ノ反對運動ノ中樞トナル。神經ハ腦ノ下面及ヒ脊髓ノ兩側ヨリ、對ヲナシテ生セル絲狀ノモノニシテ、末端分岐シ身體ノ各部ニ達シ知覺及ヒ運動ヲ司ルモノナリ。

神經系

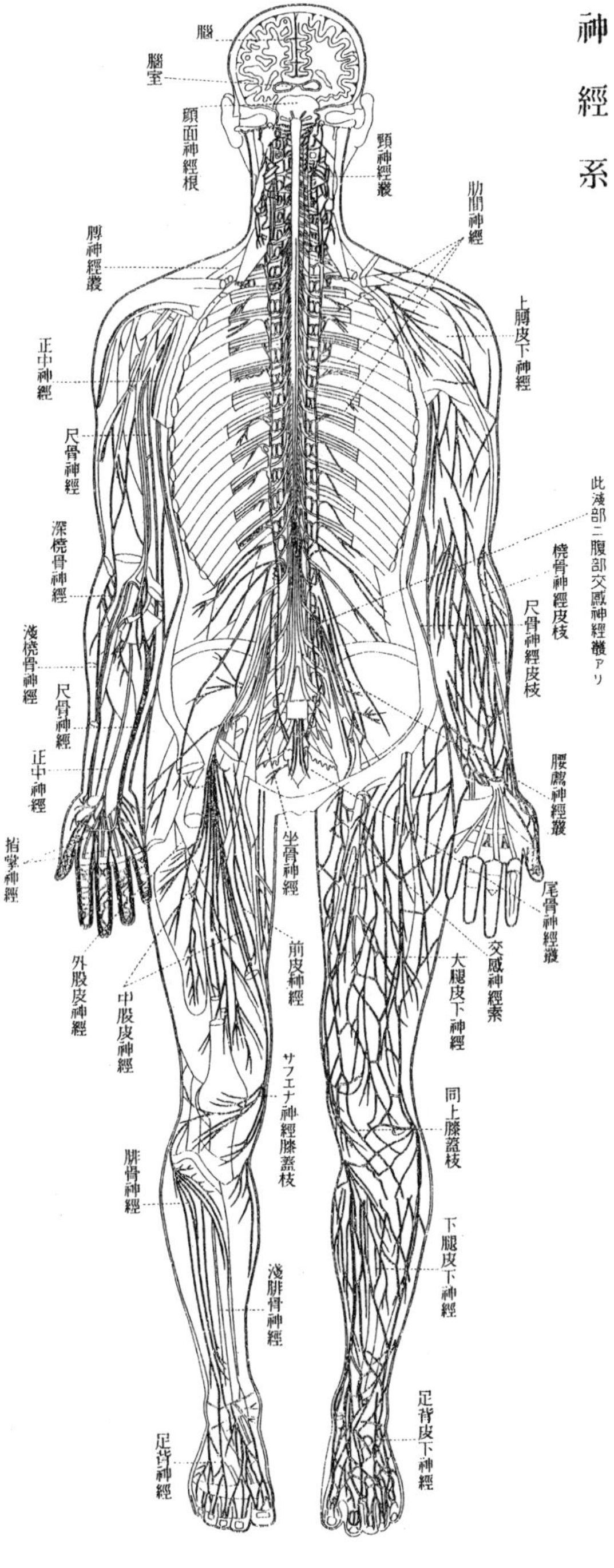

腦
腦室
頸神經叢
顔面神經根
肋間神經
膊神經叢
上膊皮下神經
正中神經
尺骨神經
此處部ニ腹部交感神經叢アリ
深橈骨神經
橈骨神經皮枝
尺骨神經皮枝
淺橈骨神經
尺骨神經
正中神經
腰薦神經叢
指掌神經
坐骨神經
尾骨神經叢
前皮神經
外股皮神經
中股皮神經
交感神經索
大腿皮下神經
サフエナ神經膝蓋枝
同上膝蓋枝
腓骨神經
下腿皮下神經
淺腓骨神經
足背皮下神經
足背神經

內臟諸機關

呼吸系

呼吸ノ働キハ、胸腔ノ伸縮ニ因リ起ルモノニシテ、其ノ運動ヲ呼吸運動ト云フ。而シテ空氣ハ鼻口ヨリ喉頭氣管ヲ經テ肺ニ入ル。肺ハ左右一對アリテ肋膜ニ包マレ、心臟ヲ兩側ヨリ圍ム。此肺臟ノ作用ニ由リ、人體ニ必要ナル酸素ヲ氣中ヨリ取リ、其ノ代リニ血中ノ炭酸ヲ氣中ニ與ヘ以テ、不斷血液ヲ清淨ナラシムルナリ。其ノ位置圖ノ如シ。

內臓諸機關

一、消化系

消化器ハ口ニ始マリ肛門ニ終ル大小不同ノ長管ト之レニ附屬ノ數個ノ腺ヨリ成ル圖ノ如シ

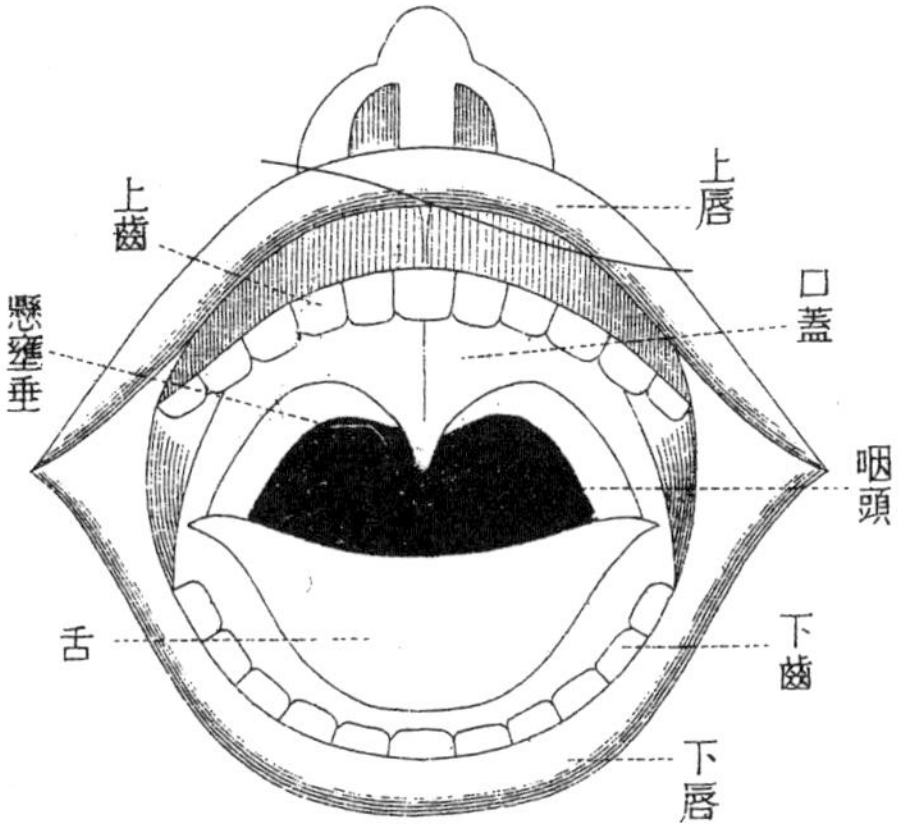

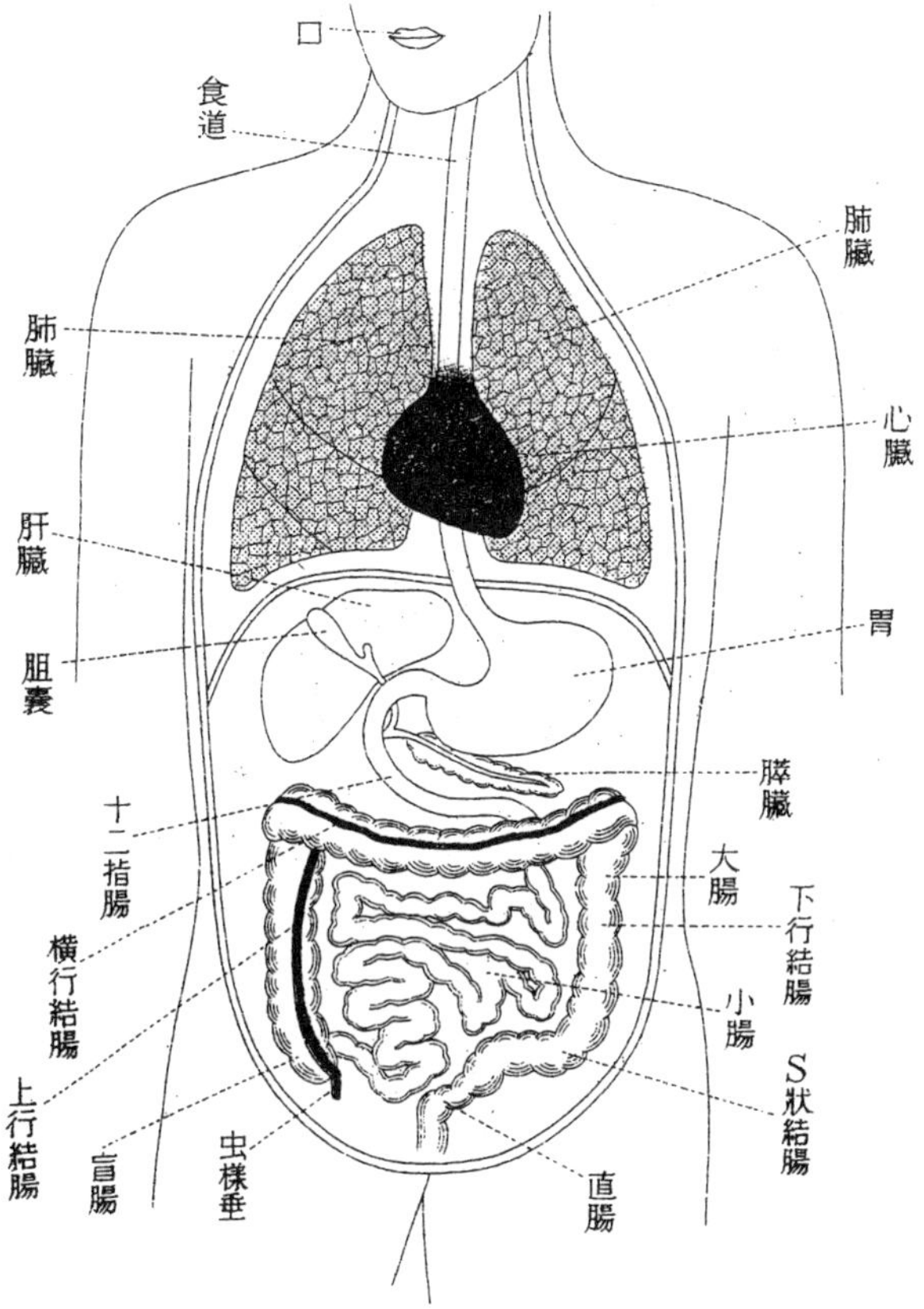

二、呼吸系及排泄系

排泄系ハ圖ニ示ス如ク腎、輸尿管、膀胱及ビ尿道ヨリ成ル腎ハ腹腔ノ後上部ニ位ス

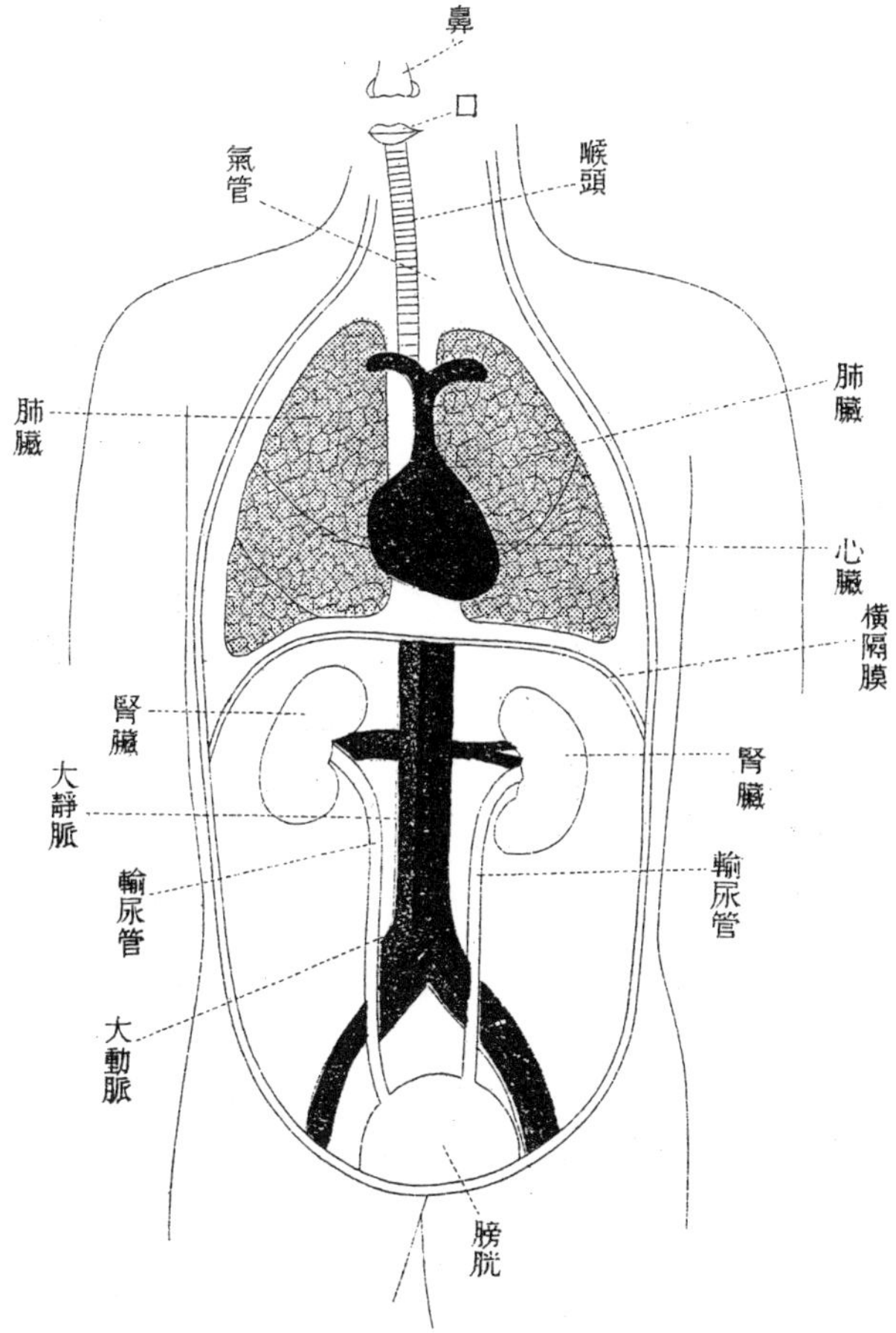

感應及治療上の壓點概要圖

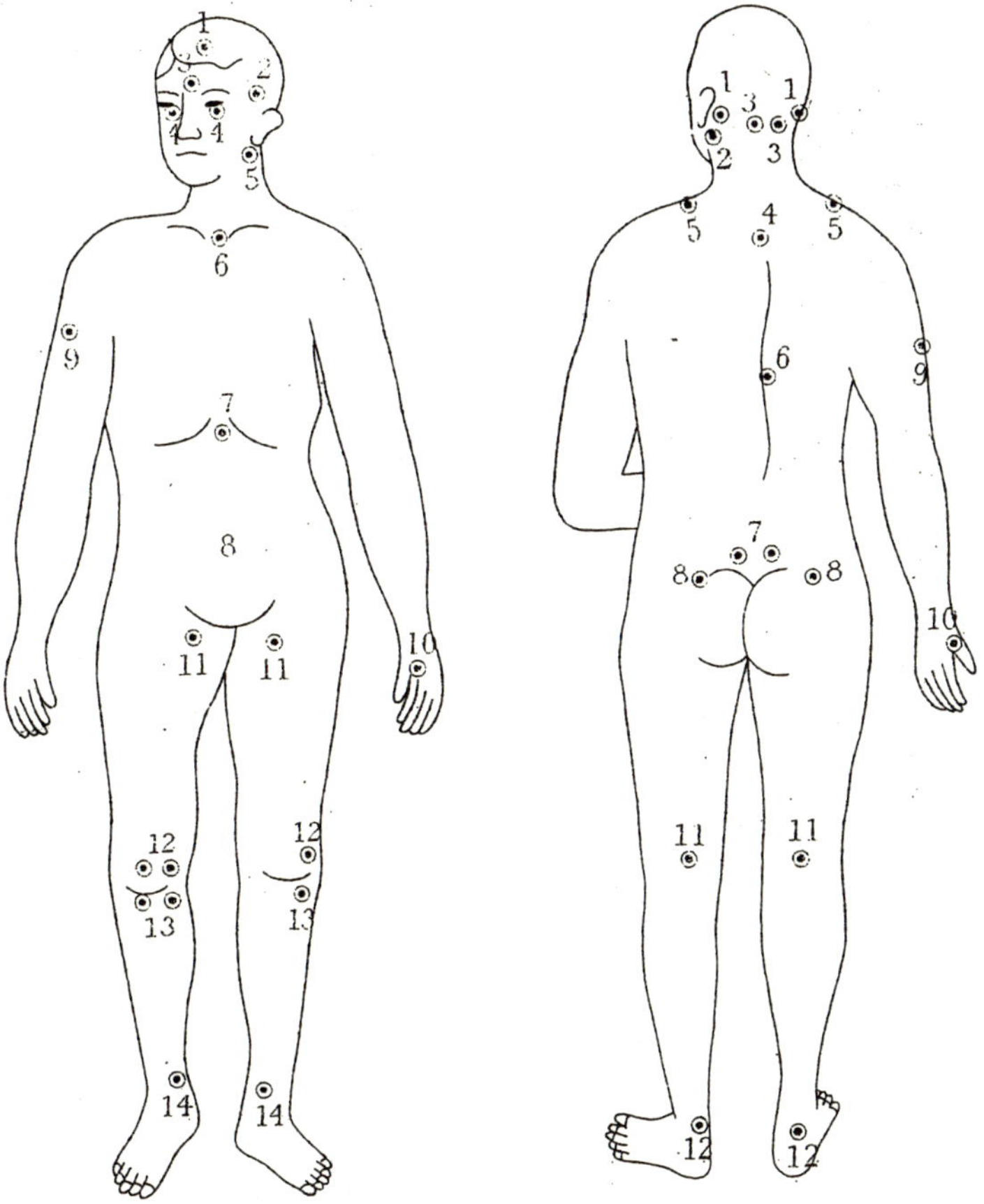

1. 乳嘴突起後方
2. 耳下
3. 延髓
4. 第七頸髓
5. 神經叢
6. 脊髓全部
7. 腰椎兩側
8. 大臀筋上端
9. 上膊中央外側
10. 示指第三關節外側凹部
11. 膝關節後方屈曲部
12. 踵の後部上方

1. 前顱頂凹部
2. 顳顬部
3. 眉間
4. 兩眼瞼
5. 耳前脈部
6. 鎖骨接合凹陷部
7. 心窩部
8. 腹部全部
9. 上膊中央外側
10. 示指第三關節外側凹部
11. 鼠蹊部
12. 膝蓋の上部兩側
13. 脛骨上端前面の兩側
14. 踵の後部上方

生氣自强療法獨習錄發行の趣旨

生氣自强療法を世に公開して以來、講習を受くる人日に增加し、此等の人々の普及に依り、世人漸く本療法の眞相を了解し、學生は之に依りて其の强健を得、且其の腦力の發達に多大の効驗を獲、工場之を利用して其の工程を高め、官廳會社之に依りて其の業務の能率を高め、家庭は病苦疾患を掃蕩して其の幸福を增し、又家風一變して平和の恩惠に浴するもの、日に其數を增すに至れり。

元來本療法は人類の幸福を增進し、國家の繁榮に功献するを目的として世に公開したるものにして、醫術の救ふ能はざるものを救ひ、醫術の企て及ばざるものを能くし、未だ學術の詳悉する能はざりし所を捕捉して、之を日常實地に應用せしめ、多大の効驗を顯揚しつゝありと雖、之を以て敢て醫術を擯斥するにあらず、又學術の不備を嘲笑するものにあらずして、反て其の實驗上の結果が、此等の進步發達を促すの動機を起さんことを希望するに過ぎず。

又强健法の方面より之を言ふ時は、一の方法にして男女、老幼、壯者、病者を問はずして、悉く此等に適するものあるは、今日迄未だ聞知する能はざりし所なるも、本療法は立派なる治病法豫防法なると同時に、最も卓越せる强健法にして、如何なる人にも適合す。故に小兒も之を能くし、病者も亦之を能くす。而かも方法手段の習ふべきものなく、唯其の神經を發働せしむれば足る。

現今本療法は諸種の學校、工場、會社、官廳等に於て盛んに利用せられつゝあるを以て、何れ陸海の軍隊に利用せらるゝの時期の到來するを豫期するも、今漸く世人の理解を得て、之が普及の目的を達成すべき機運に向ひたるに過ぎざるのみならず、直接傳習を受くる能はざる遠隔の地に在る熱望者のために、單獨に習得し得る方法を講ずるの必要迫るに至れるを以て、即ち茲に獨習錄を發行するに至れる所以なり。隨て凡そ直接講習を爲すと同じ順序に從ひ、此の獨習錄のみに依り、一通り理解習得し得ることに意を用ひたりと雖、進んで之れを研究し、能く人を誘導し、且つ家族知巳の間に於ける疾病を救治して、的確なる効驗を收めんには、從來公開せる生氣自强療法、同傳習錄及生氣應用家庭看護法に據らざるべからず。故に本書に依り獨習する人は其の體驗の進步に從ひ、續いて其の研究の步を進むべし。

以上の如くなるを以て、本獨習錄は既に直接講習を受け、若くは講習を受けんとする人が、生氣自强療法の眞相を窺ふ唯一の參考書にして、本書に記する所は、殆んど又他の書に重複せるものなく、殊に親族知己の遠隔の地に在るものを救はんとする場合に本書を利用せば、生氣自强療法の如何なるものなるやを了解せしむると同時に、又直に之を實行して其の効驗に浴せしむるの利便あり。

近來學校、會社、工場等に於て代表者が講習を受けたる後、直に之を他の人に傳授するの法、次第に盛んとなる所謂簡易講習是なり。斯の如き場合に於て、本書を利用せば、唯實習を指導するの他は、本書悉く叮嚀なる解說を與ふるを以て、直接予の講習に臨むと殆んど同一の結果となるべし。故に知人に之を傳ふる場合に於ても、此の方法を取るを有利とす。

全國に普及會の增加するに伴ひ、獨習者相ひ集りて、自己運動を良くする人の指導を受ければ、前記同樣の効果を獲べし。

本療法世に普及せられて、日常之が應用を見るに至れば、更に簡易に實習し得べき單行本を編述して、文字に乏しき人にも自由に獨習し得る方法を取らんことを豫期するも、單に生氣自強療法を體得して其恩恵に浴せんとする人は、本書の實習の部のみを熟讀實習し得るの便あるを以て、當分の間本書を以て之に代用することゝせん。

本獨習錄に挿入する所の附圖は、研究所顧問松本軍醫監の其家庭に於て、子と孫とを相手とし自ら實施し、且自ら撮影の勞を執られたるものにして、時正に盛夏眞に其勞を多謝せざるべからず。故に特に記して以て獨習者に告ぐる所以なり。

昭和二年二月

於東京青山研究所　石井常造識

生氣自强療法獨習錄總目次

第一回

第二回

第三回

第四回

第五回

第六回

挿圖、寫眞

生氣自強療法第一回　獨習

第一回獨習細目

生氣自强療法獨習錄

石井常造講述

第一回獨習

一　生氣自强療法の大意

（一）　自然の保護力

生氣自强療法と云ふ意味は、人々が各々自分の體軀の神經を動かして、之に依り運動を起し、此の運動に依りて發生する生氣なるものが、體軀に疲勞があれば疲勞を除去し、病氣があれば又之を治し、身體が弱ければ之を强くすると云ふ意味で、人の手を借らず、藥の補助を待たずして、此等の大なる効驗を現はすは、此の療法の全く他と異なる所である。

療法と云へば、人は必ず他人に依賴して、治療する如く考ふべきも、神經の働き鋭敏なる時は、何か故障が起りたる際には、直に其働きに依り體の一部に運動を起して、之を除かんとするは、生物に與へられたる天然の保護力がある爲にして、生物中の最も優等なる人類に於て、殊に其保護力は大なるものがなければならぬのに、反て他の動物より劣れる如きは、不合理と謂はざる可らざるなり。　固より人類には最も優れたる智能あるを以て、之に依り種々の方法手段を利用し得るが爲、此自然の保護力が次第に減退するに至れる點なきにあらざるも、其利用する所の方法手段にては、例へば痛を去り、病氣を治す丈の點に於ても、極て迂遠にして、緩慢なるを免れざるもの多く。長く其苦痛を忍んで徒に苦悶を續くるは、保護力の代りとしては、相償ふ能はざるものと謂はざる可らず。　況や自然の保護力にては、頗る平易に治し得る病氣なども、人類目下の智能にては、之を治し得ざるもの多々之あり。故に鈍りたる神經を強くし自然能力の働きを大ならしむるは、人智の及ばざるを補ふ唯一の方法なりと謂ふべし。

自然の保護力は之を自然良能と云ひ、人類にも縱令夫れが鈍りたるにもせよ大に之あり。例へば人が眼の疲れ目のかすみたる時に、思はずして手を以て擦り、又頭痛のある場合に、思はずして頭部を打たき、顳顬部を揉みて之れを治さんとしつゝあるが如き、又屈みて仕事を爲すに當り、其腰の疲れたる時に至れば、思はずして腰を伸し、或は手を以て之を擦り、且撫で或は之を打たき又氣を詰めて仕事し、疲勞の起りたる時に至れば、突然脊伸びを爲し、或は深き息を漏すが如きも、皆是れ其疲勞を治さんとする、自然良能の働きに依りて起るものに外ならざるなり。然るに人は唯無意識に、此等の治療を爲して自ら悟らざるなり。

(二) 無意識の運動と神經の働き

幼兒の眠るを見よ、往々にして其手動きて、頭部胸邊を撫で擦るが如き狀を爲し、又頸を動かして、擦り着くる如き狀を爲すことあるべし。而かも此等は無意識に起る所のものにして、痒みを覺ゆるが如き場合に、之を治さんとする神經の働きなり。

嘗て予の親族の老人、輕き腦溢血に罹り臥床中、再び輕き腦溢血を起し症狀頗る危險となり、百方手段を盡すと雖、全く絕望となれり。然るに患者は意識朦朧として全く言語なく、眠るが如く死せるが如し。然るに此の患者の手は自然に頭部に行きて、恰かも其患部を探ぐるが如く、一たび手の某部に附着するや、其部を押へ且擦るの狀を爲す。家人病狀に惡しき影響を來すを恐れて、靜かに其手を寢具の內に入るゝも、患者の手は復た動きて頭部に行き、家族も醫師も唯其不思議なるに驚けるのみ。予乃ち之を說明し、神經は其最も苦痛とする所に達して、之を治療せんとせる自然の働きにして、此際家人が頭部を抑へ且擦り、患者の手の運動不完全なるに代りて、之を治療したりとせば、其苦みは著しく輕減し得たるべきを以てす、家人之が爲始めて理解せることとあり。

斯の如き不思議の靈能は、何人も同樣に有する所の神經の働きに基くものにして、貴賤老幼の別なく、又身體の强弱に依り、其の得失を異にするものにあらざるなり。而して予の生氣自强療法は、極めて單簡なる方法を以て、人々の鈍りたる神經を强くして、其不思議の働きを起すに至らしむるものにして。以上の事柄を理解せば、自分の神經の働きに依りて運動を起し、病氣があれば病氣を治し、弱ければ之を强くし、不快疲勞を感ずれば、之を退散せしむるものなることを了解し得べし。而して前述の如く、殆んど意識を失ひたる患者の手が動く例に依りて考ふるも、腦髓の働きを要せずして、運動の起るものなるを察知し得べし。隨て起る所の運動は、身體の一部の神經に刺戟を與ふる時は、其人は何にも考へざるに體の一部分より運動の起るを見るなり。故に體操又は自疆術の如く、故意に動かすにあらずして、自然に獨りで運動の起るを特色とす。隨て弱りたる病人も、此の法に依れば勞せずして體の運動を爲し得べく、此の運動が直に病氣の治療法となりて疾病を治癒せしむるに至るなり。

(三) 細胞の運動と生氣の力

今故意にせずして運動の起る最も良き一例を揭げて、參考に供する前に、神經の働きに依りて、生氣の發生することを一言せん。即ち神經が興奮して、强く働く時は之が爲身體を組織して居る、無數の細胞と名づくる原質が動かされ、此細胞の運動に依りて、人體內に發生する所の活力を生氣とは言ふなり。今日迄は未だ之を眼に視ること能はざるも、指尖を手掌に對し近く之を放射する時は、温たかに感じ、稍々離して放射する時は、涼しき感覺を起すべく、其神經に與ふる感覺は頗る大なり。生氣の働きとは、即ち其の神經に刺戟を與へて、起す所の感應を言ふなり。次の實例に依れば、能く其感應の如何をも知ることを得べし。

東京九段坂下の體操學校女子部の一生徒あり。嘗て其微恙の際、之を預かる、熱心なる生氣療法研究家が、其の自己運動を誘導して、之を治癒せしめたることありし爲め、其後該生徒は其の効驗に驚き、熱心運動を行ひ、且與へられたる生氣自强療法傳習錄を熟讀して、益々趣味を感ずるに至りたるも、未だ自ら之を人に施して、實驗するの機會に遭遇せずして經過し來れり。然るに偶然にも其の學校に於て、體操施行中、其の生徒の組の一女生徒、誤つて高さ一間半の水平横木より落ちて、人事不省に陷りたる爲、直に學校に近き校醫の宅に運搬して、醫師の手當を請ふ。而して落下の際、强く頭部及び右肩を打ちたる爲か、容易に氣付かず、校醫之に對し水枕を爲さしめ、且前頭部に氷嚢を載せ、一回注射したる後服藥せしめ、大事なかるべしとて、校醫は用務の爲其の儘他出せるを以て、敎師及び他の生徒も次第に退散し、附添の看護者は己れ一人となれり。即ち如何にもして、早く僚友の危急を救はんと思ひ、生氣を應用すべきは此機會なりと考へ、先づ氷嚢を取り去れり。是れ該生徒は平素冷却の不可なるを聞知し居りたればなり。而して試みに全身を觸察するに、甚だしく冷却しあるを以て、頭部を押擦し、次で胸部に輕擦を施したる後、手掌感應法に依り生氣の放射を始む、之が爲患者の身體は、細胞の運動を起して次第に温かさなり、校醫の宅に搬致して後約一時間にして、突如深呼吸を起すと同時に息を吹き返し、之を繰り返すこと五六回、而かも同時に苦悶の表情を現はし、次で頭部を左右に動かし、殆んど頭の枕より脱する如き大なる運動を行ひ、次で健全なる左手を擧げて、額部頭部を揉み且擦り、遂に頭部を擡げて、後頭部を輕打するに至れり。

此の時右手を觸察するに、肘より指頭に至る間、尙甚だしく冷却しあるを認めたるを以て、又之を押擦したるに、右手俄然動き肩に達して之に輕打を施し、爾後此等の諸運動は續いて斷續し、附添の生徒は玆に初めて親しく生氣の効驗を認めて、私かに驚きたるのみならず、自ら之を實施し失神の體軀に感應を起して、息を吹き返したるのみならず、直に自己運動を起して、治療するの結果を見て、眞に雀躍の情に堪へざりしと云ふ。

校醫は數時間の後歸り來り、覺醒しあるを見て散藥を與え患者は之に依り眠に就けり。恐くは睡眠藥なるべく、生徒は僚友を見捨てゝ歸るに忍びず、其夜校醫の宅に止り、終夜枕頭に在りて看護に努めたり。

翌朝患者は目醒めて胸部の疼痛を訴ふ、即ち手掌を以て輕擦したるに、患者の左手自己運運を起して胸部を擦り、之が爲疼痛去りて爽快となり、自ら求めて水を飮み、再び眠り正午稍々前目醒めて、非常に輕快を感ずるを語るに至れり。此の時見舞の爲、十二三人の校友來る、乃ち患者は之と談笑して食事を爲し、元氣恢復して起きんことを欲するに至れるも、尙安靜を保たしむ。而して患者は第二夜を校醫の宅に過したる翌朝、友人二名と共に、電車にて無事南千住の自宅に歸れり。

第三日は自宅に靜養し、第四日登校す、此の時右手を胸に吊る、即ち放課の少時間を利用して生氣を送れるも、十分に之を治療するの時を有せざりしに拘らず、最終の課業の時に至りては、旣に右手を下げて何等の苦痛を感ぜざるに至れり。然れども尙頭部少しく痛みを覺ゆるを訴ふ。

第五日同じく放課時間を利用して、生氣を送りたるに、最終の課業の時間には、右手自由となりて筆記を爲し得るに至れり。但之を後方に廻はす時は尙少しく痛みを感ぜり。

以上の結果を考ふるに、校醫の宅に於ける二日は、單に傳習錄に依りて生氣療法の一班を知りたる、若き女生徒の成績としては良好なるものなるも、自己運動の外併せて生氣療法を十分に實施したりさせば、更に一日を短縮して、起居の自由を得せしむることを得たるのみならず、第三日の自宅に於ける靜養は、第二日に繰上がり。　又患者に對し、自ら自己運動を起し得る如く準備したりとせば、第三日に於て右手を吊る必要なく、初より自由に筆記し得たるなるべく、又第五日に於ける腕を後方に廻はす時の痛みも、同時に其の自己運動に依りて、治癒せしめ得たるなるべし。　然れども生氣自强療法に熟せざる生徒が、放課の少時間を利用して、生氣療法を行ひたる成績としては、概して良好と言ふべく、患者の校友に對する告白に依り、女子部の生徒は其の生徒を神の如くに敬ひ、嘗て注目せられざりし、一生徒は一躍して重きを爲すに至り、生徒は皆事故の生じたる場合に於ても、校醫の宅に送らずして、其の治療を受けんことを熱望して、申し合せを爲したりと言ふ。

自己運動の無意識にして、腦の不干渉のものなることは、予の常に說く所なるも、此の實驗に依り能く之を證明し得べく、又意識を喪失せる患者が、覺醒と同時に生氣に感應して、神經自發の自己運動を爲すに至りては、其の効驗の偉大なるを推知するに足るものと謂ふべし。而かも此の負傷せる生徒は、未だ甞て生氣の何たるを見聞したることなくして、研究所に於けると同樣の活潑明確なる運動を行ふに至りては、其の意識に關係なきと、神經の興奮は生理的に、身體局部の運動を起すものなることを說明して餘りあるものと謂はざるべからず。是に於てか、生氣の効驗の益大にして、愈々其の顯著なるを覺ゆるなり。

其後兩生徒は、尙放課時に於ける生氣療法を繼續し、第六日右腕は肩と共に大なる運動を行ふに至り、疼痛全く去れりと云ふ。其の熱心誠に賞すべし。今若し之を醫藥の治療に任せたりとせよ、恐くは絶對に運動を禁じ殊に右腕の如きは之が使用を許されざるべきを以て、其の間に神經の痲痺、關節筋肉の萎縮凝固を來し、其後之を自由ならしむる爲、マッサージ等に依り、更に多くの日子を要するに至り、到底生氣自強療法の如く、迅速なる能はざるのみならず、其の間大に苦痛と不自由とを忍ばざるべからざりしや勿論なり。是れ患者の生氣療法に依り治癒するを見る毎に、松本軍醫監の常に患者の幸福、社會の福音なりと稱揚する所以なりとす。

事の偶然に起るや再び同一奇蹟の起る事稀なり。然るに以上の奏功を爲したる十數日後同級生の休校せるもの終業前に母親と共に來校して、該生徒に共に其宅に到らんことを懇請す。曰く醫師の診斷に依れば急性肋膜炎に罹れりと云ふ、故に昨今發熱ありて患部に疼痛を感ず、希くば來宅の上治療せられたし、此の子貴孃の治療を熱望して止まざる爲、發熱しあるを意とせず、今日の終業時を計りて、共に來校せる所以なりと言ひ、連りに懇望す。　到底自己の力及ばざるを以て固辭するも肯かず、即ち已むを得ずして共に其の宅に到り、肋部に押擦法を施し、且感應法に依り自己運動を起して歸る、然るに其の翌日、該生徒は發熱退散し、疼痛全くなく、氣分良きを以て登校し來り、之を行ひたる生徒も其の意外に驚き、更に放課時に感應法を施し、神經の興奮を助けて歸らしむ。　是に於てか、果して登校の可なるや否やの疑問を起し、知人即ち予に之を諮る。　予の從來の經驗に依れば、約一週間を要するを普通とするも、本人にして苦痛なければ、十分注意せば登校を禁ずるの必要なく、唯だ其の自己運動は、之を勵行せしめざるべからざるを注意せり。

發熱を去り、苦痛を一掃するの迅速なるは、生氣自强療法の特長にして、其の登校は決して怪むに足らず、而かも本人は全治せりと確信したるなるべく、此際に於て、直に學業に從事するは、固より極端なるも、其全治せりとの確信と自己運動の勵行とは、確に一層全治を速かならしむるものあるべく、本人にして不快違和を感ぜば、禁ぜざるも登校せざるに至らん。故に寧ろ之を自然に放任するを可とすべく、急性の症狀は、實際急速の治療を見ること多し。然れども僅かに數日の休業なるを以て、靜養を良しとするや言を俟たず。故に予は唯生氣療法の簡易にして、其の奏功の的確なる一例たらしめんことを欲して、玆に之を附記する所以にして、敢て之を以て其常態と爲すにあらざるなり。幸にして患者は無事に回復して、事なきを得たるは、寧ろ其の僥倖に過ぎざるなり。

（四）生氣自己運動の發起

斯の如く自ら自己運動を行ふ人は、直に其生氣の力に依りて、他人を動かし、又他人の病氣を治し得るに至るは、生氣自强療法特異の効驗にして、精神統一を必要とするにもあらず、又非常の鍛鍊を要するにもあらず、唯自ら生氣自己運動を爲すを以て足れりと爲すは、前例一女生徒の實例に依るも能く之を知ることを得べし。隨て神經を刺戟せば、運動は槪して容易に起るものにして十人中八九人迄は誘導一回にして、運動を起すを見るなり。而して此起りたる運動が一方に於ては全身神經の訓練法となる故に、運動に强弱大小の差あるを顧慮する必要なく、唯だ何れの部分かゞ運動を始むれば自强療法の効驗直に現はる。今人々の容易に運動を起すの例として、新聞及び雜誌記者に試みたる例を左に掲げん。

大正十四年春に於て、生氣自强療法を世に公開するに當り、先づ新聞及び雜誌記者を青山假研究所に招待し、研究所は依然として知人を容るゝの外餘裕なきを以て、研究所を公開するにあらずして、生氣自强療法を世に公開するに過ぎざる趣旨を述べて、其了解を求め誤解なからんことに注意し生氣自己運動と自强療法の大要を説明して、自己運動を其の實視に供せり。即ち一は婦人の肩及び背部の運動にして、肩の凝りを治療するを主とするもの、一は十歳の少年の左方膝關節の運動不全と全身の虛弱を治療する運動、一は十二歳の少女の全身虛弱の爲、主として脊髓を治療する運動にして、此の少女の如きは自ら兩手を以て、頭髮を握り臥姿よりて之を引きつゝ起き上がる如き、意想外の脊髓の運動ありて、參集十數名の記者は唯奇異の感に打たるゝのみ。然れども其の運動の狀況に依り無意識の運動なると、笑ひ且語りつゝ運動繼續する爲、意識顯然として自ら其の運動を意識しあることは、共に能く之を了解するを得たり。然れどもも自ら體驗するにあらざれば、其の眞相を穿ち得ざると、此法の何人にも、容易に行ひ得ることを事實に於て、了解せしむるの必要あるを以て、續いて之が體驗に移る。

此の時、予の第一に手を掛けたるは、主婦之友の婦人記者にして、頭部に押法を施しある間に、上體大なる運動を始め、其手遂に動き、種々の自己治療を始めたり。是に於て他の記者、皆自ら進んで誘導を望み、何等の準備運動を要せずして、上體の運動、手の運動、脚部の運動、呼吸運動等起り、一坐俄かに興湧き、皆熱心に體驗したるも、若き一記者の運動は遂に明確とならず。然れども其の感應の自覺は明瞭なり。而して脊髓固くして微動し、肩に凝りあるもの丶如く、時々變調の微動を起し、又頭部に疲勞あるもの丶如く、之も亦盛んに微動を爲し、全身に痳痺せる部分尠からずして、筋肉も亦萎縮す。是れ其の運動の鈍かりし所以なり。

此の時婦人記者の自己運動、自然に停止して席に復す。予即ち試みに上體の準備運動を爲さしめたるに、何等の補助を要せずして、自己運動起り、其の最後に於て兩手を以て、兩股を押擦し、右股に對しては、殊に十分力を入れて强き押法を施すを見、暫くして其の運動遂に再び停止す。

要するに各人の體驗は、自己運動が診斷法となりて、先づ身體の不快、違和疾病を發見し、其の最も重要緊急の部より逐次治療を行ひ、一の運動が診斷と治療とを兼ぬる狀況は、明確に之を解得することを得せしめ、十分に體驗の目的を達したり。殊に婦人は體質弱くして、其の神經は槪して過敏なるを以て、自己運動の發起は勿論、患部に對する感覺の如きも頗る銳敏にして、生氣の放射力も亦隨て旺盛なり。故に此の特性より言ふ時は、家庭の看護は婦人を最も適當とするが故に、家庭看護の重點は、之を主婦に置かざるべからず。然る時は旣に主婦たり、母たる人は勿論將に嫁して主婦の位置に立たんとする女子には、自衞の武器、家庭の實力として、自己運動を練習せしめ、生氣自强療法の一般に通ぜしむるを、最も重要なりと謂はざるべからず。

五六日の後、雜誌現代の記者研究所を訪問して、其の編輯部の奇蹟を報告す。而して此の記者は、先きの日公開說明の日に來りし以外の人なり。曰く先日列席せる記者、翌日其の體驗を他の記者に語る。然れども一人として信ずるものなし。即ち之を實驗して、其の眞否を明かにするの議起り、先づ一給仕を試驗臺に撰び、聞知せる如き方法に依りて其の運動を誘導せるに、盛んなる自己運動を起せり。是に於て人皆其の意外の事實なるに驚き、競ふて之を體驗せんことを望み、遂に編輯部の人員皆自己運動を體得し、全く業務を抛つて、殆んど熱狂したるのみならず、其の不思議の事實なるに感服せりと。蓋し現代の記者は體育に經驗ある人にして、初より頗る熱心に質問したるを以て、斯の如き人は恐くは、直に之を應用實驗するなるべしと語り合ひたるに果して此の事あり。予は創始者として斯の如き熱心なる記者を有する雜誌に依りて、廣く世に公布せられ、日常之が利用を見るに至らんことを切望し、大に記者の實驗を喜ぶものなり。

(五) 生氣自强療法の傳播

斯の如くして、大正十四年七月の雜誌現代號に現はれたるものが、記者の實驗としての生氣自强療法にして、其の實例は主として家族に施したる結果にして、其載する所の自己運動は、其の子供の脊髓運動の實況なり。而して此の現代の記事に依りて、自己運動を起したる人、遠隔の地に續出し、滿鮮地方より直接研究所に通信し來り、今も尙絶えずして、皆書冊に依り其研究を進めつゝあり。

其後大正十四年の秋に至り、京都赤誠會の主事たる大敎正の肩書ある人、研究所に來り體驗を望み、一回にして盛んなる運動を起し、其の玄妙なるに感歎し、必らず之を雜誌赤誠に載せて、數萬の會員に知らしめんことを語りて歸西す、是れ即ち大正十五年一月號の雜誌、赤誠の紙上に現はれたる生氣自强療法の長文なり。

又阪神の新聞記者の多數は、大正十四年末頃より續々之を體驗し、直に又人に施し、或る婦人記者の如きは解得後未だ一ヶ月ならざるに、百人以上を動かし、其偉大なる効驗を宣傳して、世人をして早く生氣自强療法の恩惠に浴するに至らしめん事に、熱中しつゝある篤志家あり。又北海道の如きは東京より往來する人が、其都度他人を誘導して忽ち百數十名に及ぼし、一時其地に實習會を設け、又東京の如き自己運動に依りて、日々運動する人の數は數萬人に達し、將に十萬の聲を聞くも近きに在りと信ずるも、直接研究所に於て誘導したる人は僅かに千五六百人に過ぎざるなり。故に之に依て見るも、其單簡容易なるを察知することを得べく、其効驗の偉大なる點は、期せずして此の傳播を、一層迅速ならしめつゝあり。

（六）　人を救ひ世を救ふの道

某婦人研究所に來り、其病氣を治さんが爲、自己運動の誘導を望む。　而して他の人々より種々難病の容易に根治せる例を聞くや、突然質問を發して曰く神佛を信せざるも猶ほ能く難病の平癒すべきものなるやと、一坐之が爲皆笑ふ。　予即ち最善を盡して然る後、神佛を信ずれば最も可なり、然れども爲すべきことを爲さずして、神佛を信じ徒に神佛の加護冥加に依賴するは、是神明佛果を汚すものにして、眞の信仰にはあらざるなり。若し眞の信仰なければ、寧ろ信ぜざるも敢て不可なし、斯の如き人は自己運動に依りて救はれ、而して後始めて神佛の其頭上に宿るを悟ることを得んと云へることあり。

釋迦も人なり、基督も人にして、宇宙唯一の神にもあらず、佛にもあらざるなり。

然るに眞の神佛を信ぜずして、釋迦基督を信仰する人は、其同じく人なるを思はずして徒に之を讃美す。

此等の宗教家は固より言ふ能はざる、苦行鍛錬の功を有するを以て、之に對しては大なる敬意を拂はざるべからざるも、人の病患を救治したるを以て奇蹟と考え、之を神秘化して人力の及ばざるものと爲すは迂なり。

而して今日の宗教家も之と同樣に、目前の苦患を救ふ能はずして、徒に心の病を救ふの道のみを模倣して、而かも遠く及ばざるは甚だ非なり。

然れども今や予の生氣自强療法あり、小なる釋迦、若き基督、慕ふべき弘法太師、續々として生れ出でつゝあり。此の際に於て苟も信仰に志す者、殊に信仰の指導に任ずる宗教家の如きは、之に依りて其靈能を磨き、更に一歩を進めて肉體の苦患を救ひ、以て之を信仰の堂に誘ふを最良の捷路と爲さずや。

人生の目的より言ふ時は、病痾の苦患敢て意とするに足らざるも、天命は貴し、故に常に健全なる身體を維持して、旺盛なる元氣を保續し、天命を完ふすると同時に、人生の責務を盡して、遺憾なからしむることに努力すべきは言ふ迄もなきことにして、若し其責務を完ふして遺憾なきを得たりとせば、自然免れざる死の來れる際に於て、安靜なる往生を遂ぐることを得べし。　蓋し未來淨土を渴望するは、其の生涯に於て遺憾限りなく、自ら慰むる能はざるの人に於て必要とするなり、故に人は日々養生保生の道に精進して、悔の來る勿らんことに努力せざるべからず。

人あり、其身體に大患を有するに拘らず、業務多忙なるが爲、强健の道に親しむ餘裕なしと、放言して平然たるは往々見る所なり。　此等は人生の務に精進する點より言へば、誠に立派なる人なるも、天命を輕んずる點より見る時は、自暴自棄の自殺者なり。　故に貝原益軒は其養生訓に於て、天下の人の自殺するものの多きを戒しむ、殊に違和不快に惱み、病痾疾患に苦しみつゝ、如何に人生の責務に鞅掌するも、其効驗果して幾何ぞや。而して身體の弱き人は、其短命なると同時に、極めて過敏にして、寸時も腦髓を休むる能はざるを常とす、隨て多忙の故を以て、其身體を顧みる遑なしと言ふ人は、多くは此種の人々にして、皆其の病的より起る所なり。故に此等の人々に對しては、周圍の人懇切に之を誘ひ、以て之を病苦より救濟するを要す。

予の友人に、甚だしき神經衰弱に罹れる者あり。著しく胃腸を弱めて、殆んど病床に沈吟するに拘らず、絶えず其業務を焦慮し尙且養生强健の道に着意する能はざるものあり。又研究所に來る人にして、多年神經衰弱に苦しめる如き人は、何人か絶えず之を激勵して、指導するにあらざれば、厭き易くして、忽ち自己運動を中止する人尠からず、隨て家族は病人の爲すに放任せずして率先實行し、之が監視督勵を怠らざるの着意なかるべからざるなり。

二　生氣の性能及び其實驗

（一）　生氣は生氣なり

生氣は字の如く生きたる氣にして、人の體内に發生する活動力なり。故に活物には皆之を有す。從て今日の學者は之を動物電氣と名づくるも電氣にはあらず、唯細胞の運動に依りて生ずる摩擦電氣の如しと考ふる時は、最も說明し易きを以て、此の如き名稱を附したるに過ぎざるなり。殊に人體の生氣は其卓越せる靈能の加はるが故に、他の動物の生氣とは、全然異なりたる偉大なる働きを爲すものなるが故に、之を一視するは不可なり。隨て人體の生氣は之を他の動物の生氣と區別して考ふるの必要あり。即ち他の動物に在りても同じく、此生氣が種々の働きを爲すこと、さ恰も人類に於けると異ならざるも、如何に他の動物の自己運動を誘導しても、單純なる反射運動を起すに止り、我々の如き巧妙なる運動を爲さゞるは勿論なるのみならず、其手を利用して押擦輕打を行ひ、以て疾病の治療を爲すが如き、優越の働きは到底之を見る能はざるなり。

然らば則ち生氣は、如何に電氣と異なるやと云ふに、電氣には導體不導體ありて、傳はざるものと傳はるものとの區別を有するも、生氣は活きたるものと否らざるものとを問はず、如何なるものにも傳はりて、其の神經を有して感應するものは之を動かし、神經なき爲感應せざるものも、之を振搖して動かし、而かも一物體に傳はりたる生氣は、電氣の如く再び之を集收する能はざるに至ることなく、初と同じ力を以て放射せられたる方向に進行して、其力を到る所に働かして盡きざるものなり。　然れども電氣の如く發光せしむる能はず、彼の佛敎が佛像の頭の周圍に現はす御光なるものは、眼に見る能はざる生氣を假りに形を以て示したるものにして、不動明王の負ふ所の火焔も、是れ皆生氣の形容なり。而して生氣は人體の何れの部分よりも之を放射するを以て、獨り頭上などにのみ發するにあらざるも、細くして光りたる部分よりは、能く生氣を放射するが故に、頭上に御光を現はす。蓋し誤れるものにあらず。基督教に於ても聖母マリヤの像などには、頭部に御光を示すものあるは、佛教と同樣の意味なるも翻つて我々の身體に發する生氣を考ふる時は、貴賤貧富の別なく、皆頭上に御光を發し居るなり。然るに生氣は支那人の形容する如く、正氣若しくは精氣として、正確純潔なるものなるが故に、心の卑しき者又其曲りたるものに在りては、其光隱滅して御光とならず、反て朦々たる邪氣に變ず、是れ其天賦の良心潛みて的確に働かざる所以なり。

又體力元氣の旺盛なる人は、不動明王と同じく、其全身より迸る生氣は、火焰の如く强く、如何なる勞苦に遭ふも意とせず、寧ろ艱難を見て却て勇氣百倍し、裕々として之を突破す。蓋し佛の敎は徒に不動明王を崇敬禮拜して、之に歸依するが爲に作りたるものにあらずして、世に生れて活動し人生の責務を全ふせんが爲、人皆斯の如くなるべしとの敎訓より、其標本を示したるものと考ふるを最も適當とすべし。故に人若し之を努めて自ら不動明王たらば何事か成らざらん、何事か苦悶苦惱すべきものあらんや。

生氣を說けるは、東西兩洋に於て古き時代に始まれるも、未だ科學の力足らざりし時なりしを以て、之を具體的に解剖することを得ずして經過し來れるも、今や少しく其の本體を明かならしむることを得たり。然れども予の生氣自强療法は、今日迄知り得たる學術の範圍內にあらざるが故に、自ら體驗して然る後、初めて之を理解することを得るなり。然るに世の學者動もすれば此の實驗を爲さずして、單に其腦力に依り、之を觀察理解せんとするものなきにあらざるも、此等は誠に未だ人智の及ばざる所、多きを知らざる迂遠の人にして、所謂學問に倒るゝ類の人なり。每會の講習會には學者あり、宗教家あり、博士あり、學士あり、殊に醫術を業とする博士も、學士も、皆最初は其不思議なる現象に驚倒するも、一たび之を體驗するに及んで、漸く其未だ知らざりし事なるを理解す。故に之を研究せんとする人は、先づ熱心に生氣自己運動を體得することに力め、而して後其欲する方面に研究の步を進むべし。

（二）　生氣の本能

生氣は其本能としては引く力を有す、隨てニウトンの發明せる宇宙の引力說は、森羅萬象の大部分を解決せるものと謂ふべく、此の生氣も亦引力說の範圍を脫出せざるを見る故に、今試みに人を壁に對して立たしめ、其背後より一方の手を出して、指頭を其人の背部に向はしめ、暫く其儘の姿勢を維持せよ。然る時は兩人共に生氣に關し何等知る所なきも、人體より發する生氣は、其指頭より迸りて、立てる人の背部の神經に感じ、其人は何等の知覺を起さゞるに拘らず、身體は次第に後方に倒れんとし、遂に之を連續するに至り、其位置に停止する能はずして、一歩一歩、後方に移動するに至るべし。是れ指頭より出づる所の、生氣の其本能を實驗する最も簡易なる方法なり。(第一圖參照)

然れども生氣を受くる人の身體に、神經痲痺を有すれば、其感應鈍く、又之を行ふ人も、毫も其神經の訓練を有せざるが故に、生氣の力弱し、依て互に交代し、又人を換へて之を實驗すべし。然る時は比較的生氣の强き人が、比較的鋭敏なる人に施せば、明瞭に感じて直に移動し、指頭の在る所に倒れ掛かるべし。殊に婦人と兒童とは稍々過敏なるを常とし、疾病を有す

第一圖

生氣を以て人を引く實驗

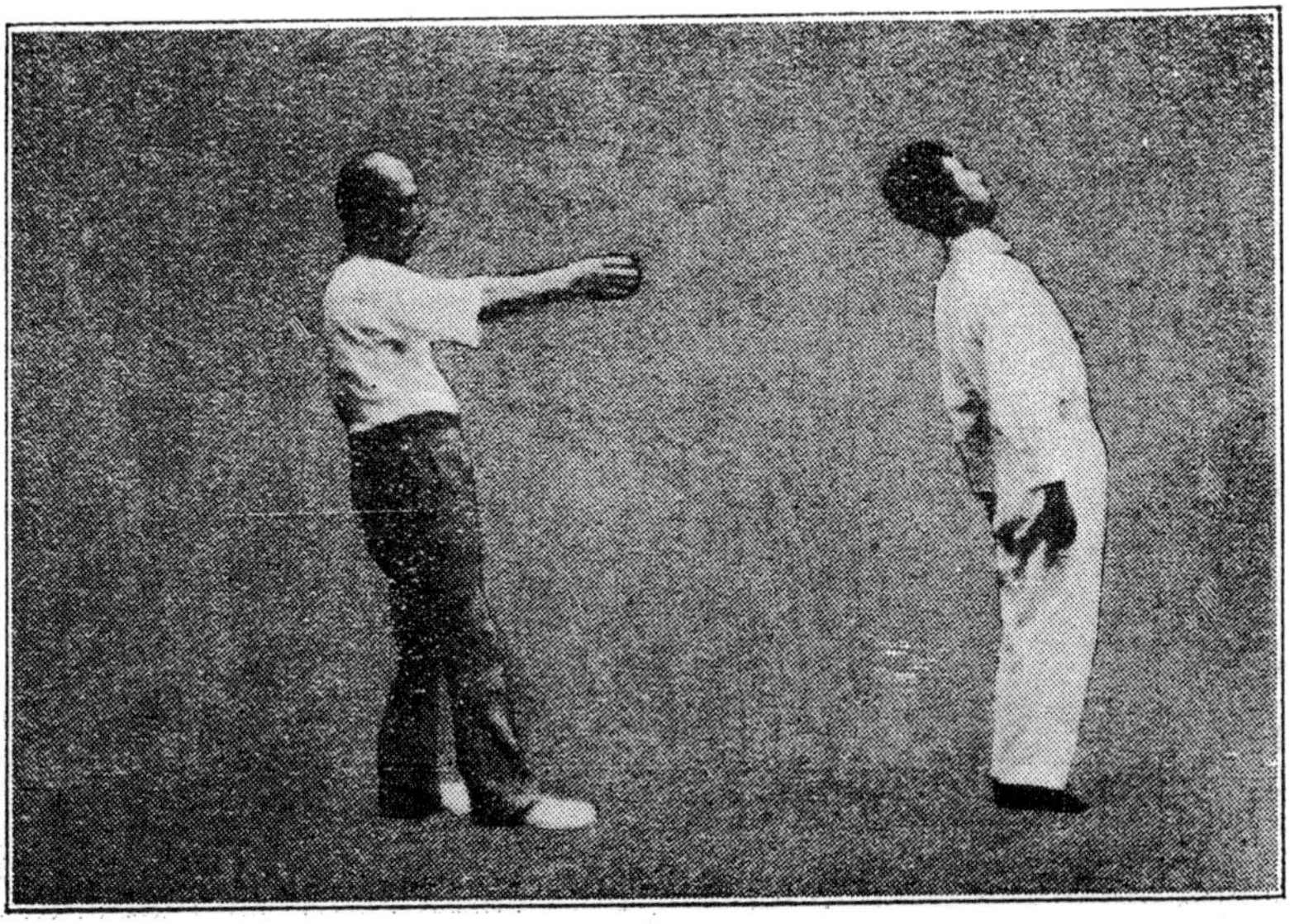

るが爲神經過敏となれる人は、強く感じて後方に引かるゝこと、頗る容易なるを實驗することを得べし。

嘗て數名の學者を集めたる席上に於て、此實驗を爲せるに、六十餘歲の醫師頗る敏感にして、指頭の動くに從ひ自在に動搖せり。其内には醫學博士あり。心理學專攻の理學士あり。醫學士たる人提議して曰く、或は指頭の向ふ所に

第二圖

襖を隔てゝ人を引く實驗

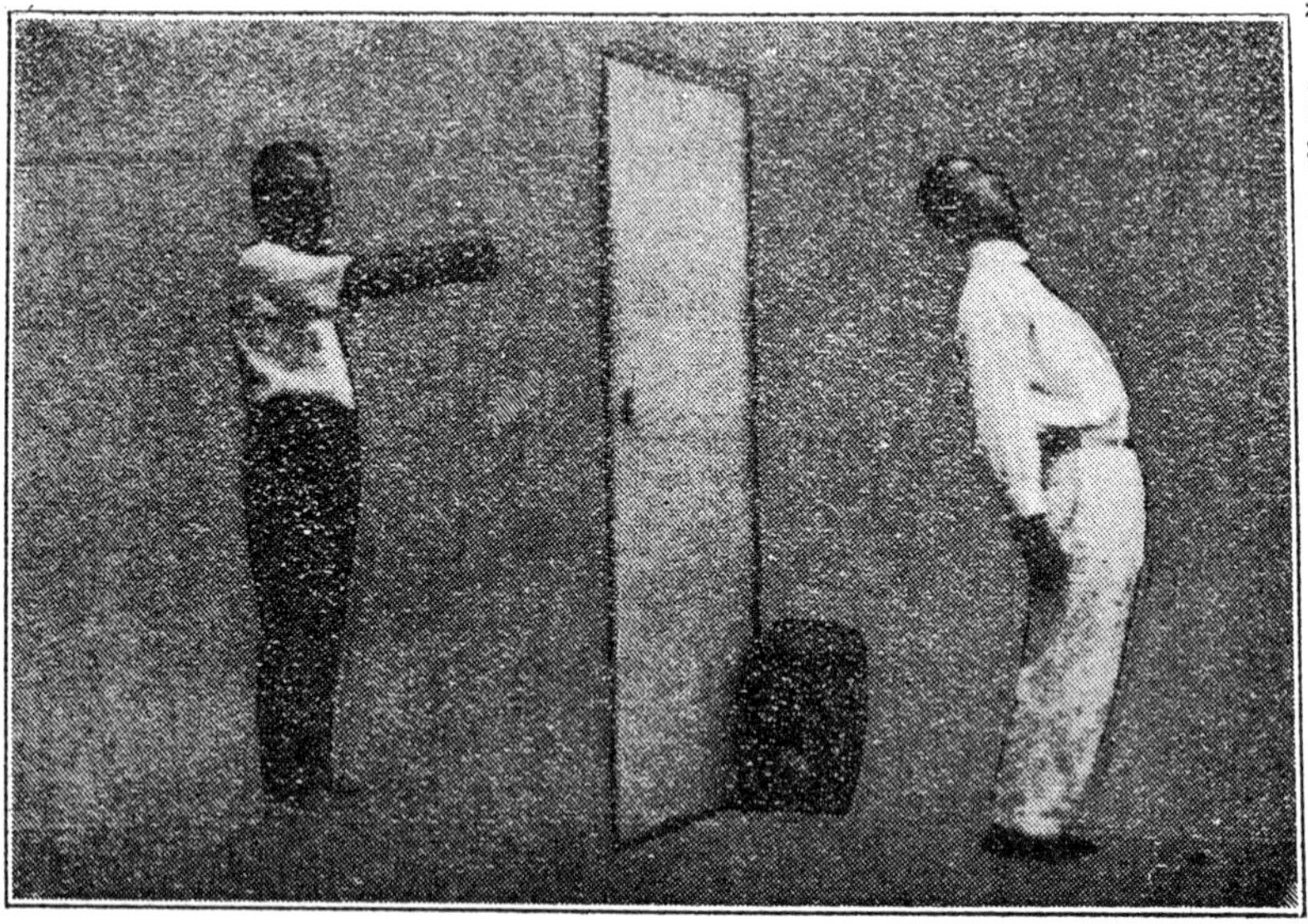

空氣の波動起りて、神經が之に感ずるやも計られず、故に之を遮りて生氣が果して尚能く感應を起して、引くものなるや否やを實驗し度しと、乃ち中間に屏風を立て、且兩人の間を二三間隔てゝ再び之を行ふ。然るに其人一層能く感じて引かるゝのみならず、指頭を左右に動かすに從ひ、其位置に於て全身左右の運動を爲すに至り、生氣が

物を透して能く神經に感ずることを明かならしめたり。

今若し前記の實驗を爲すに當り、生氣の力弱く、且實驗に應ずる人の感覺鈍き場合に於て、手を幾度も後方に引くべし。然る時は手の運動は細胞の運動を强めて、發生する生氣を增加するに至るを以て、此實驗は明瞭なる結果を現はすべし。而して若し神經能く感ずる時は、指頭の向ひたる部分に明かに感覺を起し、其指頭が今己れの體の何れの部分に向ひ、且何れの所に移動しつゝあるやを判知することを得べし。殊に神經の過敏なる人は、敢て手を下さずして、此の如き實驗を爲しつゝある間に、生氣自己運動を始むること往々之あり。就中兒童の神經は弱くして、稍々過敏なるが故に、家庭に於て慰みの爲、此等の實驗を爲すに當り、屢々運動を起すに至るを見るなり。

嘗て講習會の第一回に全く生氣に關して何事も知らずと言ふ人を立

たしめ、予其背部に指頭を向く、然るに其兩手忽ち小なる振動を始め、肩も亦動き腰の部に於て後方に引かるゝ力に抵抗せるも、其脊髓は明かに大きく後方に彎曲せり。而して其人連りに背部に熱き感覺の起るを告白す。是れ其脊髓弱りて其部の神經過敏なる爲、最も的確に生氣の刺戟を感じたるなり。隨て其自然に運動を起せる肩と手も、亦病的に神經過敏を有するものにして、其後盛んに脊髓、肩、腕手の運動を起したり。蓋し此等は病氣の存する身體の部分が、第一に運動を始むるの一例たるを失はざるなり。

斯の如く神經の能く感ずる塲合に、其人を立たしめ、背後より指頭を其腰に向はしむれば腰に感じ、手に向はしむれば手に感じ、頸に向はしむれば頸を引きて頭を後方に倒し、足の部に向はしむれば足より動きて後方に移動すべし。故に此の如く身體の各部に指頭を向はしめて、生氣を送る時は其神經の强弱、痲痺の有無、疾病の有無等は略ぼ之を判定し得るものとす。而して腰の固き人は腰にて引かるゝ力に抵抗し、足の惡しき人は足にて抵抗し、脊髓の神經痲痺せる場合には、脊髓の部に於ける抵抗强きものとす。

神經は鋭敏にして過敏なるべからず。乃ち鋭敏なる時は强くして正しく能く感ずるも、過敏は病的にして其衰弱せる時に起る所の感覺なり。例へば鎖々たる物音に驚き、且過度に感じ易きが故に、氣散りて落付かず彼の不眠症の如きも、其過敏なる病症の一にして、時計の音すら强き響を傳へて、之が爲に惱まさるゝに至るべし。而して此の過敏は能く之を解剖する時は、確かに感覺の正しく働かず、又能く感ずるにあらざるを知ることを得べし。乃ち時計の音の如き鎖々たる物音の如きは、正しく之を感ずる時は、微弱にして輕小なるものならざるべからざるも、感知覺正しからざるが故に强く感ずるのみならず、神經弱りて自然に鈍りたる所ある爲、突然に感覺を起し急劇に腦髓に之を傳ふるが故に、驚愕恐怖を生ずるを免れざるなり。例へば地震の來る初に當り、微かに斷層の音を聞き、弱き震動を早く感ずる時は、地震の來れるを豫知するが故に、次第に强くなるに當りても敢て驚かざるなり。是を以て弱りたる神經は、之を訓練して强く正しく働く樣に其鋭敏を求むるの必要あり。然る時は小心の人と雖、常に沈着して動搖せずと雖、過敏なる時は如何に勇氣に富む人も、絕えず周章狼狽して、其心の動搖攪亂を免れざるなり。

（三）　生氣の感應

今少しく生氣が如何なる感應を、患者に與ふるやを明かならしむる爲、一二の例を揭げん。

予一男子の自己運動を誘導せんが爲、椅坐に於て其の背後より背部神經叢に押法を施したる後、兩手を放ちて頭部に對し手掌感應法を行ふ。然るに患者は予の尙强く肩上を押壓しつゝあるものと信じ、屢々肩の重く壓せられつゝあるを語り、其の感覺は十四五分の間繼續せり。

四十五六歲の婦人神經衰弱に罹る。予其自己運動を誘導する爲、先づ其の腰部に對し坐姿に於て押法を施し、然る後眼瞼及び顳顬部を押へ遂に頭部に手掌感應を施す。此時上體の自己運動起る。然るに婦人は、予の依然として腰部に强壓を施しつゝあるものと信じて屢々之を語り、此の感覺は二十分近く繼續せり。

予嘗て秘結の爲苦む知人を見舞ふ、醫師は灌腸の必要を說くも、患者は之を肯んせずして既に五六日を經過す。之が爲腹部膨脹して患者の苦痛大なり。予即ち布團の上より輕く押法を施すこと暫くにして、患者は大に快感を感じ、之が爲眼を閉ぢ眠らんとす。予乃ち手掌感應法に依り、腹部の上方に於て抑擦法を模す。　然るに患者は非常に快感を感じたるものゝ如く、擦り方頗る適度にして、苦痛を一掃したるを獨語す。　予即ち空間に手を動かすのみなるを告ぐ、患者眼を開き之を見て驚きたるのみならず、秘結は其の後幾もなくして快通せり。

斯の如き例は、常に起る所にして、多くは疲勞大なるか、苦痛多き患部に特に強き感應を起すに基くものゝ如し。　隨て此等は生氣の特性を察するの例證たるを失はざるのみならず、患部の概して神經過敏を有するを察知することを得べし。　隨て病氣を有する人の、容易に自己運動を起すは、皆其の過敏なる神經が、運動を誘導する人の、生氣に感じて動き始むるものにして、神經痲痺を有する人も、身體の一部には尚過敏なる部分あるを以て、其部の神經先づ働きて、遂に自己運動を起すに至るを例とす。　故に誘導に當りては、早く此過敏の部を發見せざるべからず。　而して之を知り得るは、其人の過敏なる神經の知覺に依らざるべからず。

此の部に記する所の治療上の壓點は卷頭附圖の生氣感應及び治療上の壓點、並に第四回獨習の三の條下の附圖を參照すべし。

三　神經の作用と其の訓練の必要

神經訓練の必要を說くに先ち、第一に其の如何なる作用を爲すものなるやを明かにせざるべからず、故に其大要を述べん。（卷頭附圖神經系參照）

（一）　神經の作用

人類の諸般の動作は、總て筋肉の收縮に基くものなるも、筋肉は自然に收縮するものにあらずして、必らずや他に之を收縮せしむる力なかるべからず、此の力は即ち筋肉に與ふる所の一の刺戟にして、此の刺戟を與ふる所のものは即ち神經なり。

人の全身の神經系統は、腦と脊髓と延髓とより出づる所の、數多の神經より成り立ち、腦髓、脊髓及び延髓は、身體の中央部に在りて、其の中樞となり、神經は之より起りて全身に分布せらるゝものとす。腦の神經中樞、延髓及び脊髓の神經中樞なる名稱あるは之が爲なり。

腦は頭蓋骨の內部に在る、白くして且軟かなる器官なり。而して其形は略ぼ卵の如くして左右の兩半より成り、表面には複雜なる褶ありて、大腦の外稍々之と異なる小腦ありて、其大さは大腦の八分の一に過ぎず。

腦の起部は延ひて後方に向ひ、脊柱內の腔に入りて腰部に達す。而して其內の頭骨內に在る部分を延髓と云ひ、頭骨を出でたる所より下方に在る部分を脊髓と云ふ。

神經は腦の起部の下面と脊髓の側面とより、左右に均しく對を爲して支出す。而して神經の末梢は筋肉に終るか、否らざれば眼、耳、鼻、舌及び皮膚に連るものにして、其の種類二つとなり、其の筋肉に終るものを運動神經と稱し、眼、耳、鼻、舌及び皮膚に終るものを知覺神經と云ふ。然れども何れの神經も、白くして軟かなる線にして、其の根部は稍々太しと雖、漸次延長進行するに從ひ次第に支分し、終には見る能はざる程の細きものとなるに至る。

大腦は思考記憶判斷等總て高尚なる精神作用を營む源にして、若し之を切り取れば、恰も眠れる如き有樣となるのみならず、其の神經弱るか、又は弱りたる結果痲痺を招くに至れば、大腦の働きは或は過敏となり、或は鈍くなりて、其の正しき作用を營む能はざるに至るべし。

又小腦の作用は、主として運動を調和するに在り。故に若し之を切り取る時は、正しく運動する能はざるに至るのみならず、其神經弱るか又は鈍りたる時は、運動の調和隨て其の宜しきを得る能はざるに至るべし。

腦の下面より出づる神經は、十二對ありて眼、耳、鼻、舌等に到りて、各々特別の感覺を司ごるものあり。又顏面其他皮膚の觸覺を司ごるものあり。又口中に在りて物の味を判別する感覺を司ごるものあり。或は筋肉を動かして容貌を變ずるものあるも、要するに此等の神經は、概して頸より上の部分の運動と知覺とを司ごるものなり。

脊髓より出づる神經は、三十餘對ありて脊髓を中央とし、左右に分れて背腹及び手足に分布し、其の知覺と運動とを司ごるものとす。

以上の外に頸部に起り腹腔に入り、脊柱の兩側を下りて分れ、腹腔内の諸臟腑に終る神經あり。是れ即ち交感神經にして。諸臟腑の作用を調節する役目を爲す。

今若し延髓脊髓より出づる知覺神經の末端が、或る刺戟を受くる時は、意思に關係なくして運動の起るを見る、之を反射運動と稱す。此場合に於ては知覺神經より傳はり來る刺戟は、大腦に達するに至らずして、延髓及び脊髓より直に運動神經に移りて、之に連なる筋肉を收縮せしむるに至る。是れ運動の因て生ずる所以なるも、局部神經を刺戟することに依りて、直に身體局部の合理的にして、規律ある運動を爲さしむる如きことは、今日迄未だ生理學者も、醫學者も、心理學者も、甞て夢想せざりし所なり。即ち神經の働きが更に進歩せる作用を營むことを知れるは、予の生氣の本體を具體的に觀察せる賜に外ならざるなり。

固より吾人の運動には、意思の力を藉らずして爲し得るものなきにあらず、即ち習慣と熟練とに依り、特に思慮を要せずして爲し得る歩行の如き、又歩行しながら思考し得る如きものありと雖、自己運動の巧妙にして變化窮りなき如きは、未だ人の知らざる所なり。而して意思の力を藉らざれば爲し難きもの多々之れありと雖、自己運動に依る時は殆んど意思の力を藉らずして、常に爲し難しとする所を爲し遂げ得るものとす。例へば歩行に當り自己運動を起せば、殆んど平常の約三倍の速度を以て歩行するは、既に屢々人の實驗せる所にして、實踐女學校の薙刀の教師が其型を教ゆるに方り、自己運動を起して全く意思の力を藉らずして、秩序整然たる仕方を行ひ、又音樂家が奏樂中突然手の自己運動起りて、圓轉巧妙なる奏樂を爲すが如きは、未だ人の知らざる所なり。

腦は神經系統の中樞にして、最も重要なる務を爲し、其の健全なると否とは、直に全身の死活に關係するものなるが故に、之を保護する設備は最も完全なり。即ち毛髮皮膚の下には、堅き頭骨ありて之を包み、尚其の內面には三枚の腦膜ありて、十分に腦を包むのみならず、腦膜の狹き空所には液體を充たして以て其の震蕩を防衛す。

腦髓も身體の他の組織と同じく、長く之を使用する時は、必らず疲勞を來すが故に、適當の休養を與ふるを緊要とす。而して腦髓の刺戟を感ずる程度は、身體中の他の部分よりも一層敏捷にして、其の恢復も亦速かなりとす。

腦髓の細胞は五官神經及び神經の中樞より刺戟を受くる時は、其の印象を留むると同時に、アルカリー性の反應を有する、常態を變じて漸次酸性となり、其の刺戟の度を增すに從ひ、腦の酸性の度も亦增加し全く酸性となるに至れば、遂に刺戟を受くるも其の印象を留むる能はざる狀態に陷るべし。而して此の時に至れば一種の不快を感じて、欠伸及び睡氣を催し來るが故に之に休憩を與へ、若しくは安眠することに依りて其の疲勞を回復せざるべからず。若し其の疲勞回復して、アルカリー性の反應を呈するに至れば、旣に働きたる細胞は悉く一定の所に集り、更に刺戟を受け得べき新らしき細胞を準備するが故に、受くる所の刺戟は快よく之を容るゝことを得るに至るべし。

刺戟を受けて疲勞せし腦細胞が恢復する途中に於ては、幻夢妄想若くは囈語を生ず、而して其の原因は胃腸、全身の疾患無形の刺戟等に在りて人に依りて差あるも明晰の頭腦に在りては其の期間最も短し、彼の聖人に夢なしと云ふ如きは、其の酸性よりアルカリー性に復する、機能敏活なるに依るものにして、畢竟するに其の神經の鋭敏なる作用に歸す。然れども疾病に依りては熟睡期頗る短くして、就眠中半眠半醒の狀態に在るものあり、此等は蓋し其の症狀の最も惡しきに因るものにして、獨り腦髓の疲勞を恢復せざるのみならず、遂に全身の困憊を來すに至るべし。

腦髓に適當なる休養を與ふるものとするも、腦が人の一生中に刺戟を受け留め得べき分量には、自から一定の限度なき能はず、而して人の天禀に依りて、大に差異あるは勿論なるのみならず、此の分量は腦神經の訓練に依りて增加し得ることも亦明瞭なり。故に愚者も智者たる能はざるにあらざるなり。

細胞は其の運動に依りて分裂し、其數の自乘となりて增殖するも、過度の刺戟連續する時は、細胞の運動を起すべき神經先づ疲勞するが故に、其の働き鈍ぶりて十分ならざるに至る。隨て此際新に生ずる所の腦細胞は極めて薄弱なるものにして、一たび障碍に遭過する時は忽ち破壞せられ、毫も其機能を發揮する能はざるなり。故に斯の如き纖弱なる細胞を一時に多量に貯へんよりは、寧ろ堅實なる細胞を少量づゝ長き間に貯ふるに至るに如かず、是に於て過度の刺戟を戒しめ、適度の休養を與へて以て、神經の疲勞を豫防するは、最も重要なることなりとす。故に其一動一靜を苟もせず、能く之を調節せざるべからず。

右の調節は獨り腦髓のみならず、各種の機關に於ても皆同樣なり。然れども亦一方より言ふ時は啻に腦髓のみならず、總ての機關は之を働かしむることに依りて其抵抗力を增加するものなるを以て、徒に休憩時間を長からしむるは不可なり。是れ神經は長き休止の爲、其の興奮力を弛めて、活潑强盛なる作用を爲す能はざるに至り、之が爲其の抵抗力反て減退すればなり。是れ即ち調節の語ある所以にして、決して制限と減少とを意味するにあらざるなり

嫌厭的に刺戟を受くる時は、憂鬱症を起すの基となるべし。彼の勉强若しくは長く腦を酷使する時、思はずして欠伸を催すは、其疲勞の徵候にして、生氣自己運動の方面より觀察する時は、其の疲勞を回復して、害の及ぶを防がんとする、神經自發の運動にして、毫も腦髓の働き、乃ち意思の關係せざる所なり。

抑々斯の如く腦髓、筋肉等の疲勞するは、何に基くやは前に述べたる如

くなるも、之を細説すれば其組織内に老廢物の堆積する爲なり。蓋し與ふる所の休養の時間は、血液をして十分此等の老廢物を吸收排除する爲に使用せらるゝものにして、睡眠中と雖全神經が悉く休止するにあらず。即ち唯大腦の精神的作用のみ休止するに過ぎずして、延髓及び脊髓神經の如きは常に刺戟に應じて、反射運動を起すの力を失ふ事なし。而して大腦が全く休止せずして不完全に働くことあり、夢は即ち斯の如き働きの覺醒の後まで記憶に殘れるものを云ふなり。

（二）神經訓練の必要

以上述べ來りたる所に依れば、略ぼ神經の作用を了知することを得べく、且體内の諸種の機能を營むものは、皆神經の働きに依らざるものなきを明かにしたりと謂ふべし。即ち腦には腦神經あり、耳には聽神經あり、眼には視神經あり、鼻には嗅神經あり、口内には味覺神經あり。又筋肉を動かす運動神經は、其分布せらるゝ部分に應じて、各々特殊の働きを爲し、心臓、肺、肝臓、胃、腸、腎臓、其他總ての機關は、皆神經の働きに依りて、其の作用を營むに過ぎず。而して學問上に於ては、筋肉を隨意筋と不隨筋とに區別し、意思に依り動かし得るものと、動かし得ざるものに區別すと雖、之を神經の方より見る所は、皆共に自由に動かし得ざるものなきなり。是れ生氣自己運動に於ては、身體何れの部分も、如何なる機關も、自由自在に運動せしむることを得る所以なり。

右の見地より疾病を觀察する時は、病の原因は皆神經の過勞衰弱に在り。今胃腸の働き鈍りたりとせよ、是れ胃腸其者が鈍くなりたるにあらずして、之を動かす所の神經が弱りたるなり。又遠く歩行して足の弱りたる場合に於ても、足の關節筋肉が弱りたるにあらずして、其之を動かす運動神經が弱りたるなり。固より此等神經の衰弱は、次第に筋肉の萎縮關節の凝固を來すべしと雖、若し神經にして依然として、其强健を維持したりとせば、筋肉の萎縮も、關節の凝固も、胃腸の病も、肺心臟等の病も、敢て發生することなきなり。故に身體の健全を期待せんと欲せば、必らずや神經系統の强健に之を求めざるべからず。又病氣の起りたる際には、先づ其弱りたる神經を回復せしめて、之を强健ならしめざるべからず。

又生命の終り乃ち死の來る場合を觀察せよ、此の最後に於て起る所のものは、如何なる疾患あるに關せず、悉く心臟痲痺を起し、其の働きの停止に依りて絕息するなり。而して心臟其者は未た死せるにあらずして、之を動かす所の神經が其力を失ひ、俄然働きを止めたるに因る、故に學者は人の死を名づけて神經の死と稱す。

神經の衰弱するや、其働き次第に鈍りて、益々其發動の力を失ふものにして、其衰弱が急劇に來りたる場合は、乃ち神經痛を起すに至る。然れごも衰弱の度加はるに從ひ、神經痲痺に轉移するが故に、神經痛も亦次第に減じて恰も消散したる如き感を起すも、此の時に至れば神經愈々鈍りて、其苦惱を知覺せざるに至れるものにして、治癒せるにはあらざるなり。隨て筋肉に在りては萎縮を來し、關節に在りては凝固し、五官の作用に在りては所謂鈍痲の狀態となり、腦に在りては其働き、著しく遲鈍となる故に、神經は大に之を訓練して、强健持久の能力を保たしめ以て、疾病の起るを豫防し、其の衰弱及び痲痺せるものに在りては、之を訓練して其の回復を計ると同時に、之が强健を求めざるべからず。是れ生氣自强療法に於て、神經の訓練を第一とする所以にして、之を訓練する必要も之に依りて、十分に了知し得べしと信ず。

四　神經の訓練法及び其實習

神經との訓練法は、各種の姿勢に於て之を爲すことを得べく、其目的とする所は全身の神經に强き刺戟を與へて之を興奮せしめ、其萎憊せるものを振興し、其の衰弱せるものを强壯ならしむるに在り。故に何れの姿勢に於ても、十分に力を込め、靜かに且徐々に之を行ひ、一回行ひたる後は先づ息を休め、然る後再び靜かに之を行ひ、時間を惜まず、緩やかに之を行ふを要す。

此の訓練法は頗る單簡なりと雖、自己運動は其結果を待つて起るものなるを以て、生氣自强療法の根源とも稱すべきものなり。況んや各種疾病の原因は單に之れのみに依るも、之を除去し得る程の効驗あるものなるを以て、最初の間熱心に之を行ふべし。殊に延髓、脊髓に與ふる所の刺戟は、其神經中樞を强壯ならしめ、此の中樞の强壯は直に之れより分布する、諸神經を强健ならしむるものなるが故に、神經衰弱症の如きは單に之れのみに依りて、之を治癒せしむることを得るのみならず、又之に依り神經衰弱を豫防することを得るなり。故に予は學生に對する講演に際しては、常に其一法を示して、日常之を行ふべきを奬勵しつゝあり。

自己運動は坐姿、臥姿、椅姿、立姿の何れの姿勢に於ても。自由に之を行ふことを得べし。故に神經の訓練法も亦前記四種の姿勢に於て之を行ふを便とす。依て逐次之が方法を説かん。

（一）正座の場合（第三第四圖參照）

正座とは容儀を整ひたる、窮屈なる姿勢を云ふものにあらずして、自然にして安樂なる姿勢を云ふなり。故に膝頭を約二拳幅丈離して開き、水落の部を張らずして之を僅に屈して落し、腰も之を故意に張ることなく、反て稍々後方に屈して安樂にし、兩足は餘り重ねず、僅かに足尖の接觸する位にして平かに置き、其上に臀部を載せ、首は前に屈めて顎を胸に近づ

第三圖

正座の姿勢

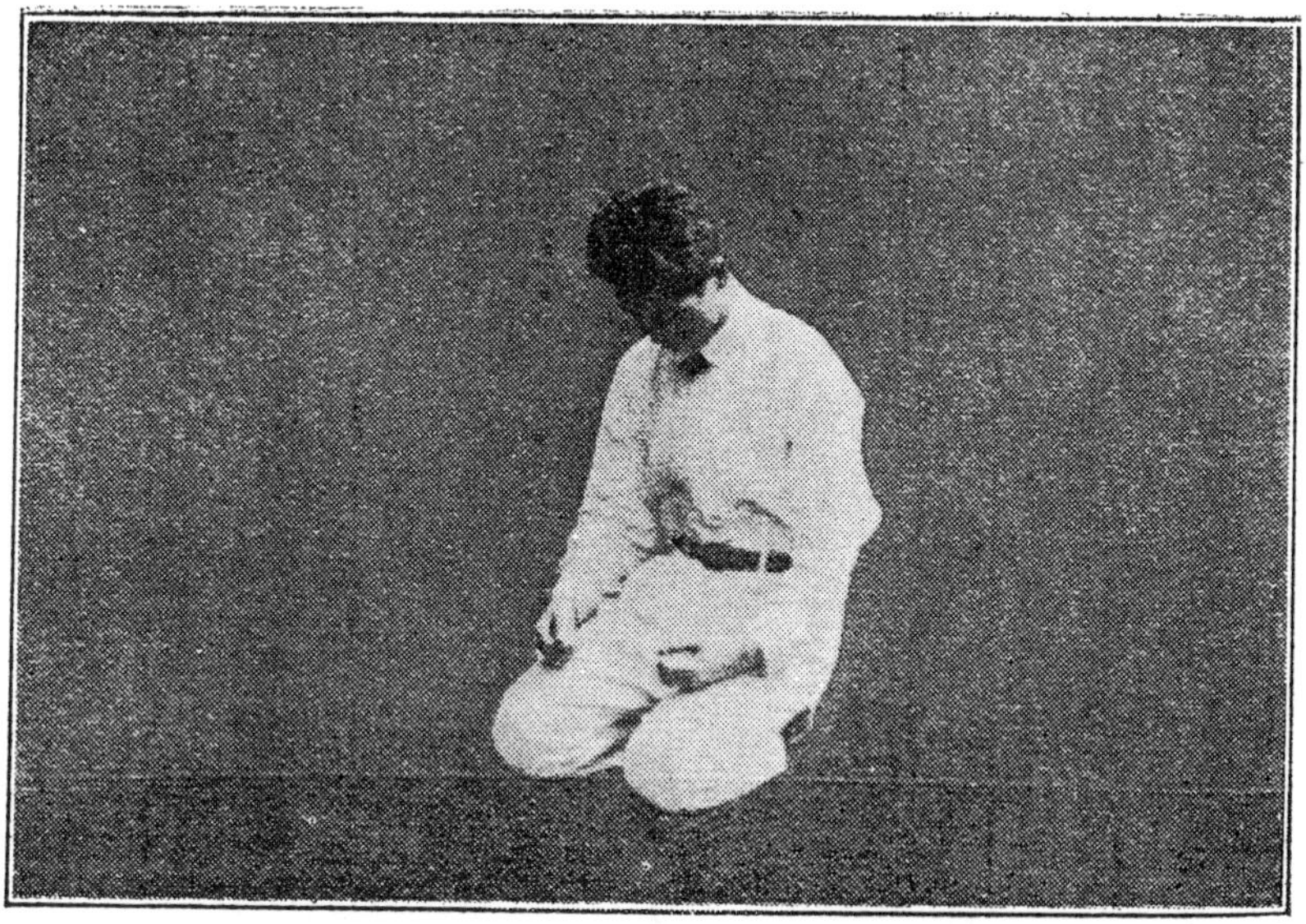

け、眼を輕く閉ぢ兩手は指を輕く自然に屈め、之を股の上に斜に立てゝ置き、口は輕く閉づべし。

此の姿勢は元來自己運動を爲す姿勢にして、姿勢其者より言ふ時は、稍々崩れたるものゝ如くなるも、長く運動を持續する場合に於ては、窮屈なる姿勢に堪え得ざるを以て、力めて安樂ならしむるの必要あると同時に身體の何れの部分にも無理なく、且力の入りたる所なからしめ、之に依りて神經の働きを自由ならしめんとするに在り。今若し首を正しく立つるとせよ、此の正しく立てゝ保持する爲には、筋肉の力を要するを以て、自から緊張すべく、此の緊張が乃ち他の運動に抵抗して、著しき障碍となるべし、腰を張るも亦同様なり。

第四圖

正座神經の訓練

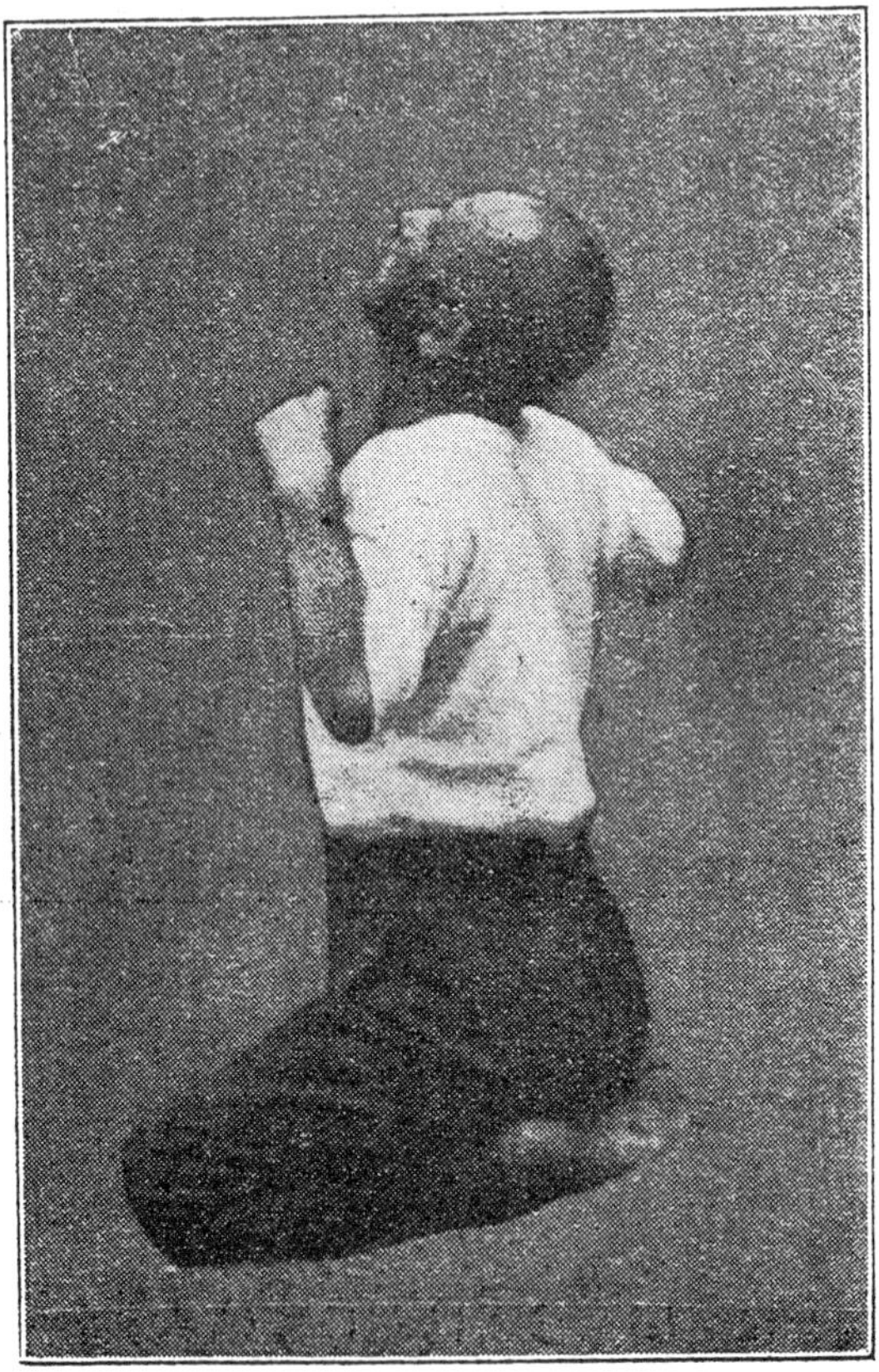

兩手の指を輕く屈めて、斜に股の上に立つるは、腕の重さを手首又は手の甲に掛けて重く股を押し付け、之が爲手腕の運動を妨害することなからんを欲すればなり。試みに手の甲を股に着くる如く、手掌を上方にして之を置けば、著しく腕の重さの手首、手甲に掛るを實驗すべし。然る時は上體の運動に當り、肩より自然に腕に傳はりて、兩手の動搖し始むべき場合に於ても、此重さと廣き手の甲の附着面とは、著しく抵抗して固く附着したる儘、少しも動かさることとなるべし。然れども斜に立つる時は、此の附着面も大に減少して、手は動き易き姿勢に在り。

右の姿勢を取りたる後、輕く拳を握りつゝ兩腕を屈めて、之を肩の兩側に引き、首を後方に倒して、喉を十分に伸ばし、上腕に力を入れて、腕を後方に引くと同時に、胸を張り、腰を伸ばし、其の堪え得る程度に及んで、少しく堪らへ、然る後靜かに力を拔きつゝ、元の姿勢に復すべし。而して其間の呼吸は自然に任せて之を行ふべし。

胸を張り腰を伸ばすには、少しく臀を浮かす心持にて、胸を上方に衝き上ぐる如くするを良しとし、此の際腕は引き下ぐることなく、成るべく之を後方に引き上ぐる如くすべし。　然る時は胸は自から十分に開き、又腰も自然に張りて伸ふべし。

拳に力を入るゝ時は、腕に十分力を入るゝ能はざるを以て、輕く之を握る程度と爲すべし。　又首を後方に倒して十分に力を入るゝ時は、胸筋の緊張に伴ひ、脊髓は自然に引き伸ばさるゝことゝなるを以て、爲し得る限り強く首を倒すべし。　然る時は延髓は勿論頭部全體に刺戟を與へて、腦神經を訓練するの利あり。

斯の如き方法に依り、前記の運動を三乃至五回連續すべし。　然る時嚴寒に於ても全身溫暖を增し、稍々發汗の狀を呈し、酷暑の際に於ては流汗すべきも、而かも冷やかなる爽快を感ずるに至るべし。

安樂なる姿勢を取るの必要は既に述べたる如くなるも、生氣自己運動は身體を自由に動かすを以て、或は腰を伸ばし、或は肩を張り、或は首を立つるの必要ある場合には、自然に其運動を起して姿勢の變換を來すの妙あり。故に伸ばすべき時に伸し、張るべき時に張りて、固有の變歪求めずして矯正せらるゝが故に、此等は悉く自己運動に一任して可なるを以て、座法も亦之が爲、害を招くが如き憂なきものとす。

(二) 臥姿の場合(第五圖參照)

兩脚を伸して仰臥し、兩腕は體の外に平行して伸し置き、足は踵を着けて、足尖を上方に向けて立つべし。此際枕を使用せざるを良しとす。是れ首の十分なる運動を妨害すればなり。

右の姿勢を取り瞑目したる後、首を後方に屈して、頭の頂上を着くる如

第五圖

臥姿の神經の訓練

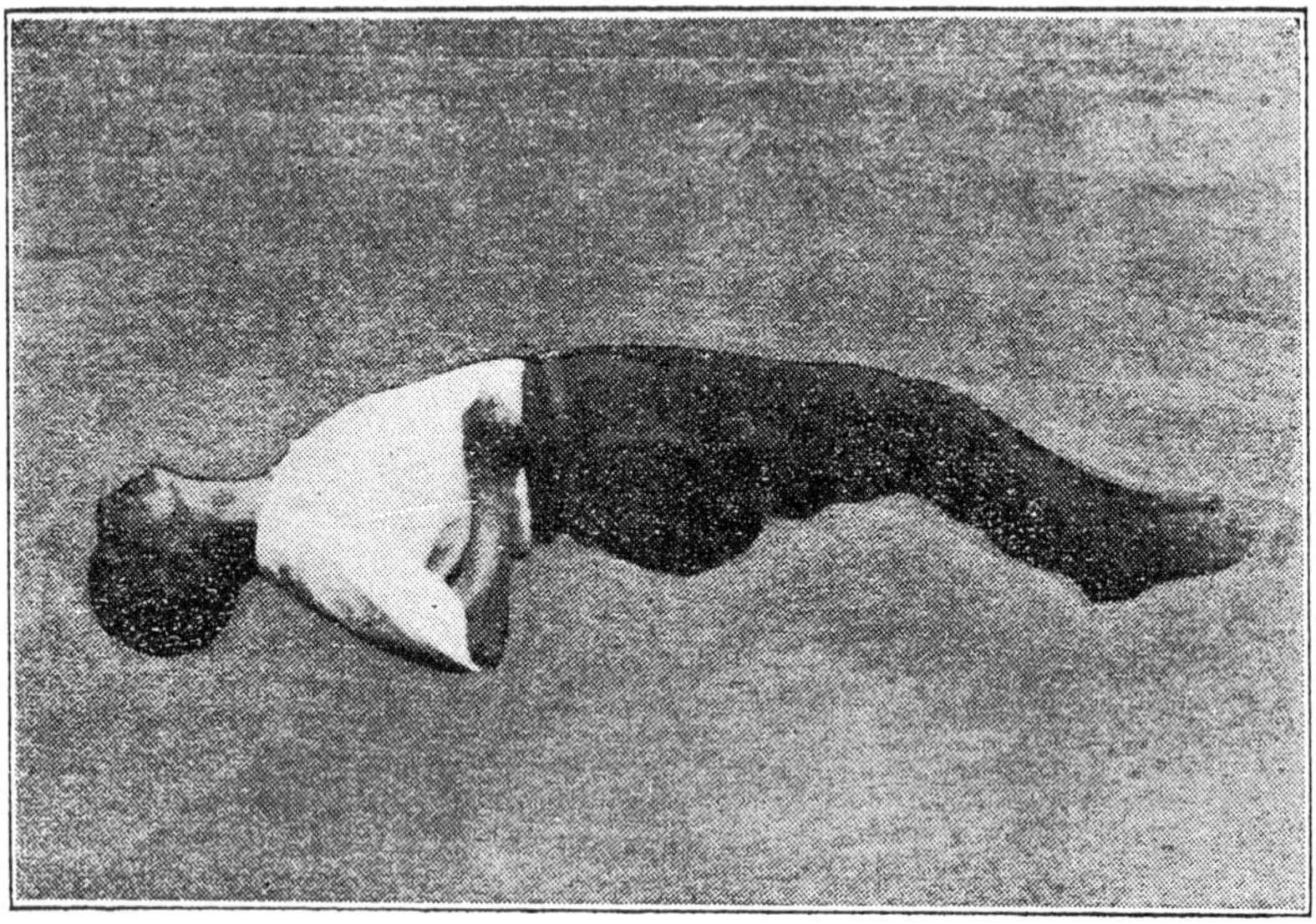

く立て、臂と踵とに力を入れて體を支へ、靜かに肩より腰に至る間を浮かし、十分に腰を張り上げ、胸も亦衝き上ぐべし。

而して其堪え得る程度に達したる時少しく堪らへ、其所に體を止め、然る後首を元の姿勢に復すると同時に、極めて徐々に體を下し、遂に全身の力を拔き息を休むべし。而して其間の呼吸は自然に任せて之を行ふべし。

脊髓の弱き人等に在りては、最初より肩より腰に至る間を、一時に擧ぐ能はざるのみならず、其一方のみ丈けにても、大に努力を要する事あり。然る時は肩及背部のみを擧げて、胸を張り、次回には腰のみを擧げて十分に之を張る如く、交互に行ふも可なり。又同時に之を行ふ人も、其の爲し得る程度にし、脚を曲げて無理に之を行ふ如きことなきを要す。

脚を屈むる時は、其の屈伸の諸筋に、十分なる刺戟を與ふること能はざるを以て、臥姿に於ける神經訓練の効驗を全ふする能はず。故に脚は十分に之を伸ばし、踵に力を入れて、之を屈めざることに注意すべし。

此の運動は連續三乃至五回之を行ふべし。而して座姿に於ける場合に比し、脚の運動を加ふるを以て、全身神經の訓練法としては、最も強くして最も効驗あるものとす。

（三）　椅坐の場合（第六、乃至第十三圖參照）

椅子に腰を掛けて行ふ運動は、日常業間に利用することを得るが故に、椅坐に於ける神經の訓練は頗る便利なるのみならず、椅坐の自己運動は最も起り易く、初めに於て自己運動を起さんとするに方り、最も良好なるものとす。　而して後に至り、局部運動の自己誘導を爲すに當り、屢々必要を見ることあるが故に、全身に亘る神經訓練法を掲げん。

椅子の上に腰を下すには、成るべく淺くする時は、後方に椅り掛る所ある椅子にても、自己運動を行ふことを得べしと雖、運動強くして且大なるに至れば、後方の椅り掛るものは、結局邪魔物となる故に、堅固なる箱の如きものに、腰を掛けて行ふを良しとす。　但神經の訓練のみを爲す場合に於ては、椅子を利用して毫も不可なし。

椅坐の姿勢に於ては、腰を稍々屈めて安樂の姿勢を取り、上體は正座に

第六圖

椅座の姿勢

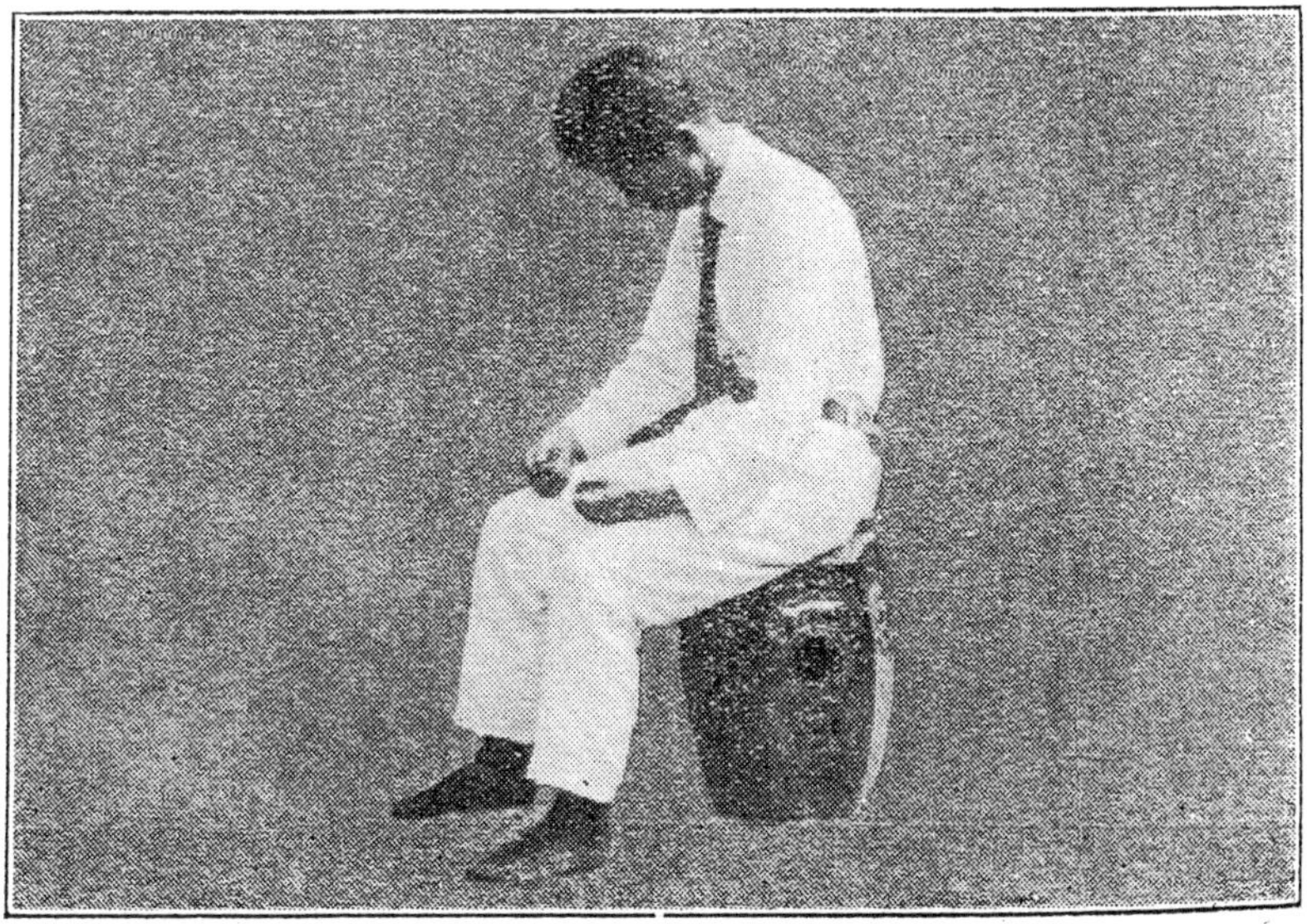

於けると同じく、水落の部を緩やかに屈め、手は股の上に斜に立てゝ置き首は前に垂れて力を拔き、眼は閉ぢ、膝は約兩拳幅丈け開き、且鈍角に屈して、足の位置を斜めに前方に置くべし。而して通常足の裏は平らに、床又は疊の上に着くべし。

上體の運動（第七第八圖）

兩手を股の上より下して體側に垂れ、兩肩を後方に引きて胸を張り、脊髓を伸ばし、之と同時に首を後方に倒し、十分に力を入れて、脊髓の伸展を促し、暫く堪えたる後徐々に元の姿勢に復すべし。

首を後方に倒したる時、肩を縮めて上げざる事に注意すべし。是れ肩の上る時は、首の十分に後方に倒るゝを妨ぐればなり。而して呼吸は自然に任せて之を行

第七圖

上體の運動

側面

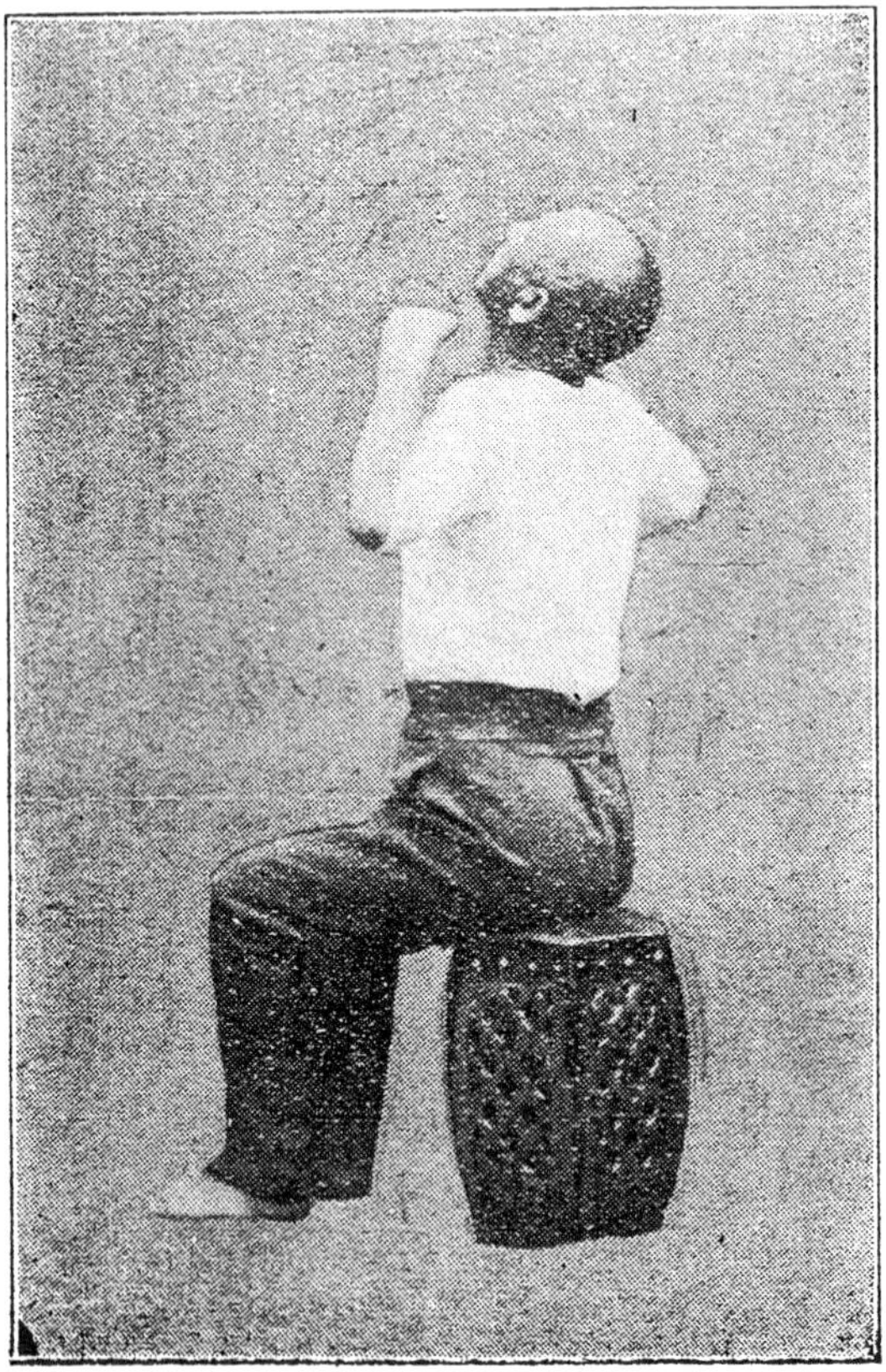

ひ、一回終りたる後少しく息を休めて、再び之を行ひ、連續して三乃至五回之を行ふべし。

腰に凝固ある人、脊髓を過度に伸ばさんとせば、其の腰動かざるが故に、股浮きて、脚を擧ぐるに至るを見るべし。而して其の僅かに浮き上るは毫も差支なきも、無理に之を爲し、浮き上り方過度なる時は、不安の爲切角伸ばさんとする脊髓は、却て前屈するに至るを以て、腰の凝固の程度に應じて之を行ひ、其の過度を戒しむべし。

腕の運動（第九、第十圖）

拳を強く握り、兩腕を前方水平に出し、十分に力を入れて之を伸し、次て之を後方に引きて強く屈むべし。而して腕を伸ばす時は、腰を稍〻後方に屈め、腕を屈むる時は腰を伸すべし。

兩腕を屈めたる後、拳と腕との力を拔きつゝ靜かに體側に垂れ、拳を開き、腰は元の如く稍〻屈めて、安樂の姿勢に移り再び之を行ひ、連續して三回乃至五回に及ぶべし。而して運動の途中に於ける呼吸は、自然に任せて之を行ふものとす。

第八圖　上體の運動　正面

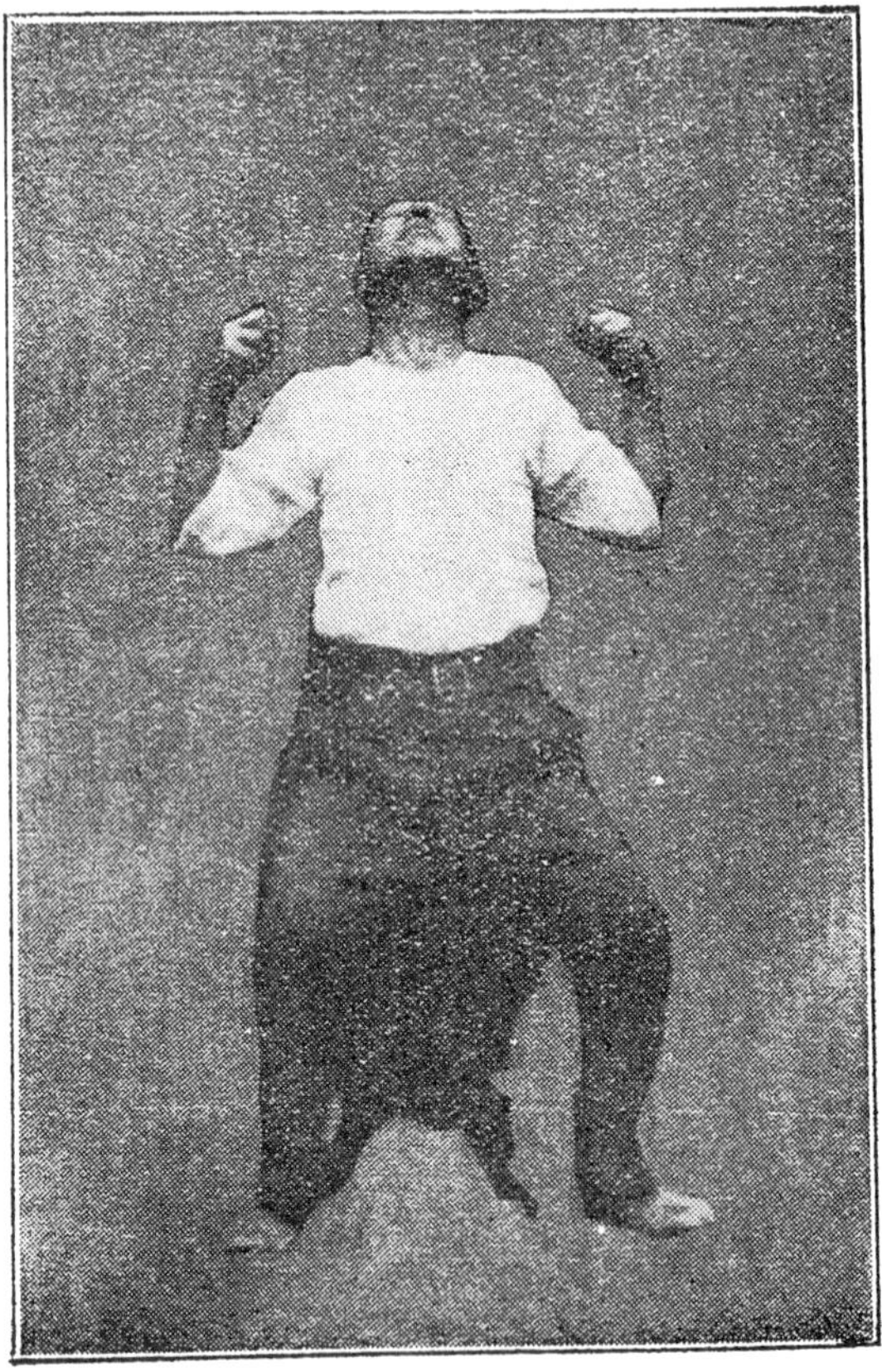

腰を前方に伸したる際力を入るゝが爲、動もすれば首縮まり、且肩擧り易し故に肩

第九圖

腕の運動

（一）

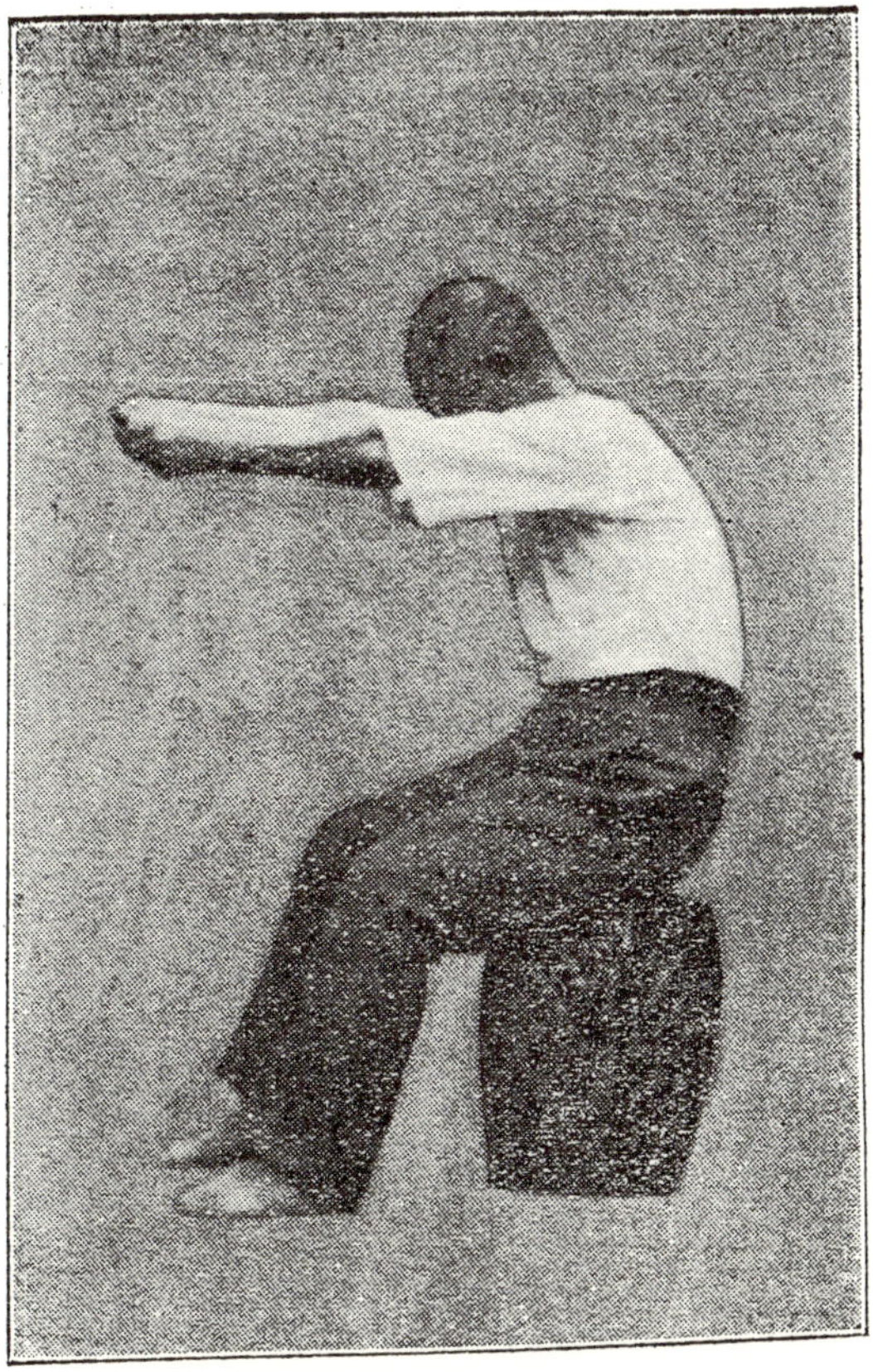

は成るべく之を引き下げ、首は眞直に立てゝ、頸筋に力を入ることに注意すべし。

脚の運動（第十一圖）

腰を少しく前方に張りて兩脚を擧げ、膝の高さより少しく低き位置に止め、先づ趾尖に力を入れて足首を伸し、膝も亦十分に伸し、暫く其位置に

第十圖

腕の運動

（二）

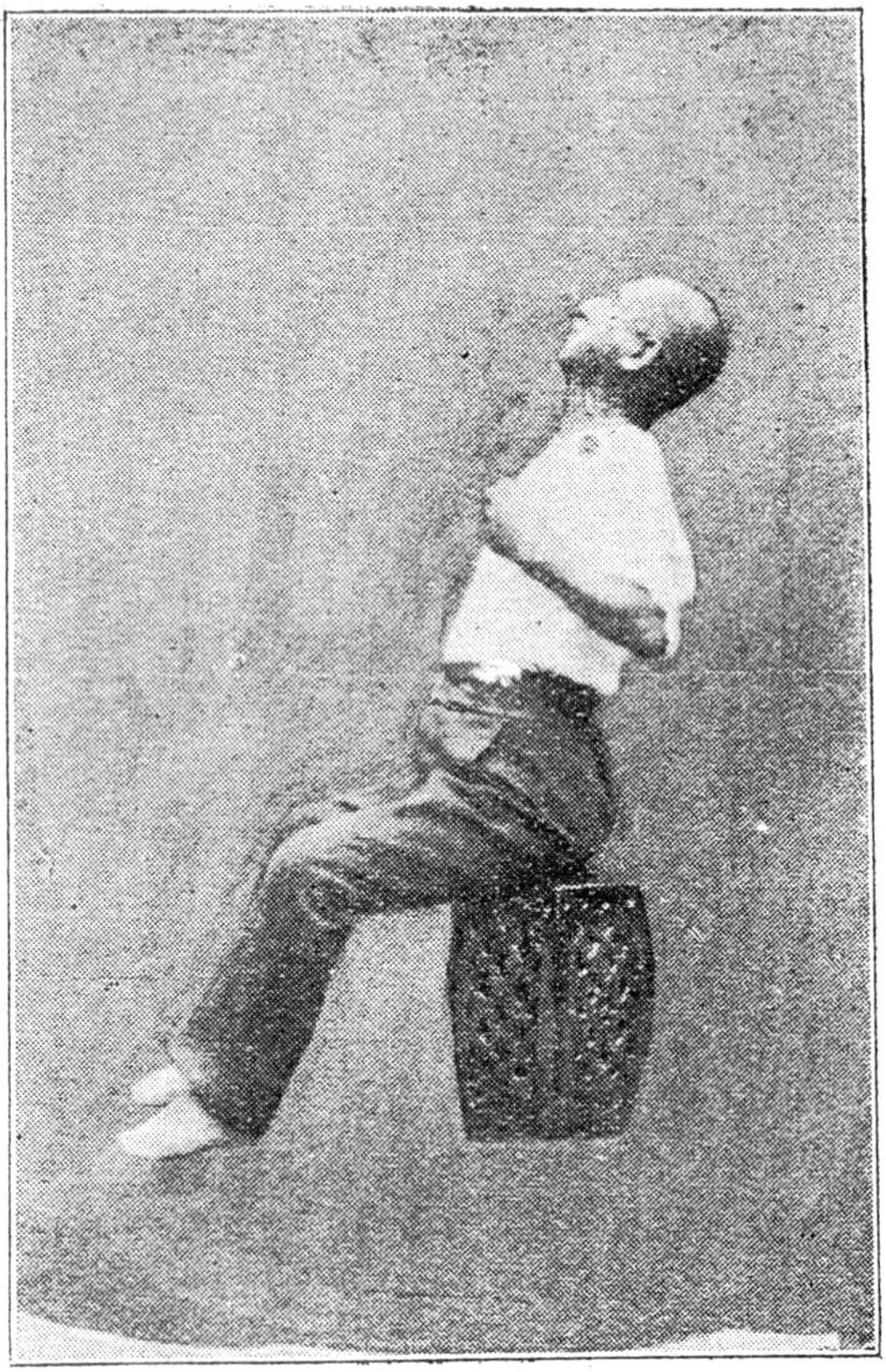

止めたる後、靜かに之を下し、元の姿勢に復すべし。

腰を前方に張りて脚を擧ぐる時は、能く平衡を保ち得るを以て、運動容易なる腰も稍々後方に屈めて、脚を擧ぐることも爲し能はざるにあらず、然れども股關節の運動を自由ならしめん爲には、腰を前方に張るを適良なりとす。

隨て此の法に依れば脚を擧ぐることも、平衡を保つことも頗る容易なりとす。

足首の運動

第十一圖
脚の運動

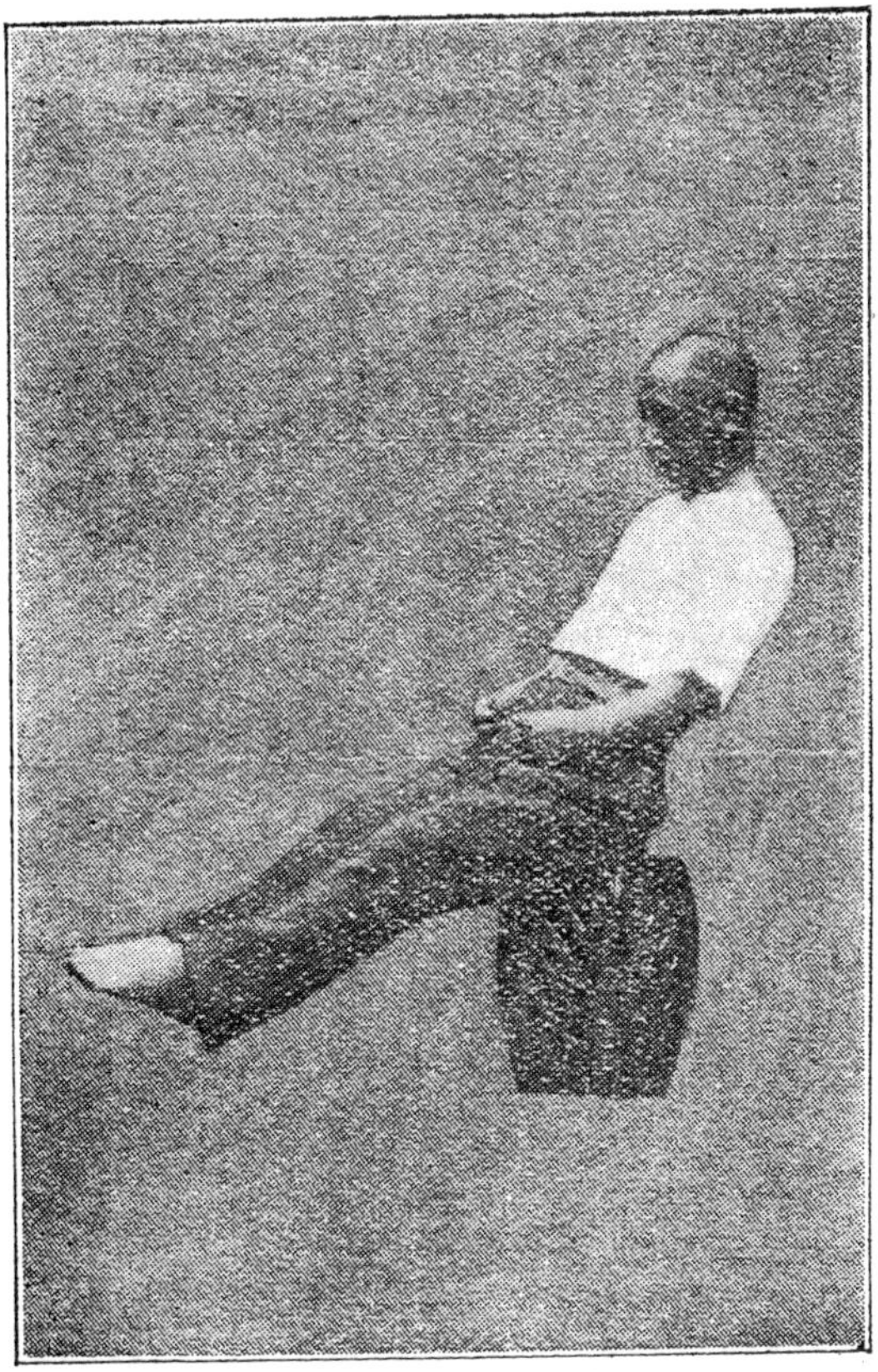

股及び膝關節の運動不全を來せる人に在りては、脚の運動は之を行ふこと能はざるべし。故に此場合

に於ては椅坐の姿勢に於て、脚は自然の狀態に置き、强て之を伸し、或は之を屈むることなく、其の爲し得る儘とし、趾尖及び足首に力を入れて、之を十分に前方に伸し、且之を强く屈むることを十回乃至二十回連續して、脚の運動に代ふべし。而して此の際足首と雖、筋肉の萎縮ある時は、十分なる屈伸は之を望むこと能はざるも、此の如き場合に於ては、其の爲し得る程度にて可なり。

神經の訓練法は以上述ぶる如しと雖、或は癇疾の爲腕の自由に動かざる人、首の自由に動かざる人、肩の自由に動かざる人等ありて、幾多の障害を訴ふること決して稀れなるにあらざるべし。然れども此等は十分なる自己運動の効驗を待て、始めて自由ならしめ得べきものにして、獨り神經訓練法を以て能くし得べきものにあらず。故に此の如き場合に在りては、前記の要領に從ひ、其爲し得る程度に止めて可なり。隨て全く動かざる所あれば、其動かし得る部分のみを動かせば可なり。若し以上訓練法中一つも全く之を行ふ能はざる人あらば、即ち他人の誘導に依り、直に自己運動を起すべきのみ。

立姿の場合（第十二、第十三圖）

足は約一足幅丈開きて立ち、膝を輕く伸し、上體を自然に保ちて、全身の力を拔くべし。而して上體を自然に保たんとするには、正座の姿勢を取れば可なり。唯體の重さを兩足に力めて平等に落す如くし、成るべく體の一方に偏傾するを避くべし。然れども脊髓、腰等に變歪を有するか、又は股關節又は膝の屈みたる爲、足の長さの異なる人に在りては、安樂に平衡を保ち得る程度に止め、强て之を矯めざるを良しとす。

右の姿勢に於て上體の運動を行ふこと、正座の場合と同じからしむべし。

又上體屈伸の運動を行ふべし。即ち拳を握り腰を折りて、上體を十分に前方に屈むると同時に、兩腕に力を入れて垂下し、此際膝は十分に伸して之を屈むることなし。而して其爲し得る程度に到れば暫く止め、然る後靜に元の姿勢に復しつゝ全く力を抜くべし。

第十二圖

立姿の運動

（一）

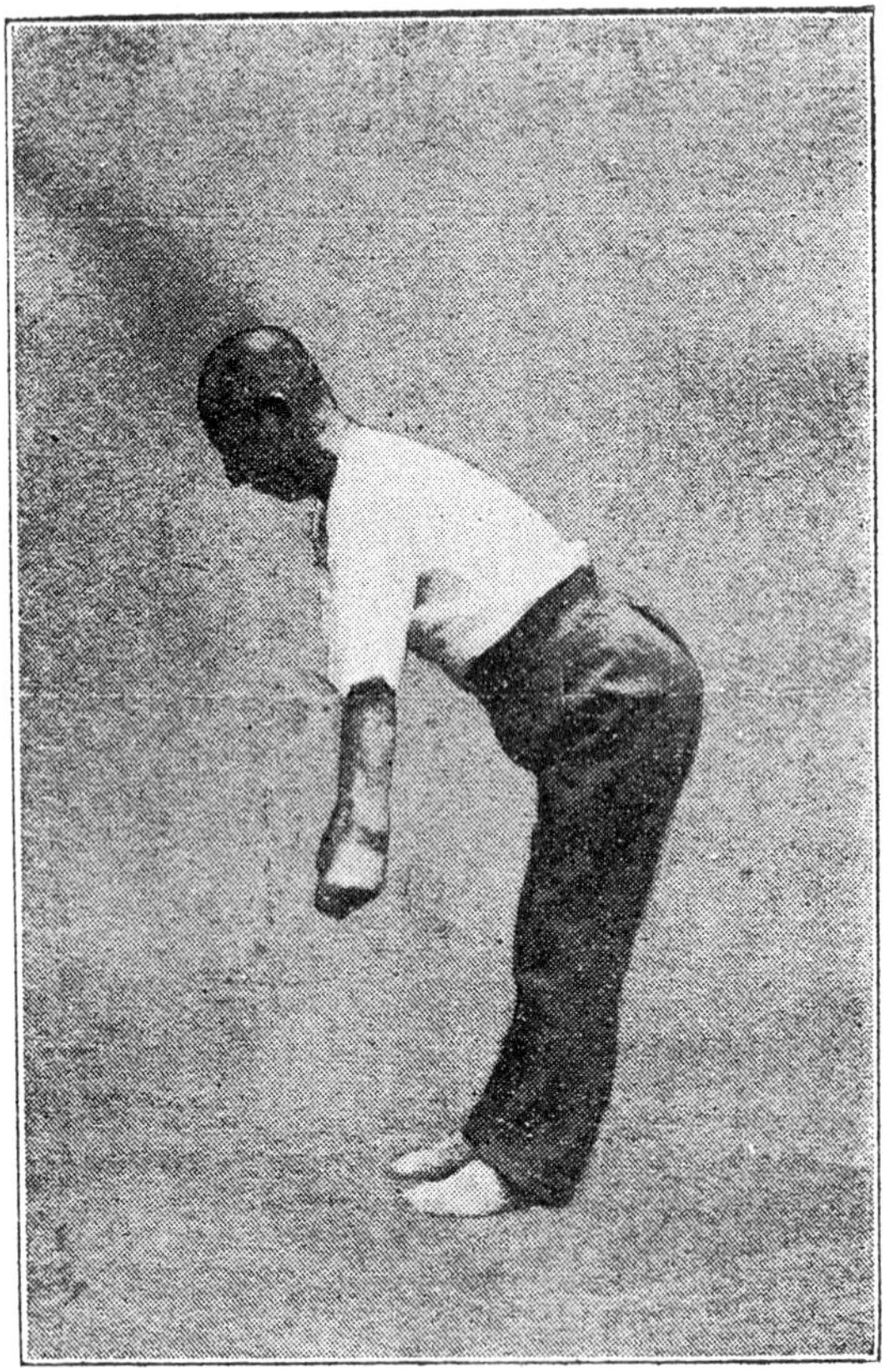

上體を前に屈めたる時は、顎を胸に

第十三圖

立姿の運動

（二）

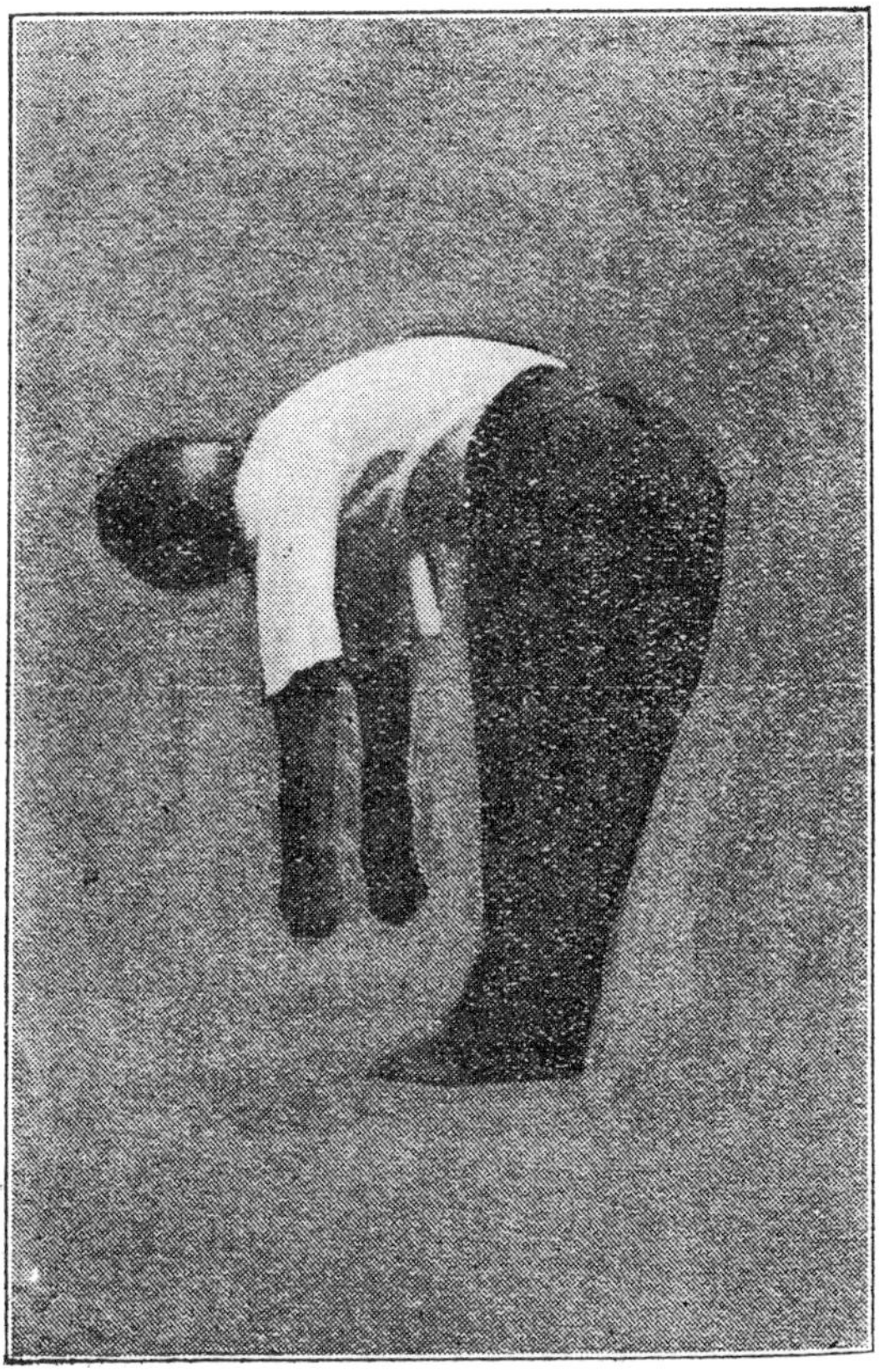

引き着けて首を伸し、背部の筋肉を十分に伸展することに注意すべし。

立姿の運動は不安定なるを以て、能く平衡を保ち得る人にあらざれば不可なり。又腰の凝固なる人は前に屈むも、後方に反るも、無理に強行せずして、漸次其の凝固を和くるに従ひ、其度を強むるを要す。

（五）　神經訓練法の實習

以上の神經の訓練法は、先づ一通り之を實習して、己れの身體の狀態を明かならしむべし。然る時は五種の訓練法中、必らず滿足に之を實行する能はざるものあるを發見すべし。隨て以後其能くする所のものを以て、先づ神經を訓練し、自己運動の何れの部分にか、速に發起するに至る如く日々之を勵行すべし。而して之が實施に時間を要せざるが故に、日中業間の休憩の時にも、之を行ひ得るの便あるを以て、朝及び夜の二回の外數回之を行ふを有利とす。素より業間に於ては、臥姿又は正座の姿勢に於て、之を行ふこと能はざる人あらんも、椅坐及立姿に於ては、殆んど之を行ふ能はざる人なかるべし。而して爲し得れば各種姿勢に於て、每回之を行ふことを得ば最も可なり。

神經の訓練法は十分なる自己運動を起すに至る迄は、自己運動及び自己誘導法の前に、必らず之れを行ふべきものにして、餘暇の利用すべきものあれば、之れのみを實習すること最も可なり。而して自己運動自由に發生するに至れば訓練の効現はれたるものなるを以て、之れを行ふの必要なきに至れるものとす。然れども自己運動は種々の障害の爲屢々鈍ぶり、甚だしきは全く之が發起を見ざるに至ることあり。然る時は其萎憊せる神經を興奮せしめ、之を訓練するの必要なること、未だ自己運動を起さゞりし時の如く、再び神經の訓練法を實習して、神經の恢復を圖るを要す。

斯の如き場合に於て、生氣を強く發する人の誘導補助に依る時は、自己運動は再び容易に發起すべしと雖、敢て他人を煩はすを必要とせずして、寧ろ根本より神經訓練を復行するを良好なりとす。遠隔の地に在る人が書册に依りて、自ら神經を訓練し、遂に大なる自己運動を起し、其の運動の鈍りたる場合に於て、再び神經の訓練法を復行し、其の自己運動を挽回せる例の多々之れあるは、畢竟其の好例にして、各種の講習を受くる人の、能く記憶し置かざるべからざる所なりとす。

五　生氣自己運動の自己誘動法及び實習

（一）　自己誘導法

生氣自己運動の自己誘導法は、他人の誘導を受くることなく、自己の神經を振起興奮せしむるの法にして、同じく神經の訓練法なるも、其の形式自己運動に近似する如く、連續して行ふを異なりとす。而して通常坐姿又は椅坐に於て之を行ふものにして、其姿勢は神經神練法の部に記述したる通りなるも、自己運動を發起する點より言ふ時は、接着面の少き椅坐に於てするを最も有利とし、坐姿は之に次ぎ、臥姿は最も不利なり。故に

第十四圖

坐姿に於ける左右の自己誘導法

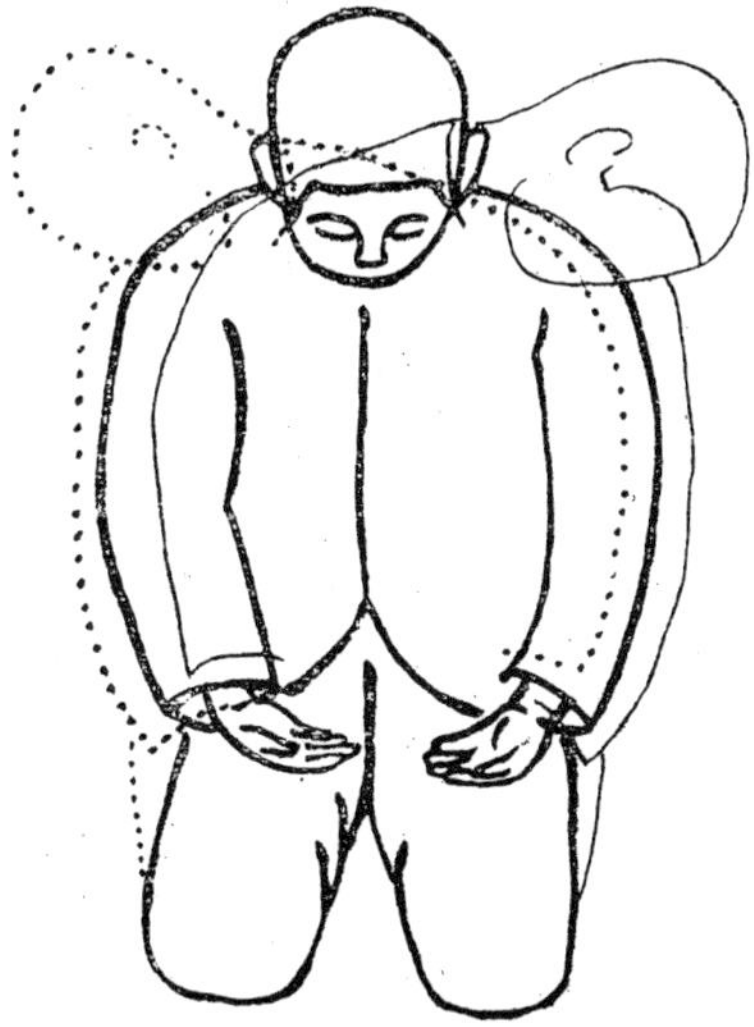

最初は專ら坐姿又は椅坐に於て誘導法を實習すべし。然しながら自己誘導法は之より直に自己運動に移るものなるを以て、脊髓殊に腰の弱き人が椅坐に於て實習するは危し、何となれば弱き腰は上體を維持する能はずして倒れ、又過敏なる脊髓の運動起る時は平衡を失ひ、體の倒るゝは免れざる所なるを以てなり。故に椅坐に於て不安を感ずれば、坐姿に於て

するを良しとす。然る時は假令倒るゝも毫も不安を伴ふことなく、之に依り自己運動の發起を妨ぐるが如きことなければなり。而して運動を起す場合は、其季節に應じたる和服、又は洋服の何れにて行ふも可なり。

今坐姿に於て自己誘導法を行ふものとすれば、首を前に垂れ、全身の力を拔きたる安樂の姿勢を以て、先づ頸を右に傾けて然る後少しく上體を其の方に屈め、次に頸を起して左に傾けたる後、上體を少しく其の方に屈め、次には頸及び上體を漸次强く大きく傾屈し、緩やかに之を續くべし。而して此の際上體の屈伸よりは、頸の屈伸を主とするを有利とするが故に次第に力を入れて頸を强く左右に屈伸し、其の餘勢を以て上體の屈伸する如くすべし。然る時は腰の凝固せる場合に於ても、無理に之を屈伸せずして、能く其の凝固を解き、早く軟和ならしむることを得べし。

脊髓神經痲痺を有する人は、頸部の筋肉萎縮と凝固とを來し、屈伸困難なるも、右の運動を爲し居る間に、次第に其の凝固を解き、筋肉の萎縮を矯正して運動容易となるべし。

脊髓神經痲痺は上部に於て甚だしき場合と、下部に於て甚だしき場合とあり。即ち頸より脊髓の上部までは動くも、下部殊に腰の動かざるは痲痺の度、下部に於て著しきものにして、腰動くも頸の屈伸困難なるは、上部の痲痺著しき證據なり。隨て自己運動を行ふに至れば、其動き易き所より自己運動を發起し腰より動く人あり。又頸、肩より動く人ありて同じからざるも、其結果は同一なり。然れども其神經健全なるが爲に、動くにあらずして、寧ろ其の過敏に依りて、動くものなるを忘れざるを要す。

以上の如く頸と腰、との屈伸を爲し、稍々其の容易となるや、左右の運動を連續して運動の間に間斷なからしめ、漸次其の屈伸の速度を増加すべし。隨て上體の屈伸は意に介せずして、强く頸を左右に屈伸するを最も肝要とす。此際上體の運動大なる時は、運動の速度を增すこと能はざるを以て、初は頸の運動左右を一回として、一分間に約二十回を標準とし、遂に三十回に達せしむべし。

右の運動に於て股の上に置きたる手は、上體の運動に伴ひ、其の位置に於て同じく左右に廻轉する如く動かすべし。而して頸及び脊髓の運動は自ら肩の運動を誘ひ、肩の運動は又手の運動を容易ならしめ、之に依りて其の手は、早く治療運動を始むるに至るべし。

（二）自己誘導法の實習

自己運動發起の遲速は、身體の狀況に依りて異なるも、通常二三時間此自己誘導法を行ふ時は、上體と手の自己運動自然に起るべし　然れども若し運動の發起することなければ、續て熱心に之を勵行すべし。神經痲痺甚だしくして、筋肉の萎縮と關節の凝固を來したる人に在りては、可なり長く自己誘導法を繼續せざるべからざるなり。

自己誘導法は必らず神經の訓練に續いて之を行ふべきものにして、其の一回の時間は三、四十分より一時間とす。而して此時間は自己誘導を連續して、途中屢々之を中止するは最も不利なり。蓋し神經の衰弱せるか又は痲痺せる神經は、其知覺鈍りて容易に興奮するに至らず、運動持續の間に、漸く其の興奮を起すべきものにして、此の興奮或る程度に達せざれば、其の發動を見る能はざればなり。

元來自己誘導法は神經の訓練法にして、又神經の治療法なり、故に其の神經痲痺甚だしくして、容易に自己運動の發起せざる人、若し此の誘導法を勵行する時は、之に依り直に其の疾病を治療することを得べし。

（三）　自己誘導法は立派なる治療運動なり

嘗て腰の痛む六十餘歲の老人あり。來りて自己運動を實習するも、其痲痺の狀態は、容易に自己運動の發起を豫期する能はず。依て自己誘導法を授け、五六日間之を實習せしめ、且其誘導法に依り、腰の神經痛は全治すべきを告ぐ、其の人了解して歸り、一週の後再び來る。曰く腰の痛みは、自己誘導法に依り正に治癒せり、依て自己運動を起さんことを望むと、予乃ち椅坐に於て運動を誘導す、果せる哉前に動かざりし腰は、忽ち自己運動を起したるのみならず、脊髓能く動きて頸、肩、手及び脚も亦動き、全身の運動を始む。故に自己誘導法に依りて、腰のみ治癒したるあらずして、神經痲痺の全身に亘れるものを治療して、筋肉、關節も共に動き得る狀態と爲したるなり。

嘗て東京電氣倶樂部の講習に當り、東京電燈の若き技師にして、四年以來眼の結膜炎に惱む人參加す、視力甚だしく衰え且光線の刺戟に堪へざるが故に、二重に色眼鏡を掛け、絶えず眼藥を注入す。而して運動に依り益々充血を來すを恐るゝものゝ如く、連りに講習に支障なきやを問ふ。一見するに其人の神經衰弱は可なりに強く、第一回の自己運動も何等の効驗なし、終りに至り其人眼の治癒すべきや否やを問ふ。予即ち神經の訓練法と自己誘導法とのみを以て、能く之を治癒せしめ得べきを以て眼藥を廢し、單に湯を以て眼を洗滌し且之を溫め、大に自己運動を勵行すべきを告ぐ。其人一日何回之を行ふべきやを問ふ。予即ち三回にて可なるを以て答ふ、是れ二三日の間に、奏功を見るを標準としたればなり。

元來自己運動は積極的療法にして、病氣の如きは根本より之を治療せざれば止まず、然るに今日の治病學は頗る幼稚にして、多くは姑息の一時的療法に過ぎず。隨て頭痛の起るや之を冷やして神經を鈍ぶらし、一時其の疼痛を感ぜざらしめ、神經痛の起るや、鎭痛劑乃ち痳痺藥を注射して神經を鈍ぶらし、一時其の痛を感ぜざらしむる如き方法に據るを以て、其の痛みを感ぜざるに至りたるは、治癒したるが爲にあらずして、神經を半殺しにしたるなり。故に此の害は必らず後に遺りて、種々の障害を來すは爭ふべからざるなり。

今結膜炎に就て之を見るに、充血を防ぐの手段として、其部の神經を鈍らし、其の働きを遲緩せしめ、以て血行を少からしめんとす。然れども單に多少の効あるに過ぎずして、心臟より壓出せらるゝ血液は、遠慮なく推進せらるゝが故に絶對に之を防ぐは不可能なるのみならず、神經痺痺して、其働き鈍ぶりたる結果は、却て其部の充溢せる血液を他に移送するの力を缺くに至るが故に、充血は依然として存在し、其の治癒は殆んど絶望に近し、是れ單簡なる結膜炎が四年の長年月を經て、毫も治癒せざりし所以にして、痲痺の增加は愈ゝ視力を弱め、之が爲其人の神經衰弱を增進せしめたること、決して些少にあらざるなり。

然るに自己運動は、局部の充血の如き小なる病を第二として、其の原因たる神經の衰弱を治癒す。若し此神經の衰弱治癒し、若くは其部の神經痲痺消散したりとせば、此の神經の働きに依りて、細胞は活潑なる運動を爲し得るに至るが故に、血行旺盛となり、血膜に來る所の血液多しと雖、又之を他に移送するの力大なるを以て、血液は此の部に停滯することなく循行頗る圓滑となるべし。而して此の如くなれば、充血を起さしめんとするも能はざる所にして、前に停滯せる血液も亦忽ち去りて、充血一時に消失せん。是れ自己運動の積極にして、且根本的治療法たる所以なり。依て予は其大要を語り、藥の害と、自己運動の効驗大なる所以とを理解せしめたり。

第二回の講習日に予定刻電氣倶樂部に到る、其人予の姿を認むるや、馳せ來り大聲を以て、眼は斯の如く治癒せりと告げ、欣喜に堪えざるものゝ如し。一見するに色眼鏡を用ふる事なく眼眸大に爽かなり。其語る所に依れば、其翌日一日缺勤して、終日自己運動を行ひ、且時々湯を以て温め且洗ひ、全く藥を廢したるに、今朝に至り炎症殆んど去りて、一眼の一小部に、僅かに其の痕跡を殘すのみと。然り意思を以てする自己誘導法すら、既に斯の如き大なる効驗あり、況んや無意識にして且神經の自發の生氣自己運動に於てをや。

以上の結果に依れば自己誘導法は、神經の訓練法たるに止まるにあらずして、立派なる治療運動なり。故に身體の狀態不良にして、容易に自己運動の起らざる人は、强て自己運動を起さんことに焦慮する事なく、熱心自己運動を勵行すべし。然る時は自己の疾病其間に治癒し、身體も亦何時となく、自由に自己運動を發起し得る狀態に復すべし。

(四)　自己誘導法實習に關する注意

自己運動を行ふ間に、突然運動の變化を來し、或は體が左右前後の一方に傾き、或は倒れんとすることあらば、是れ即ち自己運動の發起せるものなるを以て、其儘に任せて決して抵抗し、若くは姿勢を元に復さんとすべからず。而して暫く運動の起る儘となし置き、愈々他の運動を起さゞる事明かとなれば、再び元の姿勢に復して、自己誘導を繰り返すを要す。脊髓凝固せる場合に在りては、往々にして上體が後に倒れ、或は前に屈み、或は側方に倒るゝことあり。此場合に其儘となし置けば、或は脊髓の運動を起し、或は手脚の運動を起して、自己運動に移る事あり。殊に神經衰弱等に因り脊髓の弱き場合には、概して上體を支ふる能はずして倒るゝを例とす。斯の如き人は椅坐の運動は、頗る不安なるを以て、坐姿に於て自己誘導を行ふを良しとす。

自己誘導法は、自己運動の起る迄之を行ふべきものにして、一日の回數は敢て制限なく、其多きは益々可なり。然れども一回約一時間を要する關係上、業務の爲妨げられ、休日の他は朝夕二回以上之を行ふ能はざるべし。故に少くも起床前、床の上にて一回、夜就寢前、床の上にして一回、合せて二回之を勵行し、日中は休憩の時を利用し、神經の訓練法を行ひ、其不足を補ふべし。暇ある人は朝夕二回の外、日中に一回之を行ふを良しとす。

家庭に於て兒童等に自己運動を起さしむるは、大人自ら自己誘導法の模範を示して、之に倣はしむるを良しとし、殊に無邪氣の自己誘導法の模倣は、案外に早く自己運動の起るを見るべし。隨て此の際姿勢動作の總ては、兒童の見たる儘に模倣せしめて、敢て之れを矯正するの必要なきものとす。

自己誘導法を行ふに當り、第一に各人の身體に種々の變化を起すべし。例之全身到る所に痛みを生じ、殊に頭痛を覺え全身だるく、時としては運抑々全身の細胞動くが如き感覺を起し、或は嘔吐を催すが如き是なり。動中胸苦しくなり、或は嘔吐を催すが如き是なり。

抑々全身の細胞動くが如き感覺を起すや、血行盛んとなりて體温高まるを以て、如何にもだるきが如き感覺を起し、時として體の腫れたるが如き感覺も起ることありと雖、決して疲れたるにあらず、又腫れたるにあらざるなり。　蓋し腫れたる如き感覺は血行盛んとなりて、血管悉く膨脹活動するが爲に起り、全身の細胞動くや、恰も身體の吾が物にあらざる如き感を生じ、之が爲如何にもだるく、何となく疲勞せるが如き感覺を起すものとす。　然れども續けて自己誘導法を行ふ時は、此等は自然に消滅すべし。

又運動に依り神經痲痺の幾分づゝ減少するや、著しく鈍りたる神經の知覺は復活するに至るべし、之が爲毫も異常を感ぜざりし部分に知覺を起して、其の異常を知得し得るに至る、是れ疼痛を感ずる所以にして、神經の衰弱するや、先づ痛みを覺え、其の症狀進んで痲痺するや、遂に其の知覺を失ふ。而して急劇に來る痲痺と雖、必らず短時の間に、此の經過を取るものにして、之を恢復せしむる場合に於ては、同じく此經路を逆行せざるべからず。故に痛みの峠を越ゆるにあらざれば、健康の狀態に復せざるを以て、身體の諸部に痛みを覺ゆるは、即ち其の神經の痲痺去りて回復に向ひ、漸く其知覺の生じたる證左なりとす。故に自己誘導法を續くる時は、其の痛は自然に消滅すべし。是を以て痛みに顧慮することなく、運動を續行するを良しとす。

胃腸の弱き人は、運動に依り胸苦しくなり、又は嘔吐を催すことあるべし。是れ皆其神經の弱きが爲なるを以て、休み休み徐ろに自己誘導法を繼續すべし。然る時は神經次第に回復して、何時となく此等の苦惱を起さゞるに至るべし。殊に神經衰弱の著しきか、又は腦の惡しき人が運動を行ふ時は、頭痛を感ずるは勿論なるのみならず、往々にして胸苦くなりて嘔吐を催すべし。是れ獨り其胃腸の弱きが爲のみにあらずして、迷走神經の弱きが爲なり。

迷走神經は延髓より起りて、消化器の一部即ち食道及び胃並に肺臟心臟に分布し、延髓を刺戟すれば嘔吐を催すを以て、一名嘔吐神經と稱す。是を以て頸の屈伸に當り、延髓を刺戟する時は、弱りたる過敏の迷走神經の、作用を促すが故に、嘔吐を催すに至るなり。然れども迷走神經の末端を刺戟すれば、反て嘔吐を制止するの作用あり。是れ胸惡しくして嘔吐を催す場合に、或は胸を擦り、或は水落胃部を押擦して之を治す所以にして、全身に亘る自己誘導法は、自然に此刺戟を兼ぬるを以て、嘔吐を催す場合、靜かに運動を續くる時は、忽ち之を治癒せしむべし。隨て屢嘔吐を催す人に遭遇するも、之が爲堪ふる能はずして嘔吐する人は稀なり。若し實際苦しくして堪えざるに至らば、嘔吐するを可とす。何となれば嘔吐は元來生理的のものにして、有害物を排除せんとする作用に過ぎざるを以て、嘔吐の後は氣分爽かとなり、決して害あるものにあらざればなり。

血壓の高き人が、自己誘導を爲して可なるや、心臟の惡しき人が、運動を行ふも、支障なきや否やの問題は常に起る所なるも、血壓の高き人が、其原因、心臟病に在るも、又血管硬化に在るも、皆能く自己誘導法のみに依りて、著しき硬化を來したるものも遂に自己運動の起れる人あり。又初より自己運動の容易に發起せる人に在りては、之が爲一層其治癒を速かならしめたる事あり。殊に心臟病に在りては其重症と雖、頗る迅速に根治せるのみならず、其自己運動の起るや、到底自己誘導法の如き緩和のものに非ずして、頗る强きを常とし、胸を强打する狀況の如きは、人をして戰慄を禁ずる能はざらしむるものあるも、本人は運動中既に非常の爽快を感ず。而も自己運動は勿論、自己誘導法と雖、之に依りて血壓一層増加すべき筈なるに、決して增加することなく、運動直後に於ても、脈搏の增加を來すことなきを以て、神經の訓練を目的とする自己誘導法の治療運動なるを銘心し、安心して之を實行すべし、依て若干其の實例を左に掲げん。

嘗て六年間、腦神經衰弱に苦みたる青年を伴て來れる母親あり。予直に自己運動を誘導せるに、室内を轉々する强き運動起りて、一時間半以上繼續せり。此時松本軍醫監、未だ生氣自强療法の實驗に乏し、即ち運動中絶えず心臟脈搏を診察せるも、終始異狀なく、脈搏は毫も此運動に依りて增加することなくして止み、驚嘆に堪へざる如くなりしも、元來血行は心臟の强き働きに依りて促さるゝにあらずして、全細胞の運動に依りて促さるゝが故に、寧ろ心臟は自ら働くを要せずして、全身の血液圓滑活潑に流動す。而かも血管は其末梢に至る迄、十分に膨脹收縮の運動を爲し、血液の流通に對し抵抗する所なきを以て、血壓の增加を來さゞるは勿論、心臟の働きも、脈搏の如きも、敢て平常と異なるなし、是れ普通の運動と全く趣を異にする所以なり。

嘗て心臟瓣膜症に罹り血壓二百ある人、醫師の絕對安靜を要求するに反きて講習に加入す。而して自己誘導の際運動して可なるやを問ふ。予即ち其可なる所以を說き且告げて曰く、日々盛んに自己誘導を行ひ、之と同時に博士の診察を繼續すべし。然る時は血壓毫も高まらずして、遂に降下するに至り、氣分は最初より非常の爽快を感ずべし。若し之が爲害を及ぼし苦痛を感ずるが如き事あらば、自己誘導を中止すべしと。其人知らざる顏して、日々盛んに運動し、博士の診察を受くるも、博士は全く異常を認めず、連りに絕對安靜を要求す。而して夜間盛んに運動したる後夫人をして脈搏を檢せしめたるも、平常と異なることなきを確む。此人二回目に自己運動を起し、爽快日に加はり、步行に稍々力ある如く感ずるに至り、三回目には博士の診療の、敢て必要なきを信ずるに至り、終日殆んご運動を續行しつゝあるを告白せることあり。

多年心臟の痼疾に罹れる人、醫師附添ひにて仙臺より上京し、已むを得ざる關係より結婚式場に臨み、三回の注射に依り、辛ふじて式に列する目的を果せり。　即ち其親族の勸めに從ひ生氣療法を始め、暫時の間に不治と信じたる心臟病殆んご快癒す。　依て講習に參加し、歸途單獨にて欣々として歸りたる事ありしが、絕對安靜と注射とに依り、一時的に現狀を維持し來れる人が、盛んなる運動を行ひ、滯京の短時日間に、不治の心臟病を根治し得たるは、恰も一の奇蹟の如くにして、毫も奇蹟にあらざるなり。

狹心症に罹れる人あり、來りて盛んに自己誘導を行ひ、氣分頗る爽快となり、遂に之が根治の爲講習に參加せることあり。　之も亦絕對安靜に厭き、家人に秘して來れるものなるも、運動は寧ろ安靜に依りて得る能はざる効驗を現はし、初め知人の勸誘に半ば疑を有したるも、之を行ふに及んで其の疑を解きたるなり。

嘗て某夫人半年以上、絕對安靜を要求せられて狀況益々惡し、某將軍の談に依り、松本軍醫監に其の意見を徵せらる、軍醫監卽ち臨床診察の上生氣療法を勸め、夫人をして試みに起きて室內を運動せしむ。氣分却て爽快にして異狀なし。是に於て夫人來りて、自己誘導法を實習し、其日より食慾次第に回復して胃腸の輕快を感じ、遂に自己運動を起して、肺患、頭疾、胃腸病腰痛等を根治したることあり。

斯の如くなるを以て患者若し醫藥の効なく、長く病苦に惱む時は、試みて自己誘導を試み、果して如何なる結果を來すやを實驗すべし。故に敢て初より之を信ずるの必要なく、自ら實驗する所の結果は、直に其の快癒を自信するに至らしむべし。

六　胃腸疾患の治療法及び胃腸强健法としての局部運動誘導法並に其の實驗

生氣自己運動の誘導は、運動の起るべき部分を限定せずして、神經の必要と認むる部分に、自由に自己運動を發起せしむるを本旨とす。然れども局部運動の誘導に在りては、其の運動を起すべき部分を限定し、直接其の部分に對して刺戟を與ふるものにして、今玆に實驗せんとする胃腸疾患の治療法及び强健法として、腹部の働を誘導するもの即ち之に屬す。

實習者は臥姿を取り、兩脚を伸して仰臥し、瞑目したる後、右手の指頭を以て心窩部乃ち水落の部を又左手の指頭を以て、臍の周圍を稍々强く壓下すべし。而して此の際指頭は五本を密接し、疾患ある場合に於ては、靜かに輕く壓迫して漸次之を少しづゝ强め、腹部の運動の起るを待つべし、

第十五圖

胃腸運動の誘導法

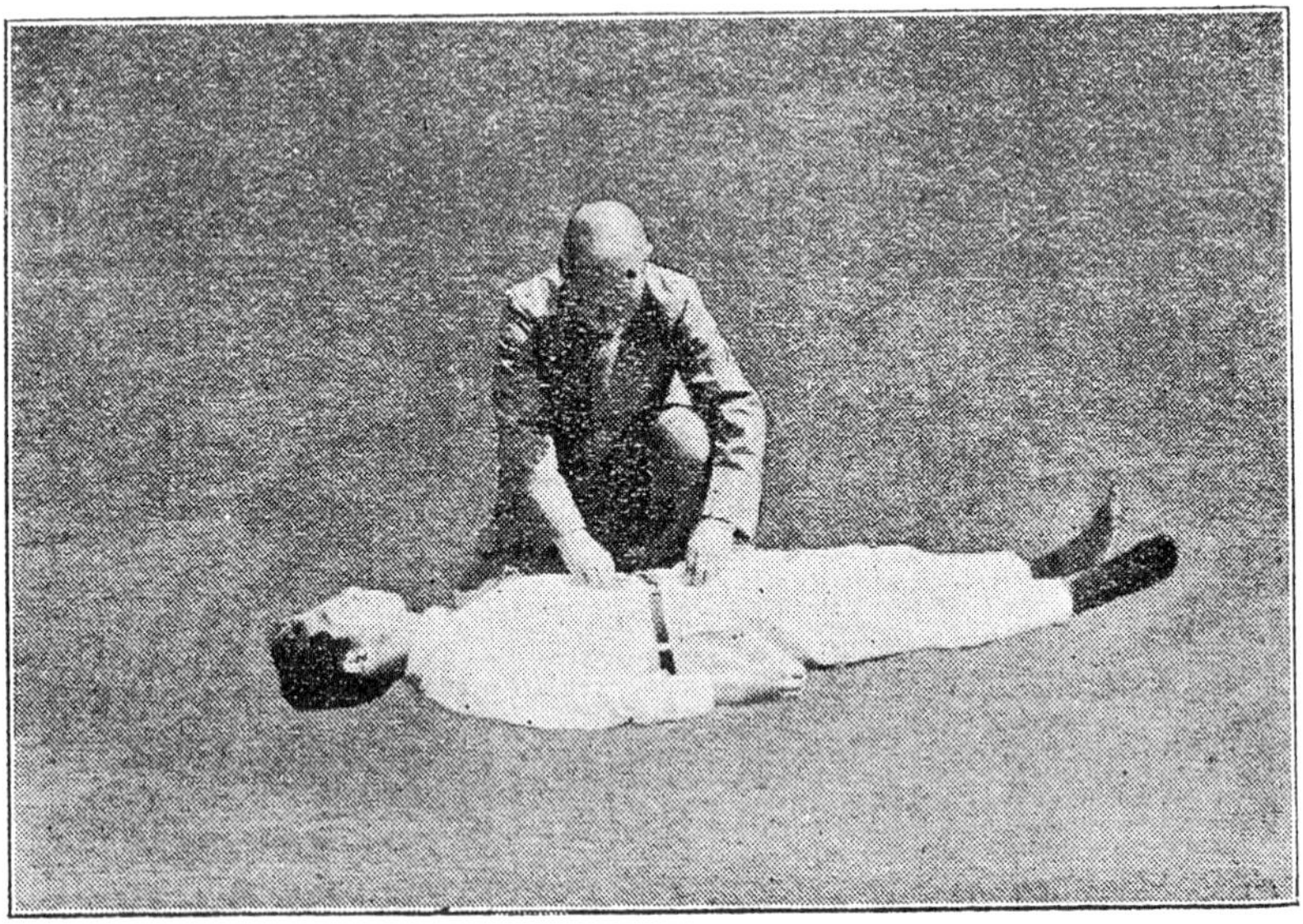

然る時は胃腸は呼吸運動に伴ひ、漸次隆起して次第に明瞭となるべし。

　胃腸の運動稍々明瞭となるや、指頭の力を緩め、輕く右手掌は之を胃部に。又左手掌は之を腸部中央附近に載せ、自己運動の發展を待つべし。然る時は胃腸部の膨脹收縮の運動次第に大となりて、其の運動繼續するに至る、是れ健康なる人の胃腸運動の狀況にして、胃も腸も同時に同樣に運動するものとす。

生氣自己運動に在りては、疾患ある部に大なる運動を起すを特色とす。故に健康なる人の胃腸は强き刺戟に依りて、一時運動すべきも長く持續すべきものにあらず。然るに其の疾患ある場合に於ては、同じ强さの刺戟を與ふるも、其の疾患ある部分に大なる運動を起すを以て、何れが重き疾患を有するや、直に之を判知することを得るなり。即ち胃部の膨起收縮大にして腸部の運動著しからざるは、胃の病ある徵候にして、胃の運動著しからずして、腸の運動大なるは腸に病あるを示し、胃腸共に動くは、二つながら病を有するを判知せしむるものとす。

胃腸病は神經衰弱症と同じく、頗る多種にして複雜なり。故に之に對する生氣自己運動の効驗を知らんと欲せば、勢ひ「胃腸病と生氣自强療法の効驗」なる予の著述せる册子に依らざるべからず。

元來胃腸の運動は、呼吸運動に伴ふ横隔膜の上下運動に誘はるゝものなるも、其の疾患ある場合に於て、萎憊せる神經が强く働くに至れば、呼吸運動に關係なく、局部特殊の運動を起すべし。是れ眞に局部運動なるものなり、即ち胃部の强く且迅速に隆起收縮する如き、或は腸の部も全體の運動に關係せずして、盲腸、大腸、小腸の局部が、特別の運動を起すが如き是なり。

胃腸の局部的自己運動起るに至れば、其運動は單純なるものにあらずして、頗る複雜となるべし。即ち胃の如きは或は右方に、或は左方に又は上下の方向に動き、腸に在りては局部の一團が蠕動旋回とを混じて、上下左右の一方向、或は數方向に移動するが如き運動を起すものとす。隨て肝臟、膵臟、脾臟の如きも亦同樣の運動を爲すものにして、患者は能く之を感得することを得べく、運動既に斯の如くなるに至れば、腹筋の運動は寧ろ胃腸の運動に促がされて益々大となる。随て腰椎神經遂に悉く發動するを以て、强き胃腸の運動は、直ちに腰の運動を起して、脊髓全體の運動を誘ひ、局部運動遂に變じて全身の運動となる。是に至りて局部治療の運動は、根源治療の運動に移りて、主として神經中樞の衰弱を根治せんとするなり。而して暫く局部運動持續して遂に全身運動に轉じ、或は忽ちにして全身運動に移るが如きは、皆是れ目下の症狀、何れに重きを置くべきやに從つて異なるが故に、一に自己運動の發展に放任すべし。

局部の神經著しく痲痺し、且筋肉の萎縮甚だしき場合に於ては、胃腸の運動は容易に大なるに至らざるを以て、患者は時々指頭押壓を繰り返して其の發動を促し斯の如くするも尙運動明確とならざれば、每日寢に就く際之を行ひ、其の神經痲痺と筋肉の萎縮とを治療して、自由に運動を起すに至らしむべし。

胃腸病の治療法としても、亦其の强健法としても、自己運動は空腹時に之を行ふべし。然れども胃腸の疾患ある人は、消化作用を促進補助する目的を以て、食事三十分前及び食後三十分後に、單簡なる胃腸運動を行ふを良しとす。之が爲椅坐及び坐姿に於ても、之を行ふことを得るが故に兩姿勢に於て實習し置くべし。

生氣自強療法第二回　獨習

第二回獨習細目

第二回獨習

一　哲學及び醫學上に於ける生氣說

（一）デカルトの生氣說

生氣を基礎とする生氣自强療法に於ては、生氣說なるものが、從來哲學及び醫學上に於て、如何に取扱はれたるや、又現在吾人が認めて利用しつゝある生氣が、從來のものと同じきや否や等に就て、其の大要を知るの必要あり。故に少しく生氣說の由來及び其の成行に就て記述し、研究の資と爲さんとす。

十七世紀は近代哲學の發祥の時代にして、哲學と科學とが密接なる契合を爲したるも、亦此の時代を以て最も著しと爲す。而して近世哲學の二大潮流たる經驗學派は、ベーコンに發してロック、ヒユームに依り大成せられ、英國を其の根據地とし、唯理學派はデカルトを祖とし、佛國及び和蘭に其の勢力を扶植せり、生氣說は即ちデカルトに依りて主張せられたるものとす。

デカルト曰く物と心とを取りて比較するに、兩者互に他を須たずして能く實在を保ち、共に實體にして且其の性と樣とを比較するに、一は廣袤と云ふ性を有するに反し、一は思ふと云ふ性を具へ、又一は運動、大小、形狀等の樣を表はすに反し、一は慾望、感情、意志等の樣を示して兩々全く異なれり。故に物と心とは全然相違せるものなりと、是に於てか原始時代より胚胎せし、身體及び精神なる二元論、始めて最も明瞭なる形を取りて、世に現はるゝに至れり。而して物質界に於ける凡ての現象は、唯一の運動に外ならざるも、其の運動が如何にして起りしやは、萬物創造の源たる神に求めざるべからず。隨て運動は運動として觀察するの外なく、數學及び物理學に依りて、之を機械的に說明するを以て、滿足せざるべからずと爲せり。

運動に就て彼の主張せる所は神は永久不變なり、隨て神に依りて起されたる運動も亦永久不變にして、彼處に止むれば此處に現はれ、其の絕對の量に於て增減するものにあらずして、遂に運動は運動に依りて惹き起さると云ふ法則を導き得べし。故に宇宙は一大機械にして、吾人は數學的及び機械的に自然界に於ける、有ゆる現象を說明し得べしと云ふに在り。

彼以爲らく生物も亦無機界に於て、機械的制約の下に働きつゝある物質より組成せらるゝものなり。而して有機物無機物の別を生ずるは、唯前者に在りては、物質の集合が後者に比して、頗る複雜なる狀態を取れるのみにして、決して根本的差別あるにあらず。故に生體に於ける有ゆる現象も、亦機械的に之を說明し得べし。換言すれば生體も亦一の機械にして、生命は一の轉機なりと。是れ其の生氣說に於て、動物體を一の機械と見做す所以なり。

動物生氣なるものは、プラトーン以來漸く胚胎せる所なるも、動物生氣と精神との差別はデカルトに依り、最も明瞭に言ひ出されたり。即ち動物生氣は體の榮養、生殖、生長等、物質的の官能を爲す者にして、物質と離るべからざるも、精神は非物質的のものにして思考を司るものなりと。而して彼は動物體を以て、一の自働機械と見做せり。以爲らく動物生氣は血液が心臟に於て温められ、腦に行きて冷却せられ、次で濾過せられて成りし精細なる部分なり。而して此者は神經に入りて體の諸方に流る、若し神經に刺戟の來ることあらんか、動物生氣の爲に、神經に振動を起して腦に傳達し、之より更に其運動の方向を變じて、筋肉に分布せる神經に傳り、依て以て反射的機械的に、筋肉の運動を起さしむるものなりと。

然れども人類に在りては、純然たる機械たる身體の外に、不死不滅の精神を有す。而してデカルトは松菓腺を以て精神の坐位と為せり、何となれば腦の他の部分は、皆相對的にして二つあるも、唯一つあるは松菓腺なり。乃ち統一的なる吾人の精神は、二個の器官に宿ると考ふ可らざればなり。隨て今外界より刺戟の來るや、神經の振動を起し、之を傳達して松菓腺に至るや、吾人の精神は之を認識したる後、動物生氣の媒介に依り、神經に於ける振動の方向を變じて筋肉に向はしめ、茲に意志的の運動を起さしむるものと爲せり。

要するにデカルトの說は、哲學上に於て非難すべき點尠からずと雖、生物體に於ける機械的解說は、自然科學殊に生理學の研究に、莫大なる指導を與へたるは爭ふべからざる所なり。而して單に推理に依りて、生氣の存在を認むるに過ぎざるが故に、其の實體は遂に彼に依りて發見せられざりしものにして、予の生氣とは其の趣を異にす。

（二）　十八世紀の精氣說

十八世紀の第一期醫學系統學派時代に於て、スタールは生の研究に更に一歩を進め、死後忽ちにして腐敗すべき動物體が生活せる間は、絕えず溫熱、濕氣等腐敗を促すべき原因に曝露しつゝあるに拘らず、毫も腐敗せざるは何故なるやの問題に到達し、彼は物理も化學も之に解決を與ふる能はざるものとし、遂に之を生活其者に歸するに至れり。即ち外力に依りて運動すべき機械と、內部の衝動に依りて、運動すべき生體とは、全く別物にして、後者には前者に見るべからざる一種の力、即ち精氣ありと爲し、之をアニマと名づけたり。而して之に依りて其說く所概ね左の如し。

アニマは生活の根源にして、體の各部分をして自體保續の共通の目的に向ひ、調和的の作用を營ましめ、凡てを主宰すべき權能を有す。而して此の主たる精氣と、其の從たる身體との媒介を、司るものは即ち神經なり。胎兒は精氣に依りて母體中に造られ、其の目的に應じて各々相當せる器官を形成し、已に生育すれば、外界の破壞力及び腐敗力に對して體を保護す、然れども破壞力にして一定の範圍を越ゆる時は、精氣の力窮りて終に死を來す。健康の狀態を保つため、精氣は神經の力を借り、體の消費に依りて成れる老廢物を排除し、且食物の攝取に依りて、再び其の缺損せる所を補ふのみならず、又神經に依りて感覺及び隨意運動を營む、其の運動中最も大切なるものは、心臟運動及び物體の一般の性質たる緊張性なり。而かも此緊張性の異常に依りて弛緩、痲痺、硬結等種々の症狀を呈す。然れども緊張性の異常の如きも、其の最後の原因は精氣の萎憊に在り、故に疾病の原因は、之を精氣に求めざるべからず。隨てスタールは病を以て、精氣が體內に侵入せる害毒を、排除消滅せしめんが爲に行ふ種々なる運動現象と見做せり。

斯の如くして彼は斯の生理及び病理的原則に則とり、其の治療法に於て最も重きを爲せるは自然良能にして、醫は唯時宜に從ひて之を補助するに過ぎずと爲し、プアラッツエルズスと同じく解剖學を以て價値なきものと見做したり。

要するにスタールの精氣說は、ライブニッツの精神論に其の系統を發したるや、殆んど疑ふべからざるものにして、ハーベー以來の機械說が、獲取せる幾多の大成功を謳歌する當時の醫界に於ては、多くの傾聽者を見出す能はざりしも、遂に風潮を一新して十八世紀後半より、十九世紀の初に於ける生氣說を惹起するに至れり。

スタールの精氣說は、稍々予の生氣に觸るゝものなしとせざるも、多くは神經の作用とデカルトの生氣說とを、混同せるが如き感なき能はず。然れども其の自然良能を認めて、之を利用したる點は彼の卓見にして、現今の科學萬能に傾く、醫界に與へたる第一針とも稱すべきものにして、醫は唯時宜に從ひ、之を補助するに過ぎずと爲す點は、確かに治病學に準據すべき不變の法則を與へたるものと謂ふべし。科學の進步せる今日に於ては、固より治病上に於て、補助手段として之を利用すべきは勿論なるも、科學萬能の弊に陷り、徒に人體を機械視して、未だ人類の知悉する能はざる、自然良能の存するものあるを無視する如きは、斷じて許すべからざるなり。

(三) 十八世紀の生氣說

十八世紀の第二期に於ては、ハルラー出でゝ刺戟性說を唱え、實驗生理學は更に格段の進步を爲し、其の生理說、殊にハルラーの刺戟性說を實地醫學に應用せんとして、種々の學派を生じて第三期に入れり。而して其學派は之を三つに別つことを得べし。

第一の學派は、刺戟性は畢竟するに感覺性の齎す結果なり、故に生活現象の第一義は感覺性に在り。而して感覺性なるものは神經にのみ存在するが故に、有ゆる生活現象は、神經に基くものと爲し、之を神經病理說と稱す。

第二の學派は、感覺よりも寧ろ刺戟性、換言すれば興奮性に重きを置きて、之を以て有ゆる生活現象の根源と爲せり。

第三の學派は、ハルラーの二元說、乃ち感覺性と刺戟性との存在を認め、之を統一せんが爲、更に一層高き不可思議力、即ち生氣なるもの丶存在を主張せり、是れ即ち生氣說なりとす。

生氣說は生氣を一種不可思議なるものと爲すが故に、其の意義頗る漠然として同じ學派の中に在りても、人々其の見解を異にせり。而して生氣說の根據地は、當時啓發思潮の最も熾んなりし、佛國なりしは頗る注目に値す。

抑々佛國に於ける生氣說の濫觴は、スタールの精氣說にして、ボルドー及びバルテーに至りて、遂に大成せられたり。

ボルドーはナチュラと唱へし、一種の神秘力を認め、此の力に依りて生體に於ける、凡ての秩序及び調和が保持せられ、無生體より區別すべき、生體の特性たる運動及び感覺なるものは、所に依り其の發達の程度に多少の差あるも、體の各部分に行き亘り、之を主宰するものは、即ちナチュラなり。而してナチュラは腦及び太陽叢に坐位を占め、神經の媒介に依りて體の諸部を支配し、之に依りて獨り生活現象を調節するのみならず、又各部分に於ける相互の交感を司り、體の一部に變動あれば、他部も亦之に應じて、變動を起すものなりと爲せり。故にナチユラはスタールのアニマと大同小異にして、其の運動及び感覺を唱ふる點は、ハルラーの刺戟性說を加味したるものとす。

抑々ボルドーをして、斯の如き說を唱ふるに至らしめたる所以のものは、腺の構造及び其の作用の研究に基く、彼乃ち以爲らく腺の分泌作用は到底物理的及び化學的に之を說明する能はず、是れ全く腺に一種の不可思議の力ありて、血液に依りて興奮せられ、血中より必要なる物質を牽引攝理し以て外に出すなり。故に體の各部分には各々特有の生氣に依り、起さるゝ特殊の生活現象ありと、是れ即ち人體組織學の基を開きたるものにして、又輓近細胞學說の先驅を爲したるものとす。

(四)　動物電氣說

千七百八十六年、伊國ガルバニの動物電氣說を唱へたるは、偶然の動機に起り、遂に蛙の坐骨神經を取りて其の一端を切り、其の斷面を筋肉に觸れしめたるに、其の瞬間に筋肉の搐搦を起すを發見したり。是れ神經病理說及び生氣說と相應じて、動物電氣說を起したる所以にして、電氣を以て有ゆる生活現象の根本と爲し、ガルバニの如きは、腦を以て電氣の發生所と爲し、神經に依りて之を體の諸方に傳播し、以て諸作用を營むものと爲せり。而してフアフは動物電氣を以て刺戟性及び感覺性の原基と爲し、ブランヂスは電氣即ち生活力と唱へ、フンボルトは神經の作用を以て、電氣若くは之に類似せる力に基くものと爲し、プロカスカは動物電氣を以て生活の原基と爲せり。

筋肉の搐搦を以て、直に電氣作用と考へたるは早計にして、神經の刺戟性を知らざりし結果なり。動物體の細胞の運動に依りて生ずる生氣は、固より生體に感應を起して、恰も電氣作用の如く感ぜしむるものあり。

例之今身體の衰弱せる人の腹部に手掌を當て、强き生氣を移すときは、患者は恰も輕く弱き電氣の傳はりたる如き感覺を起すべし。是れ即ち生氣にして蛙の坐骨神經の一端を筋肉に觸れしめ、其搐搦を起したるは、神經固有の刺戟力に依りたるものにして電氣にはあらざるなり。故に此の神經の有する刺戟力を電氣ありて、直に之が傳はりて筋肉を動かしたる如く觀察したるものにして、細胞運動の法則よりすれば、神經の刺衝に依りて個々の細胞動き、其の細胞の運動は、則ち集りて筋肉の運動となるなり。然れども神經も亦細胞より成るが故に、何れの神經の部にも、生氣は發生しあり。隨て一方より論ずる時は、其生氣が神經の筋肉に觸れたる瞬間に傳はりたるは、爭ふべからざる事實にして、生氣を人體の局部に傳ふることに依り、其部の神經著しく痲痺して、十分に其の發動力を有せざる場合に於ても、能く其の局部の運動を起し得るは之が爲なり。則ち半身不髓の人の體が、生氣の誘導に依りて、能く運動を起すが如き是れなり。然れども其の運動は、初に於ては微弱にして小なるも、運動は消滅するに至らずして、却て漸次强くして且大となるべし。是れ凡ての細胞の運動は、神經に在りては其の興奮を增加し、刺戟性を增大し、筋肉に在りては其の細胞運動に依りて生氣を發し、其力に依りて益々自ら運動を强むるに至る。今之を神經の有したる電氣を傳へて、運動の起りたるものとせば、其運動は初め起したる一定の程度以上に至らざるのみならず、電氣の廣く散じて弱きに至れば、初に起したる或る度の運動も、次第に弱まりて、遂に消滅するに至らざるべからざるなり。

生氣は如何にするも眼に視得る如き光輝を發せざるも、電氣は之を放射して光を發すべし。然るに今日迄殆んど千數百餘人の生氣自强療法實習者中、生氣の實體を視たりと云ふ者、僅かに二人に過ぎず。而して其一はヒステリー症を有する婦人にして、一は神經衰弱を有する將校なり。隨て其の神經は共に健全なるものにあらずして、偶々幻覺を生じたるに過ぎざるべし。

又元學習院教授たりし人、熱心に生氣を研究し、夜間暗室に於て撮影したるに、手掌より放射する生氣を明かに寫したるを報告し來れることあり。依て光線の漏れざることに注意して、其の撮影を復行せしめたるに、其後全く寫るものなきを確めたり。

若し夫れ眼に視得べき生氣なりとせば、其の實體は早く既に究明せられたるなるべきも、遂に今日迄之を捕捉する能はざるが故に、生氣説なるものが、相次で起り窮極する所なきなり。予の所謂生氣なるもの、豈に電氣の如きものならんや。

（五）動物磁氣説

凡そ人に賦與せられたる神秘の力ありて、此の力の働を體に接觸せしむることに依り、他人に傳へ隔絕せる場所の人々に迄之を及ぼし得べしとの考は。人類が太古より有したる迷信にして、此の迷信の最も著しく人心を支配したるは、十八世紀の終より十九世紀の初なり、是に於てか動物磁氣說起る。

メスメルの磁氣の治療上に於ける効果に心を潛むるや、之を實地に應用せんことを企てたり。彼以爲らく此の力は上は天體の運動を司り、下は地上萬物の法則を左右し、恰もエーテルの如き狀を爲して宇宙に瀰漫し、人體に於ては各部殊に神經系に働きて、物體の性質、重量、凝集性及び與奮性等を主宰するものなりと。而して更に進んで多くの經驗を爲すや磁氣は本來治療の原動力にあらずして、唯術者より發する一種の神秘力の媒介たるに過ぎざることを認め、遂に醫師は治療の際敢て磁石を用ゆるの必要なく、唯單に自己の手掌を以て患部を摩擦すれば足るのみならず、之も亦絕對に必要なるものにあらずして、獨り己れの意志を患者に集注すれば、治癒の目的を達することを得べしと爲すに至れり。而して此の方法に依れば、被術者に一種異樣の感覺を起さしめ、或は痛覺を止め、或は異常なる運動を制し、若くは凡ての知覺を消失せしめ、終に睡眠狀態に陷らしむ、依て之を醒覺狀態に於ける睡眠と名づけたり。

彼はヴィンに於て其の硏究の結果を發表したるも、一般に不信の眼を以て一笑に附し去らんとせられ、一盲目の少女を治療せんとせる際の如きは、其の行爲の詐僞たる疑を受け、千七百七十八年遂に巴里に逃るゝの止むなきに至れり。

巴里に於てメスメルは熱心なる學徒を得、更に其の說を進めて人體のみならず、無機體をも磁力附を爲し得るものにして、磁力を賦與したる一種の水を用ひ、一時に多數の人に施術し其の病を治療し得べきを主張し、漸く世人の注目する所となれり。是に於て巴里學士院は委員を設けて之を査定せんとし、委員中にはフランクリン等の大家ありて、其の磁氣作用を以て、單に一種の暗示に外ならずと爲し、未だ十分に其の目的を達する能はざる間に、革命の難に遭ひ、僅かに身を以て瑞西に免るゝことを得たり。

斯の如き間にメスメルの說は、ビユイセジユ侯伯兄弟の信仰する所となりて、大なる援助を得、終に佛國全部に其の勢力を扶植するに至り、ビユイセジユはメスメルよりも、尙大膽に此說を擴張し、被術者にして催眠狀態に陷らば、自己の身體を透視し得るに至り。隨つて疾病あらば、自ら之を治癒し得べき藥餌及び治療の法を自覺し得べく、其の甚だしきに至りては、獨り自己の現在のみならず、過去及び將來を洞察し、又空間の制限を超越して、能く遠隔の人と自由に交通し得るものと爲し、益々非科學的に傾く。　是れ當時の時代思潮の然らしむる所にして、彼のスェーデンボルグの、大に神秘主義を宣傳せしも此の時代なり。

催眠術の勢力漸く熾ならんとするや、普國政府は、醫家ウェルフアルトをメスメルの許に派遣して、此法を練習せしめ、一度獨逸に輸入するや、シェリングの如きは、自己の哲學に資する所あるを喜び、大に之が扶植に盡力し、其の學徒たる知名の醫皆之に贊同し。　何れも術者の眼、呼吸氣及び指頭等より、一種のエーテル樣の物質迸出して、被術者を感化せしむるものと信じ、其の極術者の意志に依りて、能く遠隔の人をも治療し能ふものと爲し、エッセンマイエルの如きは、以心傳心の妙を云ひ表はさんが爲、精神の交接なる語を用ゆるに至れり。　而して當時知名の學者醫家の之に贊與せるもの頗る多く、所謂メスメルズムは全獨逸を壓して、所々に磁氣治療所の設立を見るに至りしと雖、名醫にして之に反對せしものも亦之れあり、フーフエランド及びラーンの如き即ち是なり。

メスメルズムは、獨逸醫に依りて英國に輸入せられたるも、二三の生理學者之に耳を傾けたるに過ぎざりしが、十九世紀の中葉に入りて、ブレイドは一新說を開けり。是れ即ち現今の催眠術にして、茲に全く動物磁氣說を脱却するに至れり。ブレイドは千八百四十一年、偶然にも光輝ある物體を暫く凝視することに依りて、催眠狀態に陷ることを發見し、隨つて動物磁氣說に云ふ如く、必らずしも磁氣の力を藉るを要せざるを認め、之を盛んに神經病の療法に應用せり。而して當時此の法に依り痛覺の消失する事實を應用して、之を外科手術に供せんとする人あるに至れり。

メスメルの磁氣に依らずして、手掌を以て疾病を治癒せしむるに至りては、明かに人體生氣を應用したるものなるも、自ら覺らずして研究益々迷境に入れり。而して催眠術其者に就て研究するは、固より予の欲する所にあらざるを以て、動物磁氣說の根據なかりしを、明かにしたるを以て滿足し、玆に總括的に一二の所見を述ぶるに止めん。

催眠術に於ては、固より人體の生氣を其の一部に利用しつゝあるも、要するに視神經を疲勞せしめて知覺を鈍ぶらし、遂に其の精神を朦朧たるに至らしむ。隨て屢々催眠術を掛くる時は、或は疾病の治癒することあらんも、之が爲著しく腦力を弱め、其の結果は病的となりて遂に低腦となる。是れ其の最も恐るべき點なるのみならず、偶々精神の朦朧となるや、全く自覺なくして、意想外の事を遂行する危險あり。

遠隔せる人に術を施して、疾病を治するは全く虛構にして、是れ皆被術者の過敏なる神經が、自發的に働く結果なり。今何日の何時と約束して、術を施すと假定せよ、被術者は疾病に苦み、其の神經は頗る過敏なるを以て、其指定の時に於て術を受くるの姿勢を取れば非常に神經の興奮を促すべし。而して此の興奮せる神經は患者の治療を熱望する患部は勿論、又全身の細胞運動を促し、此の細胞の運動は大に生氣を發生して、自ら治療運動を起すは勿論、總ての器官之が爲に其の作用を盛んにし、心身自から爽快となり、疾病も亦遂に治癒するに至るは自然の勢なりとす。

予嘗て或る人より、九州に在る萎縮腎に惱む患者に、遠隔療法の可能なるや否を問はれ、答ふるに前記の事由を以てして之を拒む。然れども予の生氣自强療法は、確に効驗の顯著なるべきを信じて、勸むるに此書を送り、看護婦をして之を行はしむべきを以てし、書中の場所を示す。而して若し遠隔療法を行はんと欲せば、時を定め其人自ら之を行ふべく、予は親族以外に、絶對に之を行ひたることなきを以てす。然るに其人再び來り、愈々時を定めて實行することゝせり、依て如何にせば可なるやを問ふ、予即ち臥床を展へ、恰も患者の横はる心持を以て、同じく書中の療法を行ふべきを告ぐ。然るに其結果は驚くべく、旣に絕望の宣告を受けたる此の患者は、忽ちにして其の狀態を一變し、約二ヶ月後長く離るゝ能はざる病床を拂ひたりとて、親しく禮狀を予に送り來れり。察するに本人には、予自ら遠隔療法を行ふ如く告げありたるものなるべきも、予は何等の關係なきなり。然れども患者は、書中の押擦法を看護婦に實施せしむることを欲せず、病床に在りて熱心に自ら之を行ひたりと云ふを以てすれば、其緊張せる精神は、一層神經の興奮を大ならしめたるものあると同時に、何人にも爲し得る予の自强療法は、一層其の効驗を的確迅速ならしめたるや、言を俟たずして明かなりとす。

患者に生氣を掛くるや、大に爽快を感じ、臥姿に在りては熟睡に陷ることあるも、概して少く、往々小兒及び老人時として、病衰の著しき人に見るのみ。而して生氣自己運動は、腦髓の關係せざる一の反射運動なるも、意識朦朧として人事を辨知せざるに至るが如きことなく、反て能く其の起る所の運動を觀察し、自己運動の繼續する間に於て笑ひ且語るを得べく、運動一たび起れば眼を開き四邊を見るも、何等運動に影響する所なし。隨て縱令、眼を閉ぢあるも、他人の話談は明かに之を聞き、又他人の問に應ずる如きも、平常と異ならざるを特徵とす。隨て未だ嘗て意識を失ひたる人なく、又偶々熟睡せる場合には、其儘放置して治療誘導を中止し、其の醒むるを待つを例とす。

（六）近世の新生氣說

十九世紀に於ける自然科學の驚くべき進步は、玆に堅固なる基礎を與へて、晩近醫學の建設を見るに至り、實驗生理學は醫學研究の根源たり。而して其の目的とする所は觀察と實驗とに基き、複雜なる生活現象を單一なる基本に分析し、其の間に於ける關係を明かにし、以て生活現象を根本的に理解せんとするに在りて、生物研究に於ける物理化學の應用なりとす。而して此實驗生理學に依り人體の生理漸く分明となれるも、或る程度に達するや、更に無數の疑問を生じて、之を解決する能はざるなり。是に於てか新生氣說なるもの現はるゝに至れり。即ち物理化學の力を以てしては、到底生活現象を說明する能はざるが故に、其の以外に更に生物にのみ、固有なる或る力の存在を認めざるべからずと云ふに在り。ブンゲ、ノイマイスター、リンドフライシユ等の如きは、則ち新生氣說論者中の錚々たるものなり。

新生氣說に於ては自然科學以外の或る原則に依りて、生活現象が支配せらるゝものと爲す點は、舊來の生氣說と其の趣を同ふすと雖、後者が生活力なる不可思議の力を採用したるに反し、前者は多くは斯くの如き力の存在を言明せざる點に於て、稍々其の面目を異にせり。而して輓近の生氣說は、之を三大別に區分することを得べし。

心理的生氣說

此の說の論據とする所は、生理的學說にあらずして寧ろ哲學的理論なり。即ち今日の科學的說明が、精神生活の狀態を說明するに足らざるを以て、有ゆる生活現象を物理化學の以外の或る法則に依りて、支配せらるるものも立論するものにして、ブンゲ等の所說之に屬す。

機械的生氣說

此の說の論據は生活現象を說明するに、物理化學の法則を適用する、輓近の實驗生理學を許容しつゝ、尙其の以外に更に何者か之に參與すと云ふに在りて。舊生氣說の唱へし、生活力なる特別の力の存在するを否認し、而かも生氣說なる名稱を、附するを潔しとせざる傾ありて、頗る不徹底のものなり。

目的論的生氣說

此の說は動植物體の發生及び補生作用の如何にも巧妙にして目的に叶ふを見て、之が解釋は到底物理化學の能くする所にあらずと爲すものにして、動物學者ドリイシュの如きは、其の代表者なりとす。

以上の如く自然科學に立脚地を求めたる輓近實驗生理學は、未だ以て有ゆる生活現象を解決する能はずと雖、今日迄の結果に徵するも、研究其歩を進むるに從ひ、不可解のものが漸次解決せらるゝに至るは疑ふべからざる所なり。然れども其の解決せらるゝに至る迄は、生氣說の相次で起りたると同樣、今後に於ても一種不可思議なる力の存在を否認する能はずして、之に類する新說依然として其跡を絕たず、續々として起るべきは當然なり、然る時は自然科學の力にのみ、信賴するは固より不可なり。

予の視る所の生氣は、敢て之を以て史上の生氣說を勃興せしめんとするにもあらず、又從來の生氣說の誤れるを論ぜんとする爲にもあらずして、唯實驗より入りて一種の生氣を認め、之が深甚なる研究を學者に委して、先づ之を實地に應用したる結果を公開し、廣く之を世人に應用せしめんとするものにして、其の應用の方法及び生氣を强からしむる手段の如きは、既に己に具體的となり、生氣の性體も、亦略ぼ實地に之を明示することを得べし。然れども其の作用の玄妙なるに至りては、殆んど想像の及ばざる所なるを以て、益々實驗を重ねて、之れを明確ならしむる一法あるのみ。

二　生氣自己運動の實驗

生氣自己運動は既に述べたる通り、腦髓即ち意思に關係することなく延髓と脊髓の神經中樞より、直に身體局部の運動神經に知覺を傳へて、運動を起すものなるを以て、何にも知らざる人を利用して、之を起し見るを最も興味ありとす。故に先づ其の例より述べて、以て之を實驗する人の便に供せん。（第四回獨習の三、生氣感應及び治療上の壓點附圖參照）

（一）　腦貧血の治療

一大佐の令孃、父の危篤に當り滿洲より歸京す、然るに予の生氣の誘導に依り、全身細胞の運動を起し、其衰弱せる神經は活潑に働き、茲に其危險なる病氣を治療するに至りたるを以て、令孃の到着せる時は病狀既に佳良となりて、日に快癒に赴く。之が爲予の第二回に見舞ひたる時は、已に歸還の日を決したる時なり、然るに大佐は其の僻地に在りて、長く蓄膿症に苦しみつゝあるを憂ひ、之を治する法あれば敎示せられ度しとの希望を述ぶ。依て予之を諾す、大佐乃ち令孃を呼ぶ、其人暫くして室に來れるも、顔貌に腦貧血の狀ありて、朝より貧血を起し苦しみつゝありと云ふ。予即ち之を坐せしめ、其上顎部に指頭を以て生氣感應法を行ふ。而かも予は果して自己運動が蓄膿症を治さんとするや、又其貧血を治さんとするやを豫知する能はざるも、病の輕重は神經自己の診斷に委するの外なきを以て、上顎部に生氣を送りたるなり。

然るに右手先づ徐々に其膝の所より擧り、次で左手も亦擧る、然れども兩手は中途に於て同じ高さとなりて、遂に頭上に至り、再び少しく下りて恰も後頭部を抱く如き姿勢となり其部を輕く靜かに擦れり、是れ明かに腦貧血を治療する運動なり。而して兩手は間もなく左右に開閉し、肩の運動を爲すを見る、此の時其の蒼白の顏面は次第に紅潮を呈し、呼吸次第に深くなりて其の貧血は忽ち消滅す。是れ僅かに十分間を出でざる生氣自己運動の効驗にして、此の運動に依り血行を促し、眩暈惡寒を除去して、其の氣分を爽快ならしめたるなり。依て試みに再び手を膝の上に置き瞑目せしめ、其運動の起るや否やを確めたるに、前の如く兩手擧りて又前の如く運動す。予乃ち既に生氣自己運動の起りたる以上は、日常之を行ふ時は常に其最も重くして、且苦痛を感ずる所を治療する如く運動すべきを以て、蓄膿症の治療も自然に起るべく。恐くは鼻及び其の周圍を擦り、又指頭を以て押へ、且輕打するの運動を起すべきを示して止む。是に於て一坐初めて生氣自己運動を理解せるのみならず、其の頗る單簡に起し得ることを感嘆せり。

(二)　肩及び頸の凝りの治療

予嘗て某貴夫人の切望を拒む事を得ずして之を訪問す、夫人は多年肩及び頸の凝りに苦み、有ゆる方法手段を盡して、毫も之を退治する能はずと云ふ。故に今生氣自己運動の大なる効驗を聞き之を希望せるなり。

予乃ち生氣の話を聞きたるやを問ふ、曰く未だ生氣の何たるを知らず、唯効驗の大なるを聞きたるのみと。　然らば自己運動を見たるやを問ふ、曰く未だ之を見たることなしと、予私かに深窓に起臥して、他人に面接することも避け居る老夫人のことなるを以て、之を説明するよりは寧ろ默して運動を起すを捷路と考ひ、即ち坐姿に於て其運動を誘導せるに、　其の上體先づ動きて頸、脊、柱及び腰の運動を爲せり、依て其運動を止めて、元の姿勢に復し、自ら兩手の指頭を以て眼を輕く抑へ、然る後手を膝の上に復し瞑目して自己運動の起るを待たしむ。

此時兩手同時に擧り中途に於て交叉し、左手は右肩に、右手は左肩に達して之を揉み始め、次で頸を擦り且輕打し、又兩手を以て胸部を輕打し、頸と肩の運動次で起り、約三十分にして自然に停止す。　夫人驚て曰く、多年按摩及びマッサーヂを慣用するも、未だ甞て斯の如く爽快なる氣分となりたることなく、頸と肩は極めて輕く、恰も重荷を卸したる如き感ありと。乃ち再び元の姿勢に於て、運動の起るや否やを確めたるに、運動容易に起り、夫人連りに感嘆せり。

（三）　手の痲痺の治療

此の時奥女中は、夫人の長き運動を爲すを窺ひ見て、大に驚きたるもの丶如く、交はる代はる窃に之を窺ふ。依て予夫人に告げて、其の中の二人を招ぎ之を坐せしめ、生氣は何人の體よりも之れを發するものなるを以て、夫人自ら他人の自己運動を誘導し、果して然るや否やを試むべきを告げ、坐したる女中の眼の方向に指頭を向け、二三尺を隔てたる所より生氣を送らしむ。　今や夫人の體内の全細胞は、盛んなる運動を爲しつ丶あるを以て、生氣は確かに可なり强く發生しつ丶あるなり、夫人乃ち敎示の如くす。

斯の如くして起したる一女中の自己運動は、身體を動搖すると同時に、兩手を股の上にて擦る運動を起し、一女中は大なる上體の運動を爲せり。後に聞く所に依れば、一人は其の兩手、殊に指頭は甚だしく痲痺して感覺なしと云ふ。而して身體の動搖は其の凝固せる脊髓の運動にして、他の女中の運動も亦脊髓なり、唯其頭の運りに動けるは頭部の治療運動にして、兩人共に神經衰弱症を有するが爲なり。

是に於て夫人は大なる興味を感ずると同時に、其不思議なるを感嘆して止まず。予乃ち日々一人づゝ家族の人々を動かして、保健の道を授くると同時に、自ら自己運動を勵行せらるべきを諭し、辭して歸らんとす、夫人見送りて入るや、家扶予に問ふて曰く、幾回御出でを願ふて可なるやと、予答へて曰く今回限りなり。家扶曰く夫にて効果ありや、予曰く夫人既に自ら治療を爲すのみならず、他の女中に施して、各々自ら其の病のある所を治療するに至れり、何ぞ再び來るの必要あらんやと。家扶解する能はずして、唯驚異の眼を瞬けるのみ、予笑ふて去る。

以上述べたる所に依れば、何事も知らざる人に何事も言はずして、沈默の間に自己運動を誘發するものは、生氣の力なりとす。然れども何人も、直に斯の如く爲し得べしと考ふるは不可なり、宜しく其の神經を訓練して、其興奮發動力を大ならしめ、以て此の道に進むべし。固より未熟の人と雖、神經過敏なる人に對しては、能く感應を起さしむることを得べきも、神經痲痺を有して其知覺の鈍き人に對しては、其感應を起さしむることと甚だ難し、是れ神經の訓練を必要とする所以なり。今更に自己運動を誘導して疾病の診斷を行ひ、且極めて迅速單簡に、長き間、苦しみたる疾病を治療したる一例を左に掲げて、自己運動の効驗の最も的確なる例證たらしむべし。

(四)　肋間神經痛と神經衰弱症

予の岡山師團在職中、副官たりし某聯隊附中佐、青少年敎練講習の爲、上京したるの故を以て訪問し來る。　予即ち其の參考に資する爲、感化治病より轉じて、今や生氣自己運動を普及せんとしつゝあるを說き、學生に對し體操を敎ふるに當り、少くも學生個々の强弱、不快、疾病の有無に注意し、其の鍛錬身體に適應せずして徒に疲勞を招ぎ、時として少からざる害を及ぼすが如きことなからしめんとする、著意あるの最も肝要なるを示す。而して自己運動は生理學上の反射運動を基礎として、氣性の働きに一任するものにして、何人も之を行ふことを得べく、即ち自己の神經は必らずや體軀手足を發動せしめ、能く病原を求めて其の主なるものより、治療せんとするを說き、生氣自强療法傳習錄一部を與へて其の研究に供す。

予は此の說話に於て中佐の了解を豫期せず、唯研究の端緒を開くの希望を有したるに過ぎず。中佐果して意外の狀を呈し、且曰く約一個月前より、左肋端末附近に劇烈なる疼痛を覺え、醫藥を用ふるも其の効少く、殊に軍醫は神經痛ならんと云ひ、地方醫は僂痲質斯ならんと云ふ。而かも今日まで屢々各地各方面の醫師の診斷を受くるも、確たる診斷を得ず。而して左方の患部は疼痛漸次減退し、却て右方肋部端末に劇痛を生じ過日拜謁の爲參內したる際も、俄然劇痛起りたる爲、失態の生ずることあらんを憂ひ、恐懼措く能はざりしも、苦痛を忍び幸に事なきを得たり。今日來訪の目的は、實は此の診斷治療を乞はんが爲なりと。予大に喜び、今說話したる所を實驗體得せしむるの機會を獲たるを告げ、椅坐に於て先づ頭部に抑法を施すに、明かに神經衰弱の症狀を感ず。次で患部を抑擦するに、神經の衰弱に起因する神經痛あるが如し、依て頭部及び脊髓に對し感應法を行ふ。之が爲一時上體前後の運動起りたるも、間もなく左右の運動に變じ、而かも左に屈するの度强し。試みに前後の運動に變ずるも、幾何もなくして左右の運動に變じ、臀部の運動次第に大となり、股脚相伴ふて左右に動き、明かに脊椎下部の運動の主要なる目的なるを知る。依て更に肩部に感應法を施して運動を誘導したるに、忽ち左肩上り其の降下に當り、右肩昂上し其の運動反覆して漸次大となる。然るに左肩は上ること少許なるに反し、右肩は甚だしく高く上り、且此の際胸肋部の筋肉を十分に緊張する如く、上體を左に傾くると同時後方に反らし、明かに右方胸肋部の運動を主とするを認む、此の時頸は運動に伴ひ左右に動くを見る。

次で肩の前後の運動を起さんが爲、兩腕の運動を誘導したるも、此の刺戟は忽ち兩腕を左右に開閉する運動となり、漸次兩手の高く擧がるを見る。然れども左腕は右腕より低く、又運動に伴ひ上體稍々左方に傾き、脊椎下部を動かすと同時に、右方胸肋腹部筋肉を緊張するを主とするの狀あり。

右の如く運動の進行したる後に於て、再び上體前後の運動を確むる爲、脊椎の準備運動を行はしむ。然るに此の刺戟は上體の運動とならずして、直に頸部のみを動かし、頭部は緩やかに大きく前後に運動す。是れ頭重と上氣とを治療する方法にして、神經衰弱症に常に起る所の重なる運動の一なり　而して病狀略ぼ判定し得たるを以て、中佐を坐姿に移し、瞑目して自己運動の起るや否やを確む。果して何等の準備なく、上體は左右に動き、之と同時に股脚自由に左右に廻轉す。是れ併せて下肢の疲勞を治療せんとするものにして、頭部も亦相伴つて、動き、愈々神經衰弱症の明瞭なるを示す。是に於て運動に依り、如何なる部分の治療を爲したるものなるやを說示し、神經衰弱を主症とし肋部の神經痛は之に因りて生じたる合併症なるを理解せしめ、且腰部神經の衰弱は、延て坐骨附近より下肢に蔓延し、坐骨附近の運動異様なるを告ぐ。中佐曰く然り、今腰の運動起るに當り、臀部殊に其の右の部に於て、拔ける如きだるき感覺を起したりと。予即ち其の神經痛を治療せんには、先づ全身の神經衰弱を治療せざるべからざるも、今起りたる自己運動に依り容易に目的を達し得べし。而かも此の運動は書中示す所の神經の訓練法に依り、神經を刺戟興奮せしむる時は、直に起るべきを以て朝夕之を勵行して衰弱を恢復すべきを諭す。又神經中樞たる脊柱の運動は、殆んど何れの疾病にも常に起るが故に、平素之に注意するは最も肝要なるを以て、學生敎育に方り敎練の終りには、必らず書中に示す如き準備運動の方法を以て、之を行はしむるは効驗殊に著しかるべきを告ぐ。

斯の如くして中佐は、疾病治療の運動を體得すると同時に、無意識の生氣自己運動を體驗し、歸りて直に實行せんとて、喜んで倉皇辭し去れり。即ち自己運動は、此の際實に診斷法に治療法を兼ねたるものにして、本療法を研究する者に於て、平素運動に注意する時は、病症の判知容易なるに至るべし。

數日の後中佐は自己運動に依り、肋部の神經痛全く治癒したるを報ず。而して朝夕之を勵行しありと云ふを以て、其の神經衰弱も亦根治するに至るや必せり。

（五）　脚の骨折手術後の自己運動

果せる哉中佐は其後無事にして、神經衰弱も亦治癒し、暫くして滿洲より歸還し、遂に某大學の軍事教官に轉任せり。　然るに其の友人の息、十六七歳の者、馬より落ちて、膝の上部の骨折を爲し、入院治療したるも、長き間に亘れる膝關節の固定と、運動休止とは、全く膝の屈伸を不可能ならしむるに至れり。是に於て病院にては、最後の整形法として、痲睡藥を掛け、之を無理に折りて、運動し得るの施術を爲さんとす。此時中佐は、友人に生氣自己運動を語る。家人即ち一時其施術を中止し、第二回大阪講習會の爲、予の滯留しあるを機とし、人を馳せて歸途一度之を見舞はんことを懇望せるも、此時已に其の夕、急行の列車に搭じて、歸東するの豫定の爲、準備を整へたると、僅かに一回之を誘導するも直に効を現はさゞるとに依り之を謝絕し、東京に來るか否らざれば、中佐に誘導を依賴すべきを告げて、其使を歸らしむ。

然るに數日後中佐は、書を送りて依賴辭し難く、愈々之を實行するに就ては、如何にすべきやを問ひ來る。然り中佐は僅に一回運動を誘導せられたるのみにして、唯予の其際贈りたる傳習錄を手引と爲すの外、他人の運動すら見たることなきなり、依て運動を起す方法を通信す。然れども患者は第一回より生氣自己運動を起したるなり。今其第三回に迸れる通信を左に摘錄して、自己運動が如何に發展せるやを明かにせん。而して予は目的の膝の運動は、約一週間位を要するならんと示し置きたるに、殆んど豫定の如く進行せるを見る。

第一日　主として腰と右手の運動。

第二第三日　前の運動に首の運動を增加す。

第四日　主として腰の運動。

第五日　前日と同じきも、少しく右足尖に感ず。

第六日　膝及び足首の關節運動盛んとなる、又兩手の運動も盛んなり。

第七日　一層運動の範圍を擴張し、活潑の度も亦加はり、時間多きに至れり。

斯の如くして患者は、何等の苦痛を感ずることなくして、全く動かざりし膝は、自由に運動を始めたるのみならず、之と同時に手、肩、腰、足に亘りて治療し、此の自己運動の結果は、全身衰弱を回復すること多大にして、歩行に支障なきに至るは、頗る速かなるべし。　隨て外科的施術が如何に努力するも、單に關節を動かすに過ぎざる間に全身を强健ならしむ。　是れ豈に醫術の企て及ぶべき所ならんや。　故に書信中には患者は深く之に信頼して、頗る熱心なるのみならず、中佐は未だ甞て人に施したることなくして、第一回の着手に此困難なる誘導に成功せるを以て、自ら驚愕を禁ずる能はざると同時に生氣の力を感得して殆んご狂喜の狀あるは、當然にして怪むに足らざるなり。

（六）　萎縮腎の自己治療

尙一層驚くべき効驗あり、乃ち遠く九州延岡に在りて病床に沈吟し、九州大學及び宮崎病院の醫師より絕望の宣告を告げたる某夫人は、生氣自强療法のあるを聞き、最後の手段として之を熱望す。予即ち自著生氣自强療法を送りて、附添の看護婦に其治療を行はしむる爲、書冊中に其個所を識るす、夫人之を見て自ら之を行はんとし、熱心通讀して其實施に移る。

此の例は、人の誘導に依りたるにあらずして、患者が其の絶望の病氣を治さんとする、熱心即ち强き腦神經の働きを起し、其の神經の强き働は、運動神經に刺戟を與へ、之が爲活潑なる細胞の運動を起し、生氣の發生著しく、之が爲停滯せる體內の新陳代謝盛んに行はれ、血行の流通佳良となり、之に依りて營養及び吸收の作用大に促進せらるゝと同時に、排泄作用頗る活潑となり、永く病床に横はれる患者の身體は、全く從來の萎憊せる狀態を脱するを得たり。

是に於てか、不治の病と稱せらるゝ夫人の萎縮腎は直に其の症狀を持ち直し、數回臥床上に在りて、其手を以て抑擦しつゝある間に、忽ち血の固りたる豆腐の殼の如きもの、多量に尿と共に排泄せられ、日一日に爽快の氣分となる。　然るに遠隔の地に在る兩方面の醫師は、從前の如く一週一回之を診察する例に從ひ、此の變化の起りたるを知らずして、各々時日を異にして到り、其の病狀の特に佳良となれるに驚き、且此の有樣にては、冬の寒さを無事に經過するを得べく、生命には別狀なく、回復し得べきを斷言するに至れり。　之が爲夫人の喜びは言ふまでもなく、周圍の家人皆愁眉を開き、其後此の自己治療を續くるに從ひ、體力回復し、直接研究所に禮狀を寄せ、床上げの祝を爲したるを報じ來れるは、夫より僅かに一ヶ月許りの後なり。　乃ち自己運動を起さず、單に細胞の運動を促進せるのみに依り、既に斯の如く偉大なる効驗を現はす。　故に若し之を誘導して、自己運動を起す時は、一層其効驗を的確、迅速ならしむべきは、多言を要せずして明かなるべし。　而して自己運動は、成人も幼兒童も同一にして、兒童既に四、五歲に至れば、能く自己運動を發起するものとす。今十三才の少女の自己運動を掲げて、其の治療の景況を明かにせん。元來自己運動の實驗は、未だ之を見聞したることなき人に見せしむる爲、行ふものなるも、自然に自ら思はずして運動の起るは、自ら體驗したる人にあらざれば、之を了解する能はざるなり。然れども若し他人の變化窮りなき自己運動を視る時は、到底故意に爲し得るものにあらざる如き運動を視るに至り、初めて意思を以て、故意に爲すものにあらずとの感を起すべし。殊に長き時間繼續して、本人の毫も疲勞なき景況を見るに至りては、愈々其の感を深ふするなり。隨て此等の實驗は、能く生氣自己運動の如何なるものなるやを、理解することを得せしむべし。

(七)　少女の神經衰弱の運動

一夫人十三歳の少女を伴ひ、研究所に來る。曰く嘗て親族の婦人之に自己運動を誘導し、强き手脚の運動起れり、然るに夫婦共に未だ生氣自强療法を理解せざる時なりしを以て、虚弱の身體に强き運動を起し、神經を亢奮せしむるは宜しからざるべしとの考より、其後全く中止して、時日を經過せり。然るに今や生氣自强療法を了解したるのみならず、自から體驗するの遲かりしを悔ふ。故に今少女を伴ひ自己運動の誘導を請ふ所以なりと。予即ち如何なる疾患あるやを問ふ。婦人即ち全身弱く、頭髮の脱落甚だしく、且ふけ常に夥多なると、四年前夏季海水浴を爲し、足裏に負傷し、爾來百方治療するも、稍々長く歩めば踵の裏より出血し、且常に足裏に疼痛を有するを答ふ。予即ち臥姿に於て、先づ頭部を押擦して、其の自己運動を導導せり。

斯の如くして第一に起りたる運動は、頭の廻轉にして、其運動は神經を刺戟すること强かりしを以て、脊髓次ぎて動き、兩手動き、兩脚隨て運動し、足は踵を以て床を叩き、兩手は先づ頭部を强打し、且强き押擦法を行ふ。

而して此運動は數回繰り返へされ、其の間口腔を開きて强き呼吸を爲し、又口を閉ぢて强き鼻息を行ふを見る、是れ明らかに肥厚性鼻炎あるの徴なり。

斯の如くして約三十分を經過し、運動依然たり。而も同様の運動を反覆するのみ。予即ち運動を變換せんとし、臥床上に起つて、試みに踵の疼痛あるや、否やを檢定すべきを命ず、起つて踏むも疼痛旣に去る。然るに踏歩すること二三回にして、忽ち自己運動に變化し、盛んに强き踏歩を行へたる後、安坐し連りに兩手を振動し、左手は突如として、右の栂指を摑み、然る後叮嚀に揉み擦り、屈し伸して之を治療す。聞けば即ち該拇指は、ボーに當りて數日前負傷し、疼痛ありて屈伸する能はざるものなりと言ふも、忽ち其の屈伸自在なるに至れり。

然れども運動は、之を以て停止せず、直に兩手を以て、左足の裏面出血疼痛の部の治療を始め、指頭殊に栂指、而かも直前に治療したる右栂指を使用して押し揉み、且擦ること稍々長く、遂に兩手の指頭を以て、患部に感應法を施して其治療を完了す。小年少女にして、感應法を施したるは、之を以て初めとし、而かも此の少女は生氣の何たるは勿論、自己運動も押擦輕打法も、感應法も未だ嘗て見聞したることなきに拘らす、頗る巧妙に之を行へたり。母親之を見て嬉し涙を流し、容易に治癒すべきを確信したるものゝ如し。而して左足終るや又右足に及び、同樣の治療を行ひ、既に三十分以上を經過す。

然るに自己運動は、之を以て終了せずして、更に臥姿に移り、頭部顏面を指頭を以て輕打す。予即ち其鼻疾の治療に及ぶを豫期す。果せる哉、其指頭を以て鼻梁、鼻側、鼻翼に感應を施すこと暫時にして、運動漸く停止す。此の時鼻孔開きて鼻汁出で、爾後十數分の間に數回鼻をかみ、其都度古き鼻汁續々流出し詰りたる鼻孔は擴開せり。而かも此の鼻の治療は、從來常に見たる押擦法に依らずして、感應法に依りたるは、盛んなる運動に依りて、發生したる自己の生氣を利用したるものにして、之も亦從來と異なる新例を示したるものとす。

斯の如く逐次疾患を治療して遺す所なきは、是れ自己診斷の的確なる證左にして、此の如き盛んなる運動を爲す丈、心身は大なる苦惱を有したるを察することを得べし。而して運動一般の景況より言ふ時は、先天的虛弱の體質なりと雖、疾患の直接原因は其の神經衰弱なりとす。然れども此等は共に自己運動に依り、容易に治癒するのみならず、身體は改善せられて强壯となるには、敢て多くの日子を要せざるなり。是れ本人の無上の幸福なりと謂ふべく、其後此の少女は其の自己運動に依りて、疾病を治し、其の體質を强めて健全に復するを得たり。

三　生氣自己運動の半自己誘導法及び其の實習

生氣自己運動の誘導法は、徒に之を連續するも、鈍き自己運動の發生したる場合には、遂に之を察知する能はざるものとす。是れ既に自己運動の起りたる場合に於て、自己誘導法と混淆し、無意識に動くにあらずして、自ら動くものと爲し、他人の既に自己運動を起したりと言ふに服せざる所以なり。

斯の如き憂なからしむる爲、第一回に示したる、自己誘導法に依り、明確なる自己運動起らざれば、半自己誘導法を試むべし。即ち第一に示したる、自己誘導法實習の半途より、左右の一方にのみ、自己の意思を以て、誘導運動を行ひ、他の一方は之を自然に放任すべし。然る時は反動に依りて、依然として左右の運動を爲すべし。而して神經次第に訓練せられて、漸次反射運動を爲し得る狀態となれば、其の左右の運動は輕くして大となる。故に運動の終りに近づき、全く左右の故意的誘導を中止して、其の運動の繼續するや否やを試むべし。若し自然に自己運動起り得るものとせば、運動は故意の誘導を中止するも、依然として繼續すべし。是れ即ち無意識の自己運動なりとす。

脊髓は左右前後に、之を運動せしむるを要す。故に半自己誘導法は、之を更に前後の運動に試むべし。即ち椅坐又は座姿に於て、神經の訓練法を實施すること、三乃至五回の後、上體を輕く前後に屈伸すべし。此場合に於ても、頸の屈伸を主とし、初は緩和にして次第に其の强さを增し、其の餘勢を以て、上體の前後に屈伸する如くすべし。斯の如くなれば、腰凝固せる場合に在りても、漸次之を弛解して、輕く運動するに至らしむ。而し

第十六圖

椅坐に於ける前後の自己誘導法

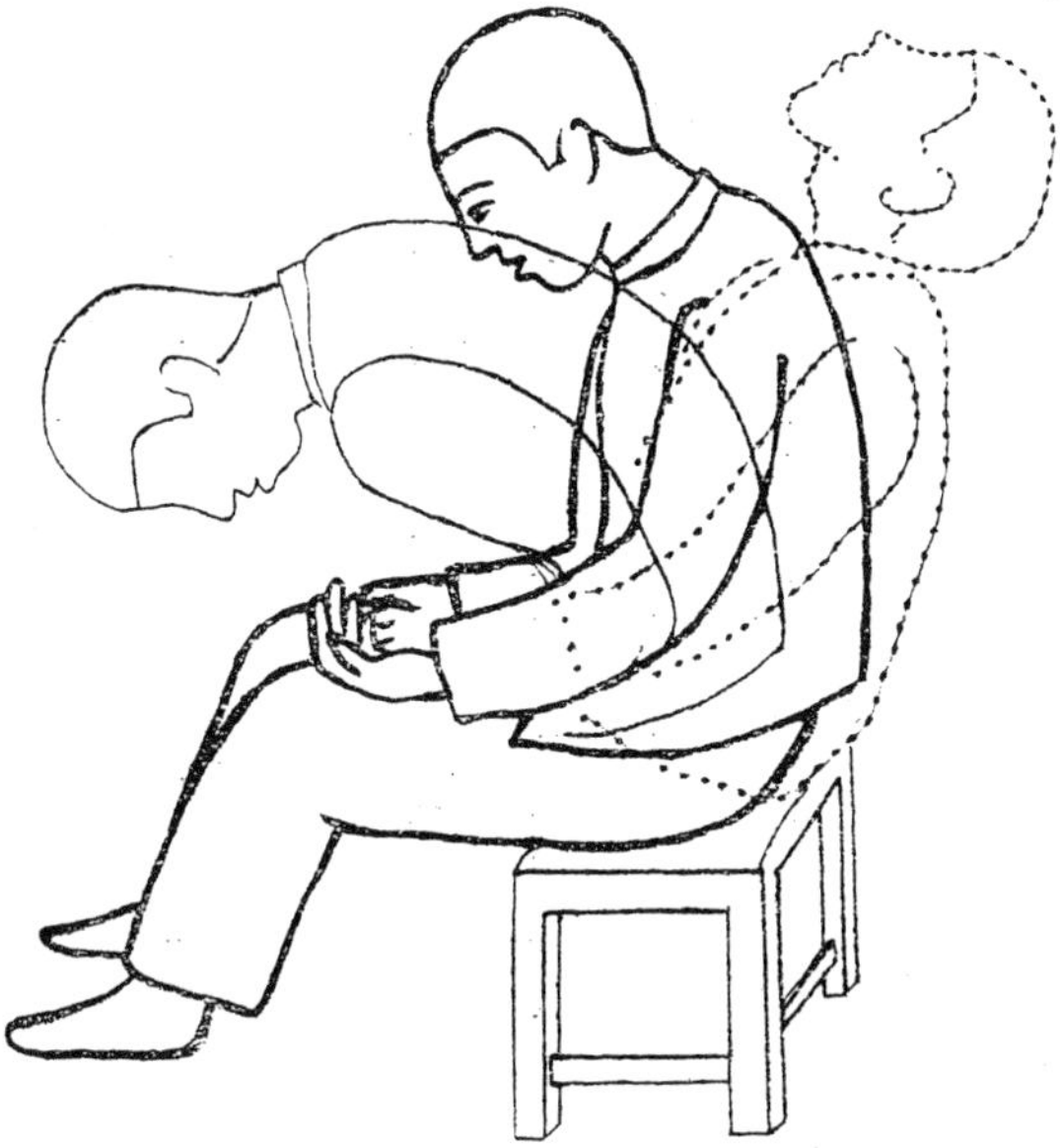

て其の運動進むに從ひ、半自己誘導法に移りて、左右の誘導の場合と、同一の要領に據るべし。（第十六圖參照）

神經痲痺して、脊髓凝固なるも、之を左右前後に動かして、自己運動を誘導する時は、漸次自己運動を起すに至る。故に自ら誘導して、上體の重きを感ずる人は、左右と前後とを交互して熱心に實習するを要す。

全身に對する自己誘導法は、主として脊髓の運動を可能ならしめんとするものなるが故に、以上記述せる誘導法を以て足れりと爲し、又他を思ふの必要なきものとす。是れ局部運動の誘導に於ても、其の能く自己運動を發起すると否とは、悉く之を脊髓神經の働きに、其の基源を有すればなり。

又自己誘導實習中、俄然自己運動發起する時は、不意に運動の變化を起すものとす。即ち左右の運動が突然前後の運動に變じ、若しくは、前後の運動が斜の方向に移り、或は旋回の運動となる如き是なり。斯の如き場合に於ては、其の運動に任せて、停止する迄之を行ふべし。

左右若しくは、前後の運動に在りては、眩暈の起ることとなきを通例とし、此場合に眩暈の起るは、神經著しく弱き人に限るも、旋回運動に伴ひ、頭部の旋回を起すや、多くは眩暈を來す。是に於て、上體は遂に倒るゝに至る。

然る時は倒れたる儘となりて、暫く運動の變化するや、否やを確むべし。上體の倒れたる場合に於て、脊髓神經過敏に働く時は、多くは直に脊髓運動に移るものとす。而して此の運動は最も强き全身運動にして、室内を轉々し、其の手と脚とは、床を叩きて振動すべし。而して實習者にして、一度此の運動起らば、實に爽快を感ずること甚だしく、全身の疾患一時に掃蕩せらるべし。而かも此の種の運動を起す人は、講習の都度必らず數名あり。大阪講習の第一回に於ては、婦人にも、此運動を起したる人ありて、第二回には二名、第三回には四名、又東京電氣倶樂部に於て二名、鐵道協會に於て三名、青山研究所の第十四回の講習に於て四名ありたり。隨て毫も珍しからざるのみならず、見る人をして其の爽快の氣分を想見して餘りあらしむ。

嘗て多年多病に苦しみたる婦人來りて、自己運動を實習せるに、偶々坐位に於て、脚を前方に伸ばしたる姿勢に於て、腰を十分に强く前方に屈するの運動起れり。而かも其の屈すること稍々長くして上體の起るや忽ち後方に倒るゝと同時に、腰を屈して、兩脚を揃へ、之を頭上に擧げ、脚の元に復するや、上體は起き上り、此の上體起倒の運動は、次第に强くなりて、上體は、恰も投げ付けらるゝ如く倒れ、脊髓は强く屈撓せられ、恰も少壯者の爲す如き烈しき運動となり、全身發汗を催ふせり。是れ全身運動にして、神經衰弱を治療するに最も効驗あるものとす。

嘗て黃疸に罹れる人來りて、自己運動を實習するや、其の二回目に於て强き運動起り、仰臥の姿勢より、足と首とにて體を支へ、足を首に近づけつゝ體を彎曲して扛け、其力屈するに及んで體崩れ、再び此の運動を繰り返し、約三十分之を繼續せり。是れ即ち黃疸の根本治療にして、其の神經衰弱は、殊に著しきを認めたるに拘らず、僅に二回の運動に依り、全身を侵せる著しき黄疸は殆んど消失し、本人は非常の爽快を感ずるに至れり。

自己運動の際上體倒るゝも、暫くして更に運動起るに至らざれば、再び元の姿勢に復して、自己誘導法を行ひ、以て自己運動を發起せしむべし。

他人の誘導を受けて、自己運動を起すに至れるも、鈍くして辛ふじて運動する場合に在りては、或は上體前方に屈み、或は後方に倒れ、或は側方に倒れて、毫も他の運動に轉移せざることあるも、自己誘導法を實習して、自己運動に入るものにありては、誘導法は直に治療法となりて、鈍き神經を鋭敏ならしめ、又筋肉の萎縮關節の凝固も、之れと同時に治療せらるゝが故に、通常起る所の自己運動は活潑にして、前記の如き鋭き運動を見ることなし、是れ自己誘導法の優れる所以なり。　故に容易に自己運動の起らざる人は、此の誘導法の治療法なるを忘れず、徒に自己運動の起らざるに焦慮することなく〳〵、熱心に其の身體の障碍を除去することに努力すべし。

而して斯の如くして、遠隔の地に在りて、自ら自己運動を起したる人日に増加し、敦賀に在る一青年の如きは、自由に意識運動を爲し得る程度に達したり。

四　神經訓練の効驗實査法

神經の訓練法及び自己誘導法に依り、神經に如何な程度の効驗を現はしたるやは、實習の進行に伴ひ時々之を實査すべし。是れ即ち自ら訓練せる効驗を明かならしむるの法にして、最も興味あることなりとす。

神經訓練の効驗を實査するには、座姿又は椅坐に於て、先づ神經の訓練法を三回行ひ、然る後元の姿勢に復し、瞑目して暫く身體に變化の起るを待つべし。

神經訓練の効驗稍々現はるゝ場合に於ては、前記の姿勢に於て暫くして上體は、少しく左右若しくは前後に動搖し始むべし。而して此の際上體の動搖に先ち、頸部先づ動きて然る後上體に及ぼすを通例とす。若し斯の如き場合に於て注意を自己運動に傾けて、其の發展を觀察せば、神經は漸次興奮して運動次第に大となり、明確なる自己運動に入るべし。然れども神經尚鈍き時は、微かに動搖するのみにして、爾後の發展を得ず、實習者は自ら其の動搖を感ぜざること多きを以て、他人をして窺はしむるを便とす。

右の方法は、自己誘導法の直後に於てするを利とす。是れ神經は自己誘導法に依りて興奮しあるを以て、或は容易に其の發展を見ることあればなり。

以上は單に自己運動を起す爲に行ふ、自己誘導法の効驗を知るの法なるも、神經訓練の効驗は、最も能く意識運動、又は局部療法の自己誘導法に於て、實査することを得べし。然れども此等は各々其部に詳述するを以て、後に至り研究すべきものとす。

五　外傷火傷及び毒蟲に刺されたる場合の生氣療法

外傷の治療法は、予の著書生氣自强療法に於ては、總論の次に記載しありて、日常其の用多きのみならず、生氣の効驗最も著しと爲す。即ち打撲、創傷、挫傷、火傷及び凍傷並に咬傷、螫傷等の生じたる場合に於て、指頭若くは手掌を以て、傷部に押法を施す時は、止血消毒すると同時に疼痛を去る。故に疼痛の消滅したる後、輕く其部を擦り、能く生氣を傳ふる時は、腫れずして其儘治癒す。隨て三、四十分の後には何等の苦痛なく、自由に傷部を動かして故障を來すことなし。

前記の如く生氣療法は頗る單簡にして、其の効驗著しく、中には人が知らずして、先天的に之を行ひつゝあるものも尠からずと雖、自ら生氣を利用して、其の生氣療法なるを知らず。殊に生氣强からざるが故に、其の効驗著しからざる關係上、遂に之を等閑に附して、顧みざるに至れるものなるも、神經を訓練し、盛んに生氣を發生する人に在りては、自ら其の効驗の偉大なるに驚くべし。而して其の詳細の治療法は、生氣自强療法に記述しあるを以て、之に依て研究すべきも、今一二の例を擧げて、其の然る所以を明かにせん。

講習を受けたる人にして、家族の外傷、火傷等を治療したる好例頗る多きも、皆意想外に迅速なる奏功に驚きつゝあり。

（一）　踏み拔の治療

嘗て一婦人其の疾病治療の爲め、研究所に來りつゝありし某日朝、踵に銹びたる釘三本を踏み刺し、取り敢へず酒精にて消毒したるも、午後研究所に來る頃は、痛み甚だしくして足を踏み立つる能はず辛ふじて來れり。依て臥姿に於て自己運動を誘導せるに、兩脚速りに屈伸しありしが、遂に踵を以て床を打つく運動起り、暫くして全身の運動となり、約一時間にして運動停止す。而して其の歸らんとするや、全く足に痛を感ぜず、腫も亦減じて殆んど平常と異なる所なく、欣然として歸途に就けり、見る人皆其の迅速なる効驗に驚きたり。

（二）　挫傷の治療

嘗て中學生あり、階段に於て滑り、片脚を撚挫し歩むこと能はず、即ち來りて自己運動を行はんとす。予其の椅坐に於て、腰より以下片脚を押擦して其の痛みを去り、而して後其の運動を誘導せるに、自己運動起りて全身を動かし、就中脚最も良く動き、遂に足を以て强く疊を打つくこと稍々長く、約一時間にして運動停止し、歩行平常と異ならざるに至れり。

（三） 頭部外傷の治療

大震災の際予の二男室外に飛び出したる際、二階の隅瓦にて頭上を傷け血四散す。予即ち庭上に佇立しつゝ手中を傷部に載せ、手掌を以て之を押へ、先づ止血を試むると同時に、其痛みの來るを豫防す。而して傷大なるを以て、縫着の便なるを考へ、醫師に交渉するも、器械藥品混亂して施術する能はず、皆翌日に至らば施術すべきを以て答ふ。予乃ち其夜寢に就くまで、屢々押擦を行ひたる結果疼痛起らず、又傷部の腫脹を見ず、出血も少くして止りたり。而して其の翌日は、前日の繃帶の儘醫師の許に到らしむ、然るに幾何なく歸來し報じて曰く、傷創既に過半癒着せる爲、縫着の必要なしとて、唯消毒繃帶したるのみと。見よ殆んど骨膜に達する長さ四寸の創は、單簡なる半日の押擦に依り、過半の癒着を致せるを、而かも初より之が爲痛まず、腫れずして四五日の後には、繃帶を取り平癒し、全く靜養することなくして全快せり。

(四)　血豆の治療

予は屢々マッチにて手を燒き、又は金槌にて指を傷むることあるも、常に卽座に之を治療し、二三十分の後には、全く平常と異ることなく、之を使用するを例とす。嘗て友人と共に日露戰役の鴨綠江記念會に臨み、歸途日常の運動話柄に上る。友人卽ち其手掌のまめを示して曰く、昨日薪割りを試みたるに、忽ち斯の如きものを生じて中止せりと、予何か爲に之を治療せざるやを詰る。友人苦笑して出來たるものは致し方なしと云ふ、共に電車に乘るや、予友人の手掌に對し指頭押法を施し、斯の如くせば、明朝までには消失すべきを告ぐ。然るに果して予の言の如く治癒し、之が爲此の友人、益々生氣の驚くべき効驗あるを確信するに至れり。

今更に大なる外傷が、生氣自强療法に依り、如何にして治療せられたるやを左に例示せん。

（五） 膝部裂傷の治療

熱心なる生氣療法研究家の女中、皆自己運動を爲す、然るに偶々誤つて左膝頭の上部に鋏を以て、深さ二寸に近き裂傷を招きたるものあり。此の時自ら綿紗を當て止血法を行ひ、然る後繃帶し、翌日赤十字病院に到り治療を請ふ。醫師乃ち内部の縫着を爲し、固く繃帶して膝關節を動く能はざらしむ、是れ外科の法則なり。此の時醫師出血の少きに驚き、綿紗を交換しあるものと判斷し、定めて出血の多かりしなるべきを問ふ。女中即ち綿紗は、最初止血の爲に當てたる儘なるを答ふ。醫師之が爲一驚を喫し且つ怪む。然れども生氣を利用する止血は、最も的確にして、奏功迅速なるを以て、出血の少きは毫も怪むに足らざるなり。

女中翌日人の肩に倚りて研究所に來る、予即ち左膝を按ずるに、全く屈伸の自由を束縛しあり。而して自己運動に依り、之が治療を爲すの捷路なるを信じ、椅坐に於て左脚に押法を施し、直に自己運動を誘導す。膝關節の動かざる左脚は、椅坐に於て自然に斜の位置を取りて前方に出されあり。隨て運動の起るや先づ斜に進退し、然る後足の方向次第に正面に向きて、前後屈伸の運動に變じたるも疼痛を感ぜず。而して遂に足を廻轉し、膝關節を捩回する運動となり、暫くして左手動き、傷部を連りに押擦し、前後約三十分の運動に於て脚頗る輕く、起立して歩行せしむるに、兩脚共に自由なり。隨て歸る時は、單獨にて容易に歩行し得て、雀躍喜びに堪えざるの狀を認めたり。

其の翌日繃帶交換の爲病院に到る、醫師繃帶を解き、傷部の癒着を見て、怪んで何か爲したるかを問ふ。女中何も爲さずと答ふ、醫師曰く過般之と殆んど同様の患者ありたるも、治癒に約一個月を要せり。然るに今傷部を見るに殆んど癒着す、誠に奇怪なりと。

其の翌日女中を招ぎ、傷部を檢査するに全く癒着し、僅に腫脹を遺すのみ。即ち繃帶を止め、且下肢の自己運動を勵行せしめ、其日より入浴を許し、病院に往來すること二回にして、深き裂傷は四五日にして全治せり。

要するに外科の施術に在りては、癒着迄は關節筋肉の運動を禁じ、第一期癒着後强力を以て、關節筋肉を屈けて、癒着の一部を更に離脫し、第二期癒着の間に於て、關節筋肉の運動を爲し得る如く、徐にマッサージを施さしめ、瘡傷の大なるに當りては、癒着に多くの日數を要するが爲め、爾後關節筋肉の運動を爲さしむる爲、多大の日數を費さゞるべからず。隨て外科の療法は、槪して三段の順序に依る、然るに生氣療法に於ては、傷部の治療を爲すと同時に、初より關節筋肉の運動を爲すを以て、第一期の傷の癒着を以て全治す。是れ治癒の迅速なる所以なるのみならず、神經の興奮發動は、新らしき細胞の發生を盛んならしめ、且血液の流通を適良にし、以て傷部組織の更新を迅速ならしむ。松本軍醫監親しく此の裂傷の治癒を目擊し、恐くは今日の外科も、將來大なる變革を來すべきものなるべきを感じ、生氣療法の卓越なるに驚きたり。

六　右前膊挫折の爲運動不能となりたる腕の治療及び其の自己運動

某海軍大佐不幸にして、大正十二年十二月末頃、自動車に觸れて右前膊を挫折し、殆んど中部に於ける骨は、四片に碎かれ、手首も亦劇しき挫傷を起せり。然るに其の當時中部の骨折甚だしきに驚き、病院に於ては專ら中央のみの接骨に腐心して、手首に氣付かず。爲に漸く接骨の功を見るに至れる頃には、手首の腕骨は著しく其の位置を變じ、外側の腕骨は外方に突出して奇形を呈し、又撓骨尺骨の接合も良好ならずして、中央部に於て甚だしく屈曲せり。　然れども此の兩骨は、元來甚だしく碎かれたるものなるを以て、蓋し已むを得ざる結果なるべし。　而して其の治癒したる際に於ては、前膊は辛ふじて、胸前水平の位置に擧げ得るに過ぎずして、手首の動かざるは勿論なり。　則ち之が運動を可能ならしむる爲、或はマッサージ療法を行ひ、或は温泉療法を爲し、百方手段を盡し、効驗著しきを耳にし、遂に遠く北海道に赴きて入湯せるも効なし。　偶々陸軍將校あり、神經痛の爲、一時其の右腕の運動不能となり、種々の療法を行ひ、意の如く治癒せざる爲、種々の療法を研究して、自ら救はんとせるも、遂に十分に目的を達するに至らずして職を辭す。　即ち同病相ひ憐むの情より、多少の奏功あるべきを豫期して、互に往復し施術すること五十二回、之が爲漸く多少腕を動かし得るに至れるも、誠に遲々として互に苦悶苦憂を共にせり。

斯の如くして負傷後、殆んど一年五ヶ月を經過す、時に知人到りて生氣療法を說く、兩人毫も信せず。以爲らく世間幾多の療法ありと雖、其の奏功の的確ならざること、既に現に經驗しつゝある如し、世上豈に天降不思議の療法あらんやと。隨て生氣療法の神經の訓練法を聞きたるも、意に留めず、然るに數日後知人再び到る。時に近隣の老爺、神經痛に惱むものあるを聞き、知人同情禁ずる能はずして、之を招き生氣感應に依り、自己運動を誘導したるに、運動忽ち起り、一回にして神經痛全治す。兩人目前に此の事實を目擊して一驚を喫し、知人の歸還後、先きに聞きたる神經の訓練法を行ふ。

負傷の前膊は自動車に乘るも、其の振動に依り疼痛を感じ、且之を動かす每に、苦惱を重ねつゝありし際なりしを以て、神經頗る過敏なりしが爲、單簡なる準備運動は、大に神經を興奮せしめ、自己運動忽ち起り肩、脊髓、兩腕を動かし、遂には兩脚の補助に依りて、益々强き運動を爲すに至り、疼痛先づ去り、右腕殊に其の前膊の運動自由となる。是に於て知人を介して、予に面接せんことを乞ひ、知人兩人を伴ふて到る。予即ち試みに自己運動を起さしめたるに、坐姿に於て兩腕、肩及び脊髓の强き回轉撚轉捩回等を行ひ、兩腕は全く同樣に運動して毫も差異なく、全く自由自在なるを見る。而も此の狀態は、運動を始めてより第六日の有樣なり。而して其の負傷部を檢するに、腕骨は殆んど正しき位置に復し、中央屈曲部は大に伸展して、僅かに變歪を認むるのみ。即ち最も良好に、接骨したる場合と全く同一にして、運動進行するに至れば、恐くは其の形跡を止めざるに至るなるべく、本人は唯天に謝するの辭なきを喜ぶ。

然るに他の一人は、熱心に準備運動を行ふと雖、自己運動起らざるを訴ふ。是に於て松本軍醫監椅坐に於て、其の自己運動を誘導す。忽ち見る。兩腕、肩及び脊髓動きて、十數分間の强き運動に汗を出し、本人初めて自己運動を體得したるのみならず、直に其の右肩の運動不全を治療するを得たり。曰く從來研究したる所のものは、皆不自然にして、實施容易ならざりしも自己運動に至りては、誠に自然にして、無意識に治療の効を收むることを得る、簡便容易の點に於て、殆んど之に比すべきものあるを知らずと。兩人即ち次回の講習會に加入せんことを切望し、約して去り、其後講習を受け、大佐は健全の人となれり。單に準備運動の方法を聞きて、之に依り自己運動を起したるは、毫も意とするに足らず。何となれば生氣自强療法は、予の著書によりても一讀の下に、直に自ら自己運動を起さしむる爲の準備運動を考案し、之を以て神經を訓練し、自己運動を起さしむるを主眼とせる所なればなり、是れ獨習の可能なる所以なりとす。

六　眼鼻及び呼吸器疾患の局部療法並に其の實驗

其一　眼（第十七第十八圖）

眼の自己運動を起すには、座臥の姿勢若くは椅坐に於て、先づ兩指頭を以て眼球の上に當て、然る後指尖を上の骨の內方に押し込む如く、輕く靜かに行ひ、其の際眼球には、輕き壓迫を感ずる如くし、二三分間にして、眼を閉ぢたる儘手を離して、股の上又は體側に置き、自己運動の起るを待つべし、然る時は眼瞼先づ瞬きの運動を起し、眼球も亦動くべし。

眼瞼の運動は疾速微妙にして、眼球は上下、左右、內外の三方向及び斜の方向に動くも、其の如何なる狀態なるやは、正確に自覺する能はざるを常とす。故に他人をして視せしむるか、又は指頭を以て輕く觸れ、其動く大體を了知すべし。

眼の運動は忽ち附近の顏筋に、其の運動を波及して、顏面全部の運動となることあり　是れ其の痲痺あるが爲にして、其の運動は即ち之が治療運動なり、顏面神經痛ある場合に於ては、殊に自己運動の著しきを見るべし。

第十七圖

自ら眼の運動を起す法

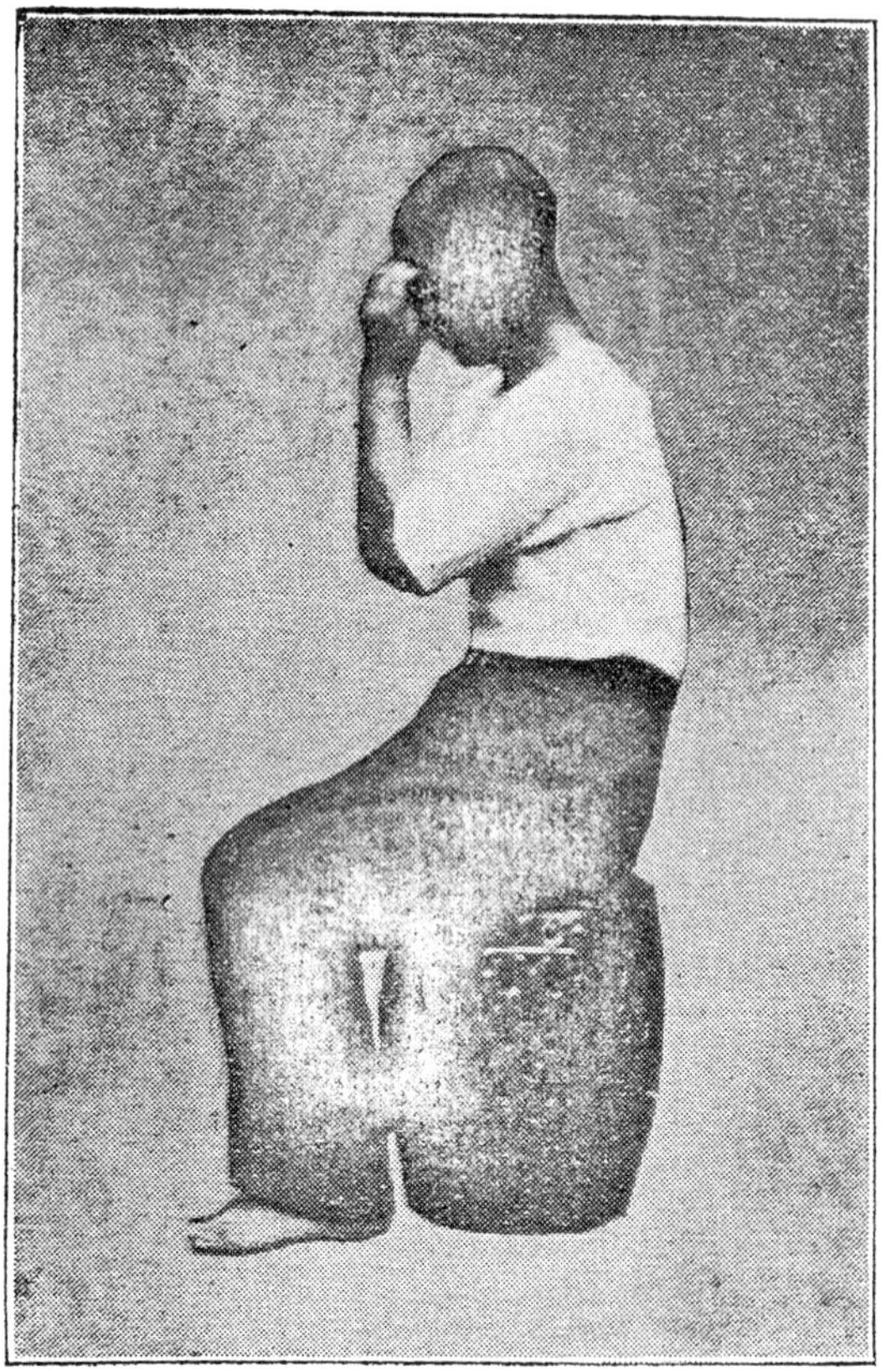

眼瞼の痲痺甚だしく

第十八圖

他人の眼の運動の誘導法

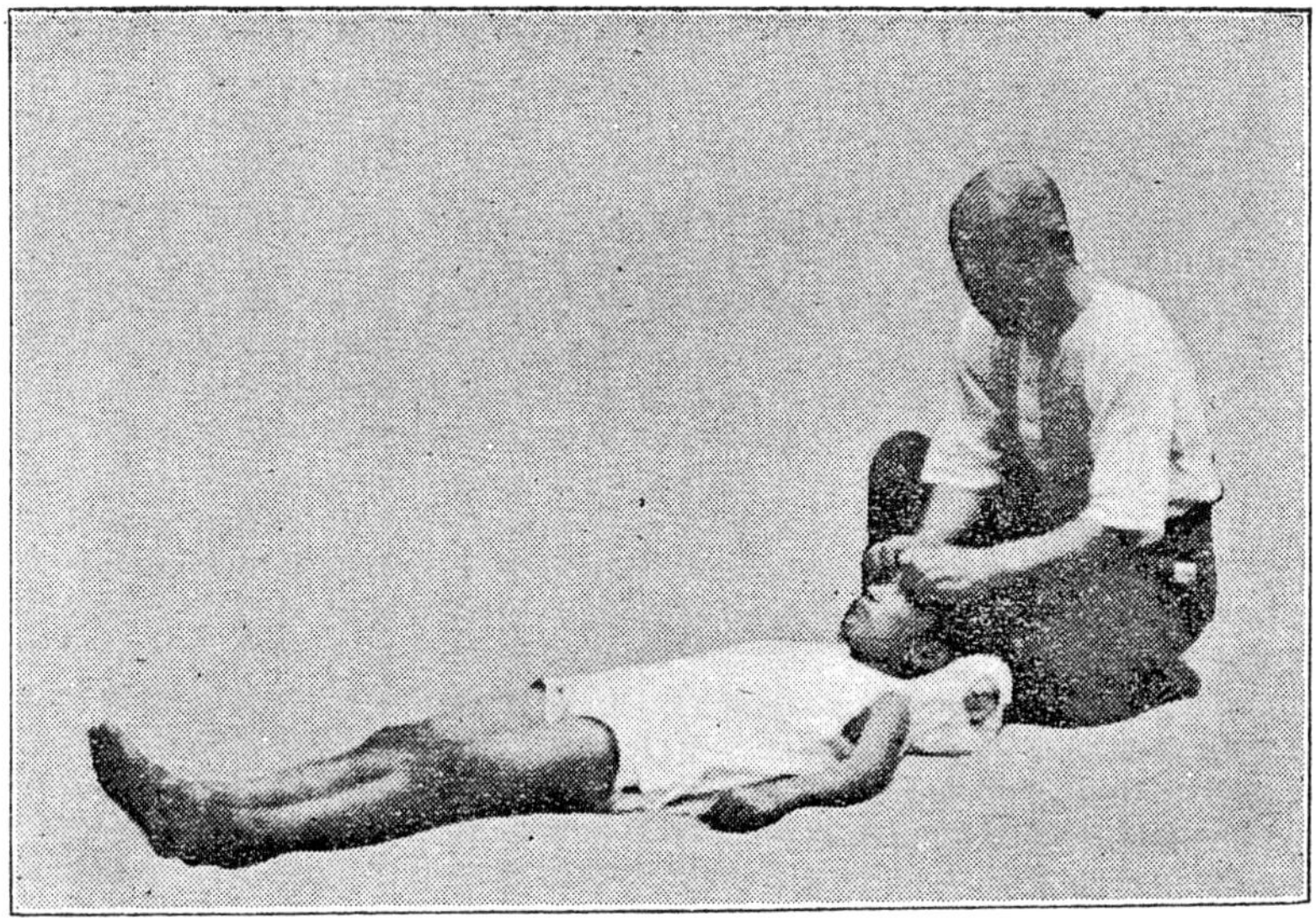

して、容易に自己運動を起さゞる時は、指頭を以て輕く押擦し、且屢々眼瞼を強く絞る如く閉ぢて、其の痲痺を治療すべし。然る時は次第に自己運動を起して、明確となるべし。

人の手の動くや、能く其の患部に觸れて治療するも、手の補助を煩さずして、單に眼瞼眼球の運動に依り、眼病諸症の治療を爲し得るのみならず、其の視力を恢復せしむべし。

嘗て貴夫人極度の神經衰弱に罹り、其の兩眼は固く閉ぢて開く能はず。是れ其の部の神經痳痺甚しかりし結果にして、頸も亦一方に屈曲して、之を動かす能はず、是れ痳痺に依りて、頸部筋肉の萎縮を來せる爲なり。而かも百方醫療を盡すも効なく、神經衰弱の增進と同時に、眼の狀況も次第に惡化するのみ、即ち知人の勸に從ひ來りて自己運動を試む。予其臥姿に於て、眼瞼及び頸部に押法を施したる後、指頭感應法を行ふ。是に於て曲りて動かす能はざる頸先づ左右に動き、暫くして眼瞼漸く運動を始め、次で兩手盛んに動きて、約四十分の後停止せり。夫人乃ち起つて坐す、見れば其の兩眼は大きく開きあり。予即ち試みに其頸を屈伸せしめたるに、運動自在にして苦痛なし。是れ其の頸部及び眼瞼の痳痺去りて、其の可動性を回復せる結果なり。

其後夫人は大に自己運動を實習して、其の神經衰弱を治療し、全快したる眼瞼の痲痺も、頸部の痲痺も、皆是れ神經衰弱の增進に依り、遂に神經痲痺を來せる結果にして、視力の甚だしく弱れるは勿論なりしも、之れも亦神經衰弱の根治と共に回復し、其の相貌全く往日と異なるに至れり。

嘗て六十餘歲の婦人來りて、自己運動を實習す。然るに初め一方の上眼瞼下垂して、下眼瞼を被ひ開く能はず、是れ甚だしき神經痲痺の爲、筋肉の弛緩を來せるものにして、其の全身の運動も亦頗る鈍重なりしも、數回の後には、自己運動次第に發展し、眼瞼の痲痺漸次退散して、其可動性を回復し、自由に開閉し得るに至り、視力も亦大に恢復せり。

嘗て腎臟結核の治癒せる人、其の十二三歲の男兒を伴ひ來りて健康診斷を乞ふ。松本軍醫監試みに椅坐に於て、其の自己運動を誘導せるも、其の脊髓神經痲痺著しくして、容易に動かず。予其の閉ぢたる眼を見る、兩方共に半眼に開きて、正しく閉づる能はず、是れ痲痺の爲、眼瞼の萎縮せるものなり。然るに其の顏面を見るに、顏筋萎縮の爲、顏面は其中央線に對し、著しく歪み、脊髓も亦側方に彎曲しあるを認む。是れ即ち神經衰弱の頗る增進せるものにして、其後自己運動を繼續して能く全治せるも、兒童も亦斯の如き自覺に乏しき重症に罹ることあるを以て、大に注意せざるべからず。

尙眼病に就ては生氣自强療法、同傳習錄及び眼病と生氣自强療法の効驗なる册子に詳述しあるを以て、之に就て研究すべし。

其二、鼻（第十九圖）

鼻疾は通常呼吸運動に伴ふ、鼻息及び鼻の運動に依り、之を治療するものにして、臥姿に於て之を誘導するものとす、而して其法兩指頭を以て、輕く靜かに上下に擦り、且鼻の兩側及び上顎附近に輕く指頭押法を施す

第十九圖

鼻の運動誘導法

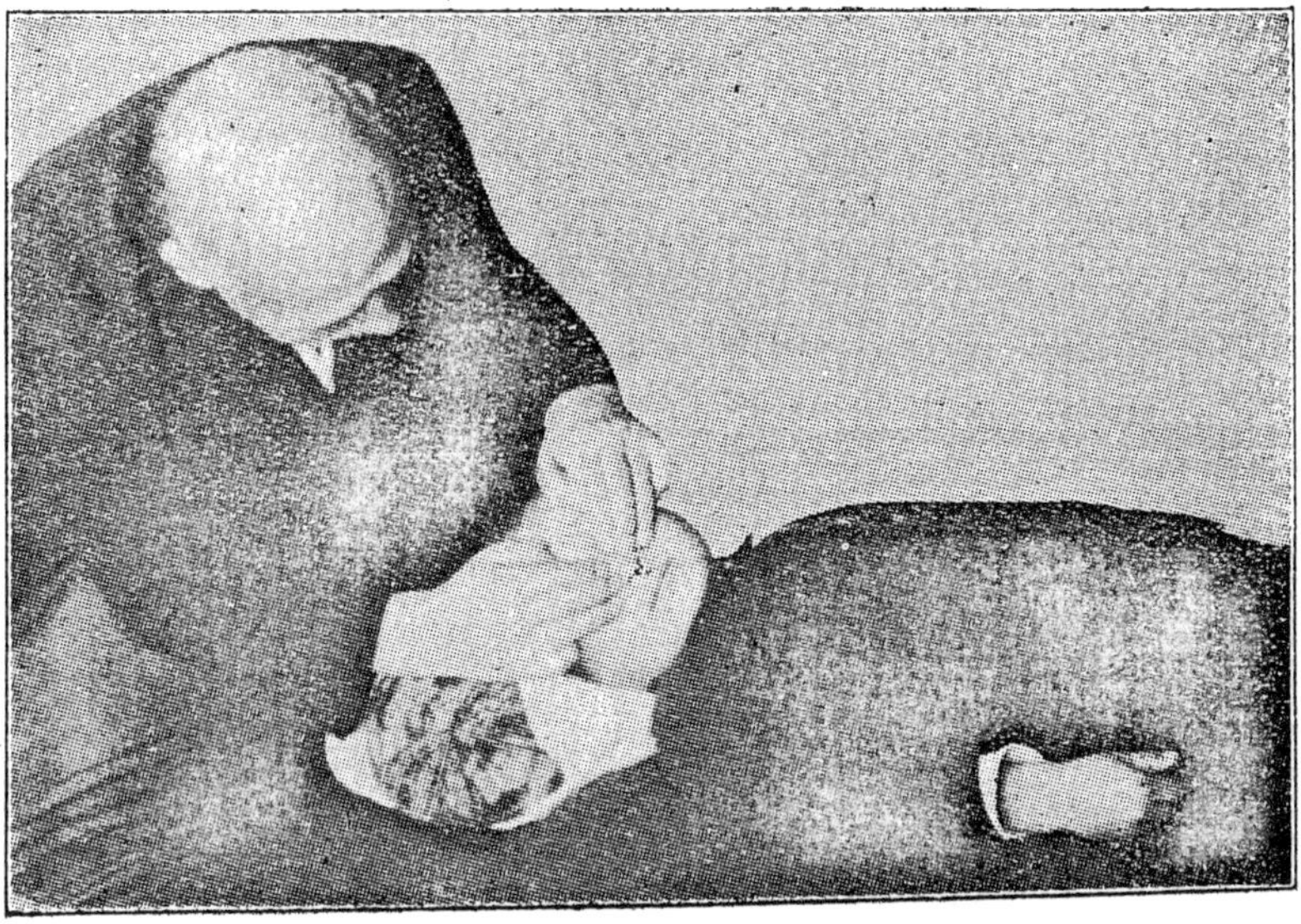

べし。

　鼻疾の起るや、皆神經痲痺に基く、故に其の鼻梁及頰附近は著しく冷却しあるを常とす。蓋し以上の押擦法は、此痲痺を治療すると同時に、鈍りたる其部の神經に、刺戟を與ふる法にして、之を終るや兩手は體側に置きて、自己運動の起るを待つべし。然る時は鼻息次第に大となり、之と同時に胸部又は胃腸、二つながら、大なる自己運動を始め、鼻のつまりたるものは通りて濃汁出て、呼吸運動劇しき場合には、遂に脊髓の運動となり、兩腕兩脚も亦動くべし。而して鼻疾は、腦に大なる影響を有するを以て、兩手動くに至れば頭部を治療し、且鼻の治療をも爲すに至るべし。

健康なる人以上の如くせば、鼻息起るも著しく大となるに至らざるを以て、單に呼吸運動に終り、脊髓の運動を起すこと稀なり。

今鼻疾の治療運動を明かにする爲、次に二三の例を掲げん。

（一）　鼻孔狹窄

四十一二歳の男子鼻孔狹窄の爲、嘗て施術したるも、其後再び鼻つまりて快通せず。又神經衰弱に罹り、大に快方に赴きたるも、未だ全治に至らず。隨て全身の疲勞あり、生氣自强療法講習の日、局部治療の一として、其療法を試む。乃ち仰臥の姿勢に於て、先づ普通に行ふ、鼻の治療法を施す、即ち鼻側、鼻梁、鼻翼の押擦法に、次で眉間下より、眉間及眉上に押法を施し、然る後手を離して、鼻翼及び鼻梁に對し、指頭感應法を行ふ。

此の時俄然鼻翼の自己運動起り、其の擴張收縮を始め、暫くして眉間附近の筋肉、著しく上下の運動を起し、鼻息次第に大となる。而して此等神經の興奮活動は、脊髓に波及して、兩腕次第に動き、鼻息の大となるに從ひ、兩腕は伸したる儘、頭上と體側との間に劇しき運動を始め、全身爲に震動し、患者は著しく顏面頭部に發汗せり。

此の運動は約十四五分にして停止し、鼻のつまりは能く通り、患者は頗る爽快を感じたり。而して試みに意識を以て、鼻翼の運動を試みたるも、先きに爲したる如き、運動を行ふこと能はず、是れ生氣を以て刺衝せる、神經發動の巧妙なる一例なりとす。要するに此の自己運動に依る治療は、鼻孔の狹窄と同時に、額眉の痲痺と、頭部の鬱血と、全身の疲勞とを治療したるものなるも、其の大部は皆呼吸困難より由來せる症狀にして、兩腕の劇しき運動は、全身の疲勞を恢復するの効あるは勿論なるも、本來の目的は、鼻息を深く且つ大ならしむる爲に、生じたるものなるを以て、斯の治療の誘導は、明かに其の目的を達したるものとす。而して一たび此の如き自己運動を起したる以上は、其の人自由に隨時單獨に、之を行ふことを得るを以て、骨の變歪の爲に狹窄せるものにありては、朝夕之れを行ふ時は、之に苦むことなく、又肥厚の爲狹窄せるものに在りては、自ら之を根治して、再び鼻疾を起すことなきに至るの利便あり。

數日の後、其の人十八九歳の娘を伴ふて來り、近視眼と鼻のつまりの治療を望む。近視眼は近來殊に甚だしく、著しき神經衰弱の症狀を有し、身體細瘦なるを見る。予即ち局部療法の爲、眼瞼及び鼻に對して押擦法を行ふ。之が爲前揭の場合と同樣、鼻翼の自己運動を起すと同時に鼻息起る。然るに患者は、可笑しさに堪へ兼ねて笑ふを以て、鼻翼の運動攪拌せらる。即ち單刀直入して、兩手の運動を誘起す、忽ち見る兩手は次第に頭上に動きて、遂に眼瞼を押へ、然る後之を叮嚀に擦り、次で鼻の押擦を行ひ、遂に眼瞼及び鼻側を同時に押擦し、其の治療を終りたる時、鼻孔快通し、眼ははつきりとなり、頭部顏面の輕爽を感ずるに至れり。

三十二三歲の男子、蓄膿症を患む、之が爲固より神經衰弱に罹れるも、全身の痳痺と、筋肉の萎縮稍々著しきを見る。隨て先づ椅座に於て、全身の感應押擦を行ひたるも、自己運動の發起容易ならず、然れども其の初に起したる鼻息は、次第に神經を興奮せしめて、兩手遂に動き、盛んに鼻に對し押擦を行ひ、然る後神經衰弱の治療に及び、頭部顏面に輕打押擦を行ふこと、約三十分にして、最後に股を打ち叩き其の疲勞を癒す。

其の他蓄膿、鼻加太兒等の場合に、兩手の自己運動を起せば、皆同一の方法に依りて之を治療す。而かも此等の人は、豫じめ此の療法を了知するにあらずして、神經の誘導に因るは奇なり。故に生氣自强療法には、一定の範式なきも、病症は自から範例を示して、誤ることなしと謂ふべし。

（二）鼻血の治療に現はれたる自己運動

予の親族の一婦人、三十六歳の者鼻血に惱み、毎朝洗面の際出血し、又往往にして、日中不時に出血を見る。即ち之を治療する爲、自己運動を誘導せんとし、坐姿に於て先づ鼻に對し押法を施し、次で頸動脈部及び肩部に押法を行ひたる後、頭部に對し手掌感應法を行ふ。然るに最初頭を後方に倒し、頸部を屈するの運動起り、暫くして前方に屈するの運動となり、暫く此の頸部の運動を連續せり。本人の語る所に依れば、頭腦重く新聞を視るも、意識朦として何を記載しあるやを識別する能はざるに至り、眼の疲勞殊に著しと。而して自己運動は、頭部前後の屈伸を始むると同時に、上體前後の運動に變じ、運動次第に大となる。

斯の如くして、運動を連續すること二十四五分、上體次第に前に屈沈し、額は殆んど疊に接する所に至りて止まり、約六七分間靜止し、然る後徐に上起して運動停止し、頭部頗る輕快となれり。然れども眼の運動なし、即ち本人をして指頭を以て眼瞼を押へ、次で徐に其手を離さしむ。是に於て眼瞼と眼球とは、共に自己運動を始め、此の運動後視力の著しく恢復すると同時に爽快を感ずるに至れり。

運動終了後暫く坐談す、此の時に至り初めて、腰に疼痛を感ずるを訴ふ。是れ自己運動に依り、全身の細胞尚盛に活動して、此の部の衰弱を治療しつゝある時にして、知覺神經の鈍痲を輕減したる爲、斯の如く的確に、患部の異狀を判知するに至れるものにして、更に自己運動を行ひ、之れを治療すべきを指示し、運動を起すに必要なる準備運動を教示して止む。

要するに鼻血の治療に於て、直接鼻に押法を施すは、是れ即ち直接の止血法にして、頸部の運動に依り血行を流通するは、是れ即ち其の根本の治療法なり。而して此の症狀に在りては、全身の神經衰弱を有し、殊に脊髓神經の衰弱を認むるものなるを以て、上體前後の運動は、即ち其の治療法にして、就中腰椎附近の神經疲勞痲痺しあるが爲め、最後に上體を極度に前屈して、之を治療したるものとす。而かも此の運動既に鼻血の治療を爲したる後に起りたるを以て、強く上體を前屈して、頭部を下ぐること六七分なるに拘らず、毫も出血を見ず。故に此の自然の運動順序は、恰適のものにして、能く其の治療の目的を誤らざるものと謂ふべし。

鼻血の出でたる場合、試みに額、頰、頸部及び鼻梁等を觸察するに、多くは神經痲痺に罹りて、著しく冷却を感ずべし。而して之を治療し、出血止み、氣分爽快を感ずるに至れば、其の痲痺減退して、血行平調に復し、冷却せる前記の諸部は、温たまりを感ず。故に若し止血の爲、顏面を冷却するが如きことあらば、其神經痲痺は益々增加して、血行愈々流通せず。是れ之を治癒するにあらずして、一時的の姑息手段に過ぎざるものとす。隨て生氣療法の押法は、最も適當なるものと謂ふべし。而して此の際鼻梁、鼻側及び眉間額部に、輕き押法を施すと同時に、延髓頸髓に强き押法を行ひ、又肩の神經叢、及び頸部全體に强き押法を施し、以て血行を促すを良しとす。

（三）　嗅覺喪失の治療

予の親族に病者あり、予之を見舞ひ且治療す。此の時傭ひたる看護婦の一人、予の治療法を目擊し、鼻疾も亦治癒し得べきやを問ふ、予即ち然りと答ふ。然るに治療後談偶々生氣療法に移る、是に於て該看護婦を招ぎ之が實驗を行ふ。

予は單に鼻疾ありと聞きたるのみにして、其の他を知らず。一切を自己運動に委して、其の結果を見んとするなり。即ち手を動かす目的を以て、先づ肩腕及び手に押法を行ひ、坐姿に於て眼及び鼻に對し、指頭感應法を行ふ。然るに右手の指先づ動き、次で左手に及び兩手遂に擧りて指頭を以て、鼻側に押法を施すこと暫くにして、頭及び兩手緩かに動き眉間より鼻端に至る間に、輕く靜かなる擦法を施すに至り、從來見る所の鼻の治療法と其趣を異にす。依て自己運動停止の後、如何なる鼻疾なるやを問ふ、看護婦即ち幼時より嗅覺を喪失せるを答ふ。蓋し治療法の異なるは、之が爲めなりしなるべし、是に於て自ら眼に押法を施し、自己運動を起すの法を授け、自己運動を勵行せしむ。

嗅覺喪失の鼻を治療する爲、研究所に來れる一婦人あり、著しき神經衰弱症に罹り、鼻孔も亦甚だしくつまれり。而して此の婦人の自己運動は、呼吸即ち鼻息運動より始まり、兩手次第に動きて、鼻顏面、額部の押擦を行ふ。然るに研究所に來りて、自己運動を練習すること數回にして、鼻孔の通氣稍々良好となるや、俄然嗅覺を回復し、先づ烟草の烟臭を感じ、歸途店頭に於て、初めて澤庵の臭を嗅ぎ、次回研究所に來る際、店頭を通過し、概して飲食物の臭を判別し得。爾來數年間全く喪失せる嗅覺全く回復して、欣喜雀躍に堪えず、人每に其回復時に於ける愉快を吹聽しつゝあり。

其他此の如き例尠しとせず。

(四) 鼻喘息を有する患者の生氣自己治療

喘息の治療法は、生氣自强療法傳習錄の生氣療法中に詳記する所なるも、今試みに如何なる自己運動起るやを明かにせん。

喘息の發作に當り、起る所の切迫せる呼吸運動は、神經性痙攣に困りて生ずる所にして、予未だ發作中の完全なる、自己運動を實驗するの機會に接せず。唯斯の如き場合に於て、患者の自己運動として見るべきものは、肺及び心臟部に對する稍々强き押法なりとす。然れど今喘息の持病を有する人の自己運動を掲げて、如何なる治療法を取るやを明かならしめんとす。

六十餘歳の老人、鼻喘息に罹る。予即ち坐姿に於て眼瞼及び胸部に對し、押法を施したる後、眼瞼鼻及び咽喉に對し指頭感應法を行ふ。然るに第一に起りたるは、深大にして劇しき鼻息と、胸部の呼吸運動にして、次で兩手動きて、胸部を輕打し、漸次上方に至り肩を揉み、頸部及び鼻を擦りたる後、暫く肩と頸の運動を行ひ、遂に右手の拇指を以て、喉頭部に强き押法を施すこと稍々長く、終りに咳連りに出でゝ、痰を切ること二三回にして運動停止す。依て自ら眼瞼に指頭療法を施し、其手を股部に下さしむ、然るに頸の運動先づ起りて、肩の運動に及び、兩手次で動きて胸部を輕打し、且暫く心臟部に手掌療法を施したる後、肩及び頸を揉みて、鼻息及び胸部の呼吸運動に移り、最後に喉頭に、右拇指の强き抑法を施したる後、咳出て痰を吐くこと二回にして、運動停止す。此の老人の語る所に依れば、毎朝目醒めたる際喉に痰詰りて、著しく苦痛を感ずるを以て、他に施すべき手段なく、害と知りつゝ喫烟して、咳を發し以て痰を吐くの習慣を有するも、今や斯の如き自己運動に依り、容易に痰を吐き出すことを得るは、望外の幸福なり。況んや此の運動に依り、根本の治療を爲し得るに於てをやと、此の人大に喜ぶ。

五十六七歳の男子あり、同じく喘息に惱む、然るに同樣の法に依り、自己運動を誘導するや、前記と略ぼ同樣の運動を爲したるも、胃腸部に對し、押擦輕打を爲したるを異なりとす、是れ恐くは胃腸の弛緩を有したる爲なるべし。

其三　呼吸器の疾患（第二十第二十一圖）

呼吸進動は、横隔膜上下の運動に依りて起るものにして、其の上昇多き時は、著しき胸部の運動となり、下降すること多き時は、著しき胃腸の運動となる。随て呼吸器に疾患ある時は、常に胸部の運動を起すも、疲勞の塲合に於ても、亦胸部の可なり大きく動くを見る。而して胸部は胃腸と同じく、收縮膨脹し、時に深く息を込め

第二十圖

咽喉の指頭押法

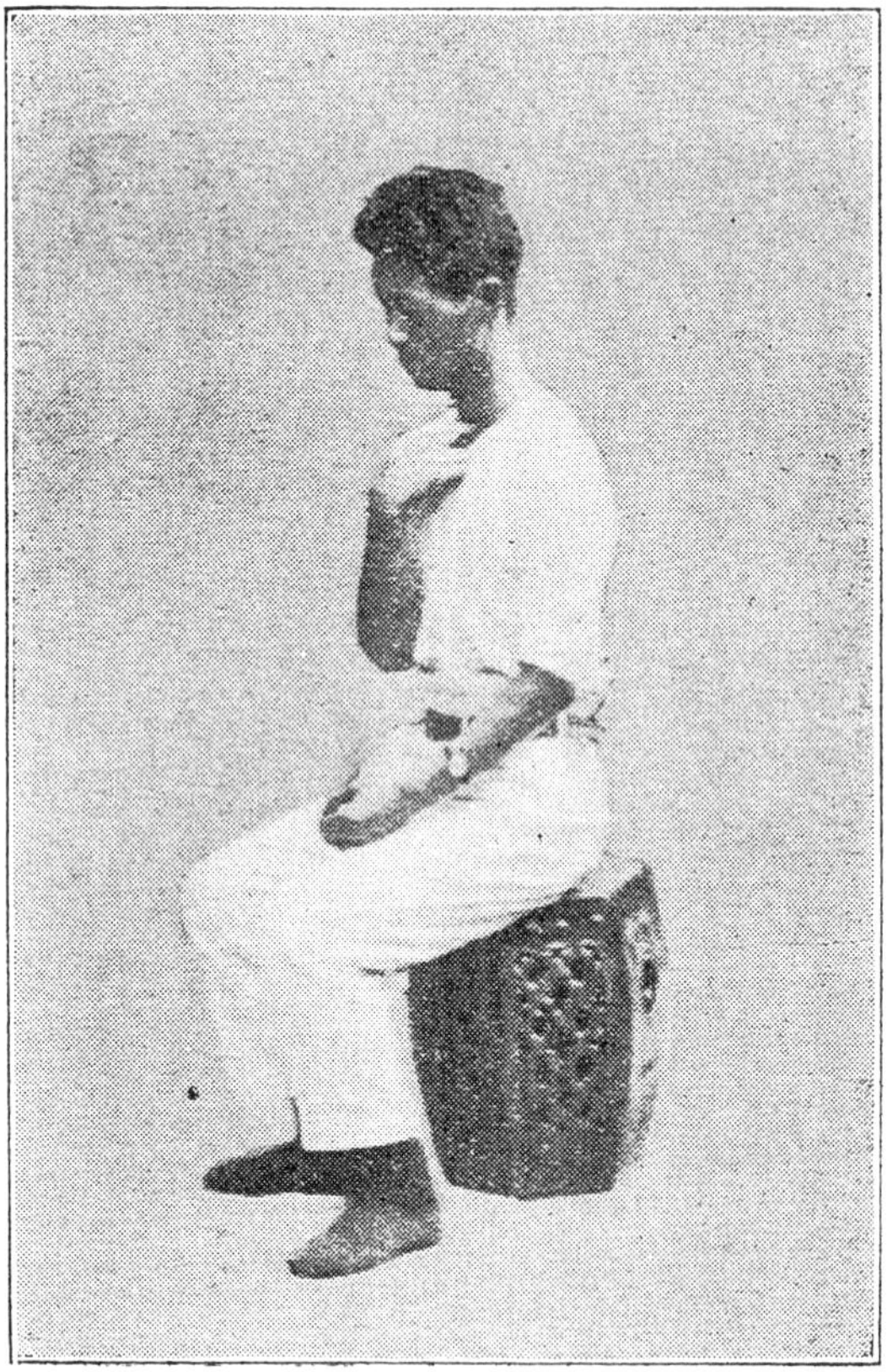

第二十一圖

咽喉の手掌押法

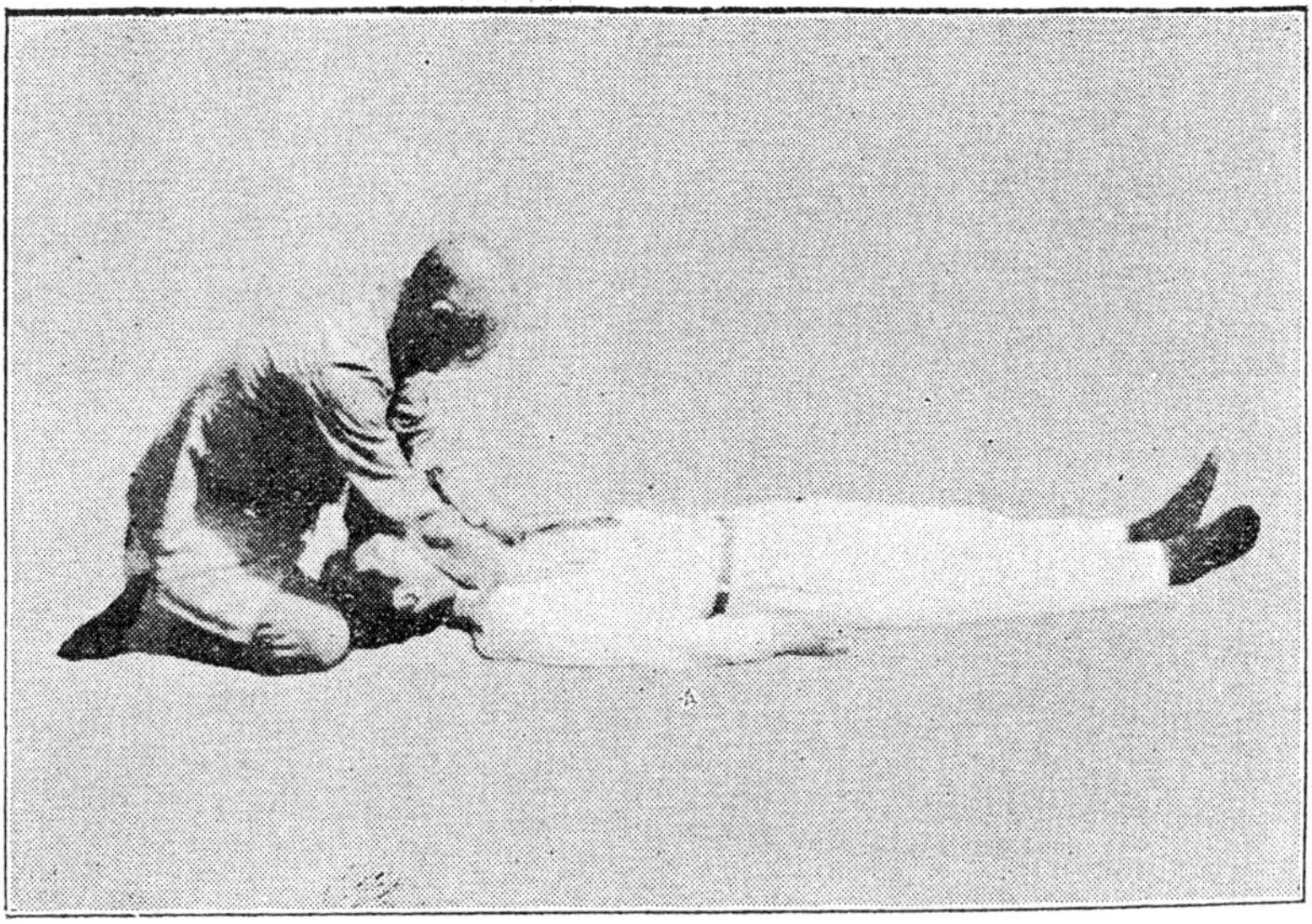

て止息し、次で甚だ大なる胸部の運動を起すことあり。

呼吸器疾患治療の爲め、局部運動即ち胸部の運動を起さしむるには、咽喉に指頭、押法を施し、次いで胸部に手掌押法を施したる後、先づ氣管の部に沿ふて、指頭感應法を施し、次いで胸部の全體に手掌感應法を施すべし。　然かるときは呼吸漸次に大となると同時に、胸部の運動發展すべし。

胸部の大なる運動は、自から肩より腕に運動を波及し、又脊髓能く動くを以て、兩脚も亦動き、全身の運動となり、體を撚轉して、脊髓を盛んに動かすべし。是れ呼吸器官の神經中樞を强壯ならしめ、以て疾患の治癒を根本的ならしめんとするに因る。而して呼吸器の疾患と、生氣自己運動とに就ては、呼吸器病と生氣自强療法の効驗なる冊子に詳述しあるを以て之に就て研究すべし。

生氣自強療法第三回　獨習

第三回獨習細目

第三回獨習

一　生氣自己運動に於ける潛識の發現

其一　意識說と潛識說との論爭

生氣自强療法に於て、神經の發動に依り起す所の自己運動は、無意識のものなるも、之を吾人氣性の働きとして、更に解剖する時は、大に潛識の加はるものなくんばあらず。故に此の點より視て、更に意識と潛識との、如何なるものなるやを硏究するの必要あり、依て其の大要を記述せん。

心理學に於ける有ゆる意識存在の說は、大に弱點を有するものにして、最も單簡なる例を以て、之を反證すること、毫も困難にあらざるなり。即ち人あり、其第一回に自己運動を起すや、上體の運動、手脚の運動、呼吸運動、顏筋の運動、眼瞼、眼球の運動等は之を傍觀する人の眼に、可なり大きく影ずるに拘らず、本人は全く之を自覺せざることあり。而して此等は日常研究所に於て、諸人の實驗目擊する所にして、予の著書中にも、屢々其の無意識の反射運動なることを說明する爲、記載したる所なり。

又心臟痲痺に罹りたる人が、見るに忍びざる苦悶にもがくも、其の時患者は、多くは既に意識を失ひ、苦痛の自覺なきを常とす。故に此の際に於ける苦悶は、即ち意識に上らざる所謂神經の苦惱とも稱すべきものとす。

又之を陰鬱性狂人の發作の際に就て見るに、其の殆んど知覺を失ひ、眼は開きあるも視えず、耳は聞えず、口は言ふ能はざるに拘らず。或は頸を動かし、或は手を動かし、又下顎の運動、眼瞼の運動を長時間連續するを視る、是れ無意識の運動にあらずして何ぞや。

斯の如くにして、有ゆる場合に於ける意識存在の說は、反駁せらるべしと雖、又一方より言ふ時は、潛識存在の理由となり、其の無意識にあらざるを、反證するものとも言ふことを得べし。是れ論爭の生ずる所以なり。依て先づ茲に少しく意識潛識論爭の由來を尋ねん。

ビネー氏は其の實驗に依り、潛識の存在を說明せり。即ちヒステリー患者が、其の知覺を喪失して、無意識となりたる場合に其の手を以て、誤りたる綴りの文字を書かしめたるに、患者の手は誤りたる字の所に至りて、運動を躊躇し、瞬時の後正しき文字を書きたりと云ふに在り。然れどもピーアス氏は、之を反駁して、斯の如き行動は、實驗者に依りて起されたる神經の衝動と、特殊の事柄に於ける、患者の手の運動の習慣的連鎖に基く衝動との、爭なりと解釋することを得べく、又は誤字に遭遇せる瞬間に、意識煥然として起り、其の誤りを正し、其の閃光は其の事柄を整理して、直に消失したるものと、解釋することを得べしと爲す。

フーイエ氏も、之と同樣の反駁を爲せり。即ち其著觀念力の心理學中に、ヒステリー患者の手の知覺喪失の場合、其の手に鋏を保持せしめたるに、切る運動を起したるを以て、潜識的知覺の存在する爲なるを論じ、尙ビネー氏の說に對し、是れ全く無意識的の刺戟が、夫と關聯する運動中、忽然として中樞内の神經が、其の放射を起したるものなりと主張するを見る。又同じ患者の手に、或る物を保持せしめたるに、其の觸覺全くなく、少くとも其の意識に感じざるに拘らず、傍に吊されたる幕の上に、其の物品の幻影を視覺的に認めたる例を揭げ、フーイエ氏は之を以て、觸覺は喪失せるに近きも、尙視覺の中樞運動を起すの力ありたるに依るものと思考せり。殊に其の手に觸るゝ時は、其の觸れたる回數丈の數字が、幕の上に見えたる事實も、前と同樣に說明し得べしと爲す。

又ツィーエン氏は、睡遊狀態、催眠狀態の如きも、皆直接の意識の存在を認めずと考定して、意識說を攻擊したり。

予の自ら實驗する所に依れば、神經の興奮に因りて起る、自己運動の結果に徴するに、意識の存在を認めざる無意識の運動中には、大に潜識の存在を肯定せざるべからざるものあり。故に何事も知らざる人をして、予の著書に依り、神經を訓練し、遂に自己運動を起すに至り、其の運動を自在ならしめんことを欲し、之が爲生氣自强療法中に、其の豫備智識の資料として、各種强健法の研究を掲げたり。何となれば體操を知る人は、何れの場合にか、自己運動中に類似する運動現はれ、或は弓を引く人が、肩及び腕の運動に、恰かも弓を引く如き運動を行ひ、或は薙刀の型に類する動作を爲し、若くは仕舞の歩樣、ダンスの足どりを爲すの類、頗る多きのみならず、學生及び小僧が、恰も自轉車に乘り居る如き、手脚の運動を爲すが如き、例も、敢て珍しからざればなり。而して此等潜識の發現は、疾病治療の自己運動に於て、頗る有效なるものあるが故に、予は將來益々之を活用して、生氣自强療法の効驗を大ならしめんことを期待するものなり。

其二　潛識存在の肯定と其の利用

心理學は或る範圍の心理現象を、取扱ふ學問なるが故に、心理現象と意識現象とが、如何なる關係を有するやを考究するの要あり。而して一部の學者は意識現象と、心意現象とを同一のものと爲し、前者を除けば、後者も亦存在せざるを主張す。即ちツイーエン氏、ヨードル氏、キユルペ氏、ヴント氏の如きは、心的過程は唯意識過程に限るものと見做し、一切の無意識的なるものを、心理學の領域より排斥すべきを主張す、然れども是れ果して適當なりや否や。

無意識なるものが、縱令生理的に解釋せられ、若くは潛識的に說明せらるゝとするも、今若し心理學中より、無意識的と考定せらるゝ有ゆる現象を除去する時は、所謂心意現象として果して如何なるものが、幾何殘るべきか、現にヴント、トの心理學は、第一に無意識を排除し、徹頭徹尾意識過程を取扱ふべきものとして、之れを精神現實說と命名したりと雖、此の書は分析心理學となりて、抽象的にして無意識に近き、多くの心的要素の說明を重要視したる、大なる矛盾を來せるにあらずや。

元來心理學の歷史を閱するに、初めアリストテレスが精神を廣義にして、生物學的なる生命と、同一の意味に用ひたりと雖、デカルトに始りたる心理學的主知說は、精神現象を極めて狹きものと爲したる結果、現在に其の惡影響を及ぼして、斯の如き局限排除說を生み出すに至れるにはあらざるが。

デカルトは物質現象と、精神現象とを確然區別し、精神現象の本質を認識作用、即ち廣義に解せば、意識作用なりと見做し、此の考定は後の獨逸主知派に依て、繼承せられたるも、終にライブニッツに至て、此の二元論が連續の原理に依て破られ、之と同時に心意過程、即ち意識過程の主張は、嚴密に之を支持する能はざるを明かならしめたり。而して意識には、明暗の階段あることを許し、意識なき小なる知覺の存在を主張するに至れり。

斯の如くしてライブニッツは、又朦朧たる觀念及び意識なき、知覺等の語を使用するに至れり。是に依て之を觀れば、ヴントの心意過程、即ち意識過程と主張する所は、デカルトの説と相通ずる所あり。又意識に程度を認めたる所は、ライブニッツの説を、其の儘繼承するものとす。然れども其の態度頗る曖昧にして、極めて概括的の論理に過ぎずと謂はざるべからず。

然るに無意識を意識より説明せざる論者は、之を單なる生理現象に過ぎずと爲す。心理學史上に於て、ハミルトンはライブニッツの語を無意識的、心的變化と修正し、ジョオン、ミルは更に之を訂正して、腦現象の變化として解釋し、最後にカーペンターは、無意識的腦現象なる語を附與せり。是れ今日無意識及び潛識を排斥する多數の心理學者の主張する說なり。是に於てか潛在意識の問題に關し英のバーナード、ハートの抗議を惹起するに至れるなり。

心理學は過去と現在とに於て、生理學に負ふ所極めて多きも、其の權力を振ふこと過度にして、正態心理學に於ては、殊にヴントに依りて、事實上及び論理的に打破せられたるも、尙精神病學及び變態心理學の方面に於ては、依然として其の餘勢を保つを見る。從來心理學史上に於ては、心理的說明、例之能力說聯想論等として現はれたるものも、近代の生理學勃興と共に、起りたる一部の心理學の爲に、全然生理的說明に代へらるゝに至れり。是れ固より前者は空想的にして、後者は多く經驗的なる爲にあらずして、前者の說明不十分なるに反し、後者は十分其の缺點を補ひ、說明したるに因る。随て心理的説明にして、十分完備するに至れば、此の生理的説明は、當然廢棄せらるべきものとす。何となれば恰も生理學が、其の生理現象を心理現象に依て、説明するの不當なると同樣、心理學が生理的現象に依て、其の心理現象を説明するは不當なればなり。

若し夫れ天文學に於て、天體の運行を説くに神の力を以てせば、誰か其の不都合を認めざるものあらんや。然るに心理學が精神病を説明するに、生理學上より腦髓の解剖的變化を以てし、而かも現代に於ては、人之を許すは奇なり。然れども腦髓現象と、心意現象とは、少くも互に平行するものなるを以て、一切の心意現象には、如何なる場合に於ても、之と平行して起る腦髓現象は、必らずや存在すべきものなるべし。然る時は一切の心意現象は、之を腦髓現象なりと言ふこと能はざるにあらず。而かも此の兩現象は、物理學の根底たる勢力不滅の法則に依り、兩者の一方が他の原因たる能はず。又相混交する能はずして、互に全く分離す、是れ其の平行しある所以なり。

潜在意識とは、意識されざる腦髓現象なりとは、ミル及びカーペンターの高唱せる所なるも、ヘフデイング及びボーダンの說示する如く、既に大なる矛盾を包含す。即ち總ての腦髓現象は、意識されざること明白なりと云ふと同時に、意識されたる腦髓現象なるものも、存在せずと云ふことゝなる。畢竟此等は生理學と心理學とを、混同したるより起る矛盾に過ぎざるべし。故にハートの說く如く、潜識心が腦髓上の事實にして、心意上の事實にあらざることは、重力の法則が心理學的概念にして、物理學的概念にあらずと云ふと、全く相似たるものなり。故に吾人は一方より觀て、實際或る意味に於て、心理學的概念たる此の重力の法則を、他方に於て物理學的概念として、實在的に取扱はざるべからざると同樣に、一方より觀て、實際腦髓上の事實たる潛識心を、他方に於ては、心理學的事實として實在的に取扱ふは毫も妨げざる所なりとす。

要するに從來の無意識的腦現象なる語は、潛識心なる語に換へられ、心理的説明は明かに生理的説明と相對峙するに至れり。然るに最近此の心理的説明の中に於て、佛蘭西流の理智的に傾きたるものに反對して、情意的本能的及び目的論の説明起れり。而して予は實用上主として、其本能的見地に立脚して、依然として氣性の働きに歸著し、生理學的に説明する能はざる所を説明して、以て滿足せんとす。是れ予の欲する所は、唯生氣療法の目的に活用して、實蹟を擧げんとするに過ぎざればなり。

然れども腦髓に關係なく、唯局部の知覺神經の感應に依りて、發起する運動神經の働きは、常に其の發動の後に於てのみ、腦の神經中樞に認識の現象を生ずる實驗の結果より考ふるに、潛識は實際局部の知覺神經に存在するを證明して餘りあり。故に從來腦の發働現象として、取扱はれたる幾多の事柄中には、全く腦髓に關係なくして起る所のもの頗る多く、之が爲愈々潛識の存在を認めざるべからざると同時に、潛識なるものは知覺神經の潛識なりとの新らしき解釋を生ず、故に刺戟せらるゝ部分の異なるに從ひ、各々發意する所の潛識を異にす。而かも此等は能く生氣自己運動に依りて、實際に說明することを得。是れ心理學の進歩を促す一大發見なりとす。

予の屢々著書中に引用する所の、體操學校の一女生徒が氣絕して、長く息を吹き返さゞりし場合に、自己運動を行ふ一女生徒が生氣を應用したるに、其の息の運動を起したる後、呼吸運動を起して息を吹き返し、其息は續いて意識して、劇しく打ちたる腕、肩及び頭部を押擦治療したる如きは、明かに局部神經が刺戟に依りて發意し、其の意識神經の働きが、知覺神經の働きに誘導せられて、其の苦惱を感ずる部分に到達せるものにして、本人は此の際唯其の意識を認識したるに止まるなり。彼の熟睡中に生氣の誘導に依り起す所の意識も、亦同様にして毫も腦神經の關知する所にあらざるなり。

二　生氣自己運動に於ける注意力の活用

注意力に就ては、意志の身體機能上に及ぼす影響を述ぶるに當り、後に詳說する所あるべしと雖、茲には自己運動を實習する場合に於て、必要なるを以て、單簡に其の活用に就て記述するに止めん。

注意の力は、意思を或る物の上に、固定する力にして、注意の力伴はざる時は、意思を起すも、確たる印象を止むる能はざるものとす。而して此の注意の力は、一時に二物以上に、意思を繫持する能はざるものにして、一時に一事に限るを其の特性とす。故に自己運動の上に、之を活用するには、專心己れの意思を自己運動にのみ繫留するを要す。

元來生氣自強療法の目的は、力めて之を平凡化して、世人日常の利用に便ならしむるにあるを以て、自己運動を起すに當りては、精神を統一する必要なく、又無我となる必要もなく、唯自己運動に注意し、客觀的に之を見、其進行に伴ひ運動の大小及び其の變化に注意し、絶えず注意を之に伴はしむるを以て足れりとす。然れども是れ即ち意思を、自己運動の上に繫留して、其の動搖散漫を防遏するの法なり。隨て自己運動發起するに至れば、自から興味を覺え、注意は求めずして愈々深大となりて、至細に自己運動を觀察するに至り、期せずして精神統一行はれ、熱心なる注意の傾注は、他人の雜話閙閧の喧噪の如きは、毫も煩累を及ぼす能はずして、裕然自若たらしめ、神經の過敏、頭腦の散漫、意思の動搖は、能く之に依りて矯正せらる。嘗て老將軍自己運動を試む、予乃ち先づ授くるに、注意力の活用を以てす。而して自己運動の進むや、將軍其の効驗の大なるに驚き、且語りて曰く、予は十年禪を學んで得る所なかりしと雖、數回の自己運動は、予をして精神を統一せしめ、始めて無我の境界に達するを得せしめたりと。是を以て予の注意せよとの、單簡なる敎示は、之を自己運動に施す時は、立派なる精神統一法にして、意思の動搖散漫を矯正して無我に入らしむる捷路なりとす。

人の神經衰弱に罹りて、症狀の進むや、頭腦の散漫、意思の動搖甚だしく、其の度は頭腦低き人より、學識ある人に於て、殊に著しきを常とす。然れども注意の力を活用して、自己運動を行ふに及んでは、容易に之を矯正して、沈着大膽果斷ならしめ、殆んど其の性格を一變するに至るべし、

玆に記述する所の、注意に關する事項中には、未だ第三回の程度に於て

は、了解する能はざるもの尠からざるべし。故に尙意識運動を爲し得る程度に至り、更に之を復讀すべし。意思の命令に依りて、自由に自己運動を爲し得るに至れば、釋然として悟ることを得。但此の全部を理解するは、何人にも必要なるにあらざるを以て、目下の程度に於ては、最後の注意力の活用のみを讀みて、之を遵守すれば可なり。

三　神經訓練の効驗

神經を訓練せる結果、如何なる効驗を來すやは、大に興味ある問題にして、人の均しく知らんと欲する所なるべし。故に今五感の作用より其の大體に就て之を述べん。

其一　視　覺

視力は旣に眼の局部療法の部に述べたる如く、其の弱はりたるものは强壯となりて恢復し、近視、遠視は自己運動の繼續に依りて、漸次矯正せられ、著しく其度を減じ、神經衰弱に依りて生ずる、亂視の如きは能く之を根治す。

嘗て七十餘歳の老人、其の腦溢血後の半身不隨を治療せんが爲、自己運動を實習し、殆んど其不隨の快癒するや、專門醫に托して、視力の檢定を爲したり。然るに醫師驚て從來の眼鏡と、大に其度を異にするを認め、是れ恐くは眼の若返りたるものなるべしとて、其度に適合せる新なる眼鏡を與へたりと云ふ。故に若し此の人にして、大患の爲體力の減損することなかりせば、恐くは眼鏡を必要とせざりしなるべく、彼の貝原益軒が其の養生訓に記したる如く、八十四歳の時に於て、眼鏡を用ゆることなく、細字を讀み、細字を書きて、毫も不自由なかりしと云ふは眞なり。

予は聯隊長時代に於て、毫も眼鏡を必要とせざりしも、參謀長となりたる後、神經衰弱を起して、遂りに鼻疾を招ぎ、上京の際試みに試力の檢定を爲せり。然るに其結果、今に於て眼鏡を用ゆるを可とすとの說に從ひ、一時眼鏡を用ひたるも、旅團長となるに及んで其非を悟り、努めて自己運動を勵行して、視力の恢復を計り、時に之を用ゆることあるも、可成之を廢し數年後の今日に於ては、殆んど其必要を感ぜざるに至れり。

又松本軍醫監の初めて研究所に來りし頃は、細字を見るに、眼鏡を使用したるも、自己運動を始めたる後、未だ一年ならずして殆んど眼鏡の必要なきに至れり。而して神經衰弱症を有する人の自己運動を爲すや、概して一ケ月を經過するに至らずして、視力著しく回復し、眼鏡の適合せざるに至るを見る。隨て視力の健全なる人は、他人に見る能はざる銳敏なる視覺を有するに至るは自然の勢なりとす。

其二　聽　覺

產後十年間、全く聽覺を失ひたる婦人が、明かに音響樂譜を聞き分け、普通の談話に支障なく、一婦人の如きは、十年間全く言語を廢して、筆談のみに依りたるに拘らず、聽覺を回復して、再び言語を用ゆるに至れるを見ても、生氣自己運動の効驗を推知するに足る。隨て耳の健全なる人、其の神經を訓練せば、如何に微かなる音も、之を聞き分くることを得べし。即ち地震の斷層の音の如き、又飛行機のプロペラの音の如き、未だ人の聞き得ざる距離さ、其の微かなる場合に能く之を聞くことを得るなり。即ち鋭敏なる聽覺は、尙直覺的に判辨するの能力を現はすべし。即ち戸外の音を聞きて、家族の歸來せるものなるや、單に通行人なるや、又は他人の我が家を訪問するものなるや等是なり。予は書齋に在りて、屢々門鐘の響かざるに先ち、人の來れるを注意することあるは之が爲なり。

要するに視えざるに、視るにあらず、聞えざるに、聞くにあらずして、皆人の視る能はざるを視、聞く能はざるを聞くに過ぎざるなり。而かも音の聞ゆるや、恰も異狀を豫知するの鋭敏なる感覺は、神經の過敏に働くと、全く趣を異にし、夜間熟睡中と雖、尙能く之を判別して目の醒むるを致すも眠らんとするに當りては、直に熟睡に入ることを得るの差あり。

其三　嗅　覺

全く嗅覺を失ひたる人が、之を回復せるは、鼻の局部療法に就て、記述したる所にして、健全なる人の嗅覺が、頗る鋭敏となるは、多言を要せずして明かなり。而して其の鋭敏なる結果は、芳香に遇ふて淸爽を感ずること深く、美味も亦大に其味を增すのみならず、異臭悉く之を判別して、誤ること なきを以て、炭酸中毒、瓦斯中毒等を招くの憂なきものとす。

其四　味　覺

神經强健なれば、味の變異を來すことなく、就中最も顯著なるは、酒毒烟毒を免れしむる點なりとす。即ち如何に酒を嗜む人も、其量既に身體に害を及ぼさんとするに至れば、其味頓に變りて、之を欲せざるに至らしむべし。隨て酒豪も之に依り節制せられ、喫烟家も之に依りて其度を減じ、亂酒暴喫の害なからしむ。

嘗て講習に加はりたる人、其の第三回目に、既に一日の葉卷の量を減じ、從來一日十本なりしも、六本を以て十分なるに至り、其の自然の節制大なるに驚きたることあり。

予は酒を飲み、又煙草を喫す。然れども一定量に至れば、其味辛くして酒を欲せざるに至り、又煙草は習慣に依りて口にするも、咽喉に烟を達せしめざると同時に、半途にして不知不識放棄す。隨て酒烟の害毒を蒙るに至らざるなり。

斯の如くなるを以て、生氣自己運動を行ふ人は、不知不識嗜好を變じて衞生に利あるものを好むに至るを以て、過度の嗜好癖を矯正するに、最も有利なりとす。

其五　觸　覺

觸覺鋭敏となるに至れば、自己身體は勿論、他人の身體に觸れて、其の異狀の有無を能く判別することを得べし。是れ手を他人の肩に致せば、直に自己運動起り、問はずして其人の違和、不快、疾病の在る部分に達して、之を治療する所以なり。此の事は後に至りて、更に詳述するも、今暗黒の裡に於て、人の窃かに身邊に近づかんとするものありと假定せよ、然る時は其何れの方向よりするに拘らず、觸覺は人の生氣に感じて、明かに之を辨知す。是れ護身の力にあらずして何ぞや。

其六　腦の感應力

事の起るに先ち、豫感の起るは暫く之を論外とするも、事の起るや、響の音に應じて起る如く、腦の感應力は、明確なる直覺を起すべし。而して此の直覺は、其の瞬時に大英斷を以て、先きの先きまで、裁斷して、餘す所なきを以て、如何なる大事に遇ふも、如何なる突發的の事件起るも、綽然として動かず、裕々之が處理に着手することを得べし。是れ沈着の因て來る根源なり、敢て憂へざるにあらざるも、徒に憂慮するの必要なきなり。敢て考慮せざるにあらざるも、微細の點に至るまで、綿密なる觀察と、周到なる注意とを及ぼして、遺漏なからしむ、是れ其の實行の蹉跌なき所以なり。

神經過敏の人が、自己運動を爲す間に、沈着大膽となり、又癇癖ある人が容易に温和となるは、皆此の過敏を矯正したる結果にして、鋭敏は即ち此の過敏を去りたる後に求めざるべからざるなり。而して過敏は一見打てば響くの慨あるも、感情激し易きを以て往々事を誤る。之を以て俗に云ふ所の、切れる人物と稱するは頗る危險にして、打てば響くの慨は、必らずや之を鋭敏なる腦の感應力に求めざるべからず。信じて斷行する能はず、知つて言ふ能はず、綴らんとして、文を爲す能はざる如きは、皆尙腦に缺陥あるを免れざるなり。故に宜しく自己運動の効驗を重ねて、以て其弊を打破すべし。

四　生氣自己運動の實施法及び其の實習

生氣自己運動を實施するには、先づ座姿若しくは椅座に於てし、漸次進歩するに從ひ、臥姿に於てすべし。是れ臥姿は、接觸面最も多くして、動き難ければなり。然れども疾病等の爲、起座する能はざる人に在りては、初より臥姿に於てし、殊に神經弱く、動もすれば眩暈を感ずる人に在りては、臥姿に於てすべし。

生氣自己運動を實施するに當りては、先づ神經の訓練法を三回乃至五回行ふべし。　此神經の訓練法は、運動に先ち神經を興奮せしめ、强くして大なる自己運動を發起せしむるの利あるを以て、縱令自由に運動を起し得る人と雖、必らず之を行ふを良しとす。

初より臥姿に於て實施する人は、臥姿の神經の訓練困難なれば、先づ座姿に於て行ひ、然る後臥して自己運動を起すべし。　然れども腰のみを浮かし、又は肩のみを浮かし、若くは頸に力を入れて、首を後方に曲ぐるのみにても、効驗あるを以て、部分的に之を行ふも可なり。

神經の訓練終らば、規定の姿勢を取り、瞑目して自己運動の起るを待つべし。　然る時は神經鈍き場合に於ても、徐々に微動を始めて、自己運動發起すべし。　故に最初は稍々長く、靜かに運動の起るを待たざるべからず而して自在に運動の起る人は、神經の訓練中、既に自己運動の發起するを感ずべきを以て、姿勢を取るや忽ち發動するを通例とす。

神經鈍き時は、容易に自己運動の起らざることあり、然る時は最初少しく、自己誘導を行ふべし、然る時は此の誘導に依りて、容易に發起すべし。然れども常に斯の如くなる時は、起る所の運動果して自己運動なるや、否や明確ならず。自ら意思を以て行ふものと、混同して判別し難きを以て、遂には前記の方法に依り運動を實施するの必要ありとす。

生氣自己運動は、單純なる疾病治療法にあらずして、疾病豫防法、老衰豫防法なり。隨て無病健全なる者に取りては、保生長壽法なりとす。故に日々之を行ひ、一時的の實施に止むることなく、其の効用を全ふするの覺悟なかるべからざるなり。

生氣自己運動の實施に關しては、別に記述する所の生氣自己運動實施法に據るべし。

五　生氣應用家庭看護法と熱湯利用の効驗

（一）　生氣看護法は即ち治療法なり

生氣應用家庭看護法なる予の著述は生氣養生訓、生氣自强療法及び同傳習錄に次で成れるものにして、其の目的は主として、家庭に於て自己運動を爲し得る人が、病人を生じたる場合に、自ら生氣を應用して、其の苦痛を去り、其の病勢の進むを豫防しつゝ、之が回復を速かならしめ、其の回復の間に於て、既に體質の羸弱を矯正して、自强の域に達せしむる方法手段を詳述するに在り。隨て看護法と名づくるも、皆是れ治病法に屬するものにして、單に患者の介助を意味するにあらざるなり。

嘗て予の親族の老婦、膓窒扶斯に罹り、其の發熱の爲、頸部に强度の神經痛を起す。主治醫即ち晝夜附切りにて、百方之が鎮壓を試みるも効なし。

患者其の苦痛に堪へずして予に報ず、予即ち到りて頸部を押擦し、先づ其の疼痛を去る。之が爲費やす所、僅に二三十分に過ぎず。予以爲らく發熱續く時は、神經痛は又他の部分に起るべく、殊に腰部に甚しかるべし。故に此の際之を豫防するに如かずと、依て全身の要部を押擦し、腹部には最も輕き押擦を施し、約一時間にして終り、患者は恰も蘇生の思を爲し、醫師も亦始めて安心せるのみならず、腹部大に輕快となれり。醫師歎じて曰く、劇烈なる神經痛の起るや、殆んど施すの術なし、然るに斯の如く迅速に奏功す。若し爾後神經痛起らば、希くば速に治療を乞ふて、以て急を救ふの外なしと。予笑つて、再び斯の如き神經痛の起ることなからんを告ぐ、果して其後一回も神經痛の襲來を見ずして全治せり。而かも此の時醫師等の恐れたる所は、腹部の押擦にして、按摩法若しくはマッサーヂの如くなるにあらざるやの點に在りしも、神經マッサーヂとも稱すべき生氣押擦は、輕くして靜かなるのみならず、布團の上より之を施して、同じく効驗の大なるを知るに及んで、其の不思議なるに驚きたるのみならず、苦悶せる患者が、何時の間にか熟睡に陷るを見て、始めて其の効驗の思議すべからざるものなるを悟れり。

要するに生氣應用の看護法は、患者の如何なる苦痛と雖、直に之を消散せしめ、之に依り患者に與ふる所の慰安頗る大にして、單に口舌を以てする慰安とは、全く其趣を異にするのみならず、其の結果病症の直に減退するの點は、何物も企て及ばざる所なりとす。

例之今喘息若くは狹心症の爲、呼吸困難の場合に、生氣を以て要部の押擦を爲すこと三、四十分なりとせよ。然る時呼吸次第に安靜となりて平常に復し、患者は自由に自ら起臥し得るに至り、其の苦痛一時に去りて、殆んど平癒せるが如き感を抱くべし。而して此の時に至り尙少しく押擦を續くる時は、能く之を治癒せしめて、再び其の發作を見ることなからしむべし。素より鎭靜藥の注射に依りて、一時的に之を抑壓することを得べきも、此等は皆活動の根源たる神經を鈍ぶらすものにして、治療したるにあらず。故に爾後屢々發作し、其の平癒は斯の如く迅速なる能はざるが故に、其間體力の衰退を來すこと甚だしく、其の神經痲痺を增加する結果、發作をして益々強烈ならしむるの恐あり。是れ生氣療法の神經痲痺を退散せしめ、神經の衰弱を治癒せしめて、根本的に治療するに比し、醫療の企て及ぶべからざる點なりとす。

(二) 生氣療法の的確

大患に對し施すべき術なき場合には、醫術は之を自然に任せて、其の經過を待つものにして、之に屬する疾患頗る多し。是れ即ち自然良能に信賴するものなるも、此の良能は神經鈍ぶれば的確に、其働きを爲す能はざるなり。然れども生氣は斯の如き場合に於て、能く神經を刺衝して其働きを促進することを得るが故に、生氣を應用する看護法に在りては、的確なる方法手段を有するなり。隨て自然に放任するものに比すれば、其の經過を短縮し、其の快癒を速かならしむ。然る時は逡巡の間に起る不豫の變轉を、防止することも亦頗る的確にして、危險の恐なからしむることを得べし。

患者の家庭に生じたる場合、家人は唯憂慮不安に狼狽するは、免れざる所なるも、生氣を應用し得る人あれば自ら患者を慰め、其の苦痛を治し、而かも事毎に着々其効を奏するを以て、憂慮不安を去り、寧ろ其効の日々に現はるゝを樂むことを得。隨て疾患偶々起るも、自信して之が看護治療に從事し、少年少女と雖能く之を爲すことを得、家庭の幸福是に至りて極れりと謂ふべし。

疾病は頗る多し、故に之を盡すは甚だ難きも、家庭看護法に於ては、生氣自强療法及び同傳習錄に掲げざりしものを集めて、以て事あるに臨み、其の應用を自在ならしめんことを期せり。故に生氣自己運動を爲す家庭には、之を備え日常之を應用すべし。就中產婦の衛生、生兒の保育の如きは、最も重要なるを以て、玆に一二の例を擧げて、其の効驗の偉大なる所以を示さん。

(三) 姙婦の自己運動の効驗

嘗て二十四五歲の婦人來りて、自己運動を實習す。姙娠中にして著しき神經衰弱症を有し、心臟弱はり且脚氣に罹る。予即ち强て運動を誘導することなく、主として生氣を應用し、押擦法を行ひ、唯胎兒の發育を良好ならしむる爲、特に腹部の運動を誘導す。其間心臟强健となり、脚氣平癒し、神經衰弱症も亦次第に輕減す。然れども婦人依然として來る、予以爲らく他人の自己運動を見て、恐くは之を欲するものならんと、即ち座姿に於て運動を誘導すること二回にして、上體能く動く、婦人乃ち自宅に於て日々之を行ひ、研究所に來るを中止す。　此時頃妊娠既に六七ヶ月位にして、婦人は纖弱細身なり、然るに其の出産極めて輕く、生兒は十分に發育して大きく、婦人は日を經るに從ひ、肉附良好となりて、其の相貌全く從來と異なるに至り、著しく强健の度を增せり。

嘗て婦人の姙娠中、其神經衰弱と出産の困難とを輕減せんが爲、自己運動を實習せることあり。　其の結果身體强壯となれるは勿論、出産の際の如きは僅かに四十分にして輕く產し、其の生兒も亦發育佳良なりしのみならず、出産の際紐三廻り頸を卷きありたる爲、泣聲を出さゞりしも、之を取り去るに及んで、泣聲を發し、其後毫も異狀なし。　是れ妊娠中に三たび跌倒せる爲に起りたるものなるも、毫も故障を起さゞりしのみならず、産後衰弱して長く臥床に在るを例とせる、此婦人は二週目に床を離れて、運動を始め從來と全く異なる如く、肥え太とりて身體頗る强健となれり。

（四）胎兒に對する生氣と自己運動の効驗

予の實驗する所に依れば、妊娠中自己運動を爲したる人の生兒は、普通より百乃至百五十匁重く、身長は一寸乃至一寸五分大なり。而して妊娠の月重なるに至れば、自己運動は自然に緩和し、遂に鈍くなりて、其の身體の狀態に適應するを以て、毫も憂慮すべき所なく、唯腹部の運動は、呼吸運動と共に、最後迄相當に持續するを見るべし。

講習を受けたる某夫人は、神戶に到り、其の親しき友の妊娠八ヶ月にして、流產すること旣に三回に及び、今正に其の八ヶ月なるに遭遇す。而かも胎盤弛みて、胎兒の位置下垂し、今回も亦流產を免れざるを聞き、試みに腹部に手を觸る。然るに其手は、胎兒に吸ひ付けられたる如くなりて離れず、夫人胎兒の上方に動くを感ずるや、其手も亦吸ひ付けられて、上がり某位置に到り停止す。而して姙婦は胸の壓迫を感じて苦痛を訴ふ。産婆馳せ來りて診察し、胎兒の八ヶ月の位置に復せるを知り大に喜び、深く夫人に謝意を述べ、斯の如くなれば流産の憂なきを告ぐ。之が爲夫人却て驚き、生氣の益々偉大なる効驗あるを悟れり。蓋し姙婦の胸の壓迫を感じたるは、其の神經衰弱は常に筋肉の弛緩を來して、胎盤の下垂を來せるを以て、未だ嘗て固有の位置に於ける苦痛を知らざりし爲にして、玆に始めて普通の姙娠狀態を體驗するに至れるなり。

松本軍醫監の姪、外出途中に於て轉倒して歸宅し、腹部に劇痛を起せり、時正に姙娠四ヶ月なるを以て、産科醫を招ぎたるも、施すべき術なしとて辭し去る。然れども劇痛甚だしきを以て、松本氏は生氣を應用し、其の劇痛を救はんと欲し、腹部に手掌を當つ。然るに暫くして子宮の收縮するを感ずると同時に、妊婦は腹中に固き物出來たる如き心持し、且便を催すを告ぐ。　即ち萬一を顧慮して便器を取り寄せ、打俯せにし排便せしめんとして、其腰部を押擦せるに死兒を分娩せり。　之を檢するに、臍帶にて頸を巻き死せるものなりし。　其後腰部の押擦を續くる間に、後産悉く終り、劇痛全く去る。　而かも此の意外の結果には、松本氏自ら驚き、生氣を應用することなくんば、如何なる結果に至りたるや、知るべからずとて、大に家庭の應用を勸誘しつゝあり。

（五）　生兒に對する生氣の効驗

生氣應用家庭看護法中には、生兒の重患も多く記述し置きたるも、生氣は醫術の施すべきもののなき場合に、能く之を救治す。　而かも此等は敢て方法手段を學ぶの必要なく、唯自己運動を實習して、能く生氣を發する人の容易に爲し得る所なり。　况んや其手の、自由に自己運動を起し得る人に於てをや。

生氣應用家庭看護法中特に注意すべきは、從來水枕及び氷嚢等を用ひて冷却したる場合に、悉く熱湯を以て絞りたる布片を以て、局部を温むる點なりとす。

（六）　熱湯利用の効驗

既に生氣養生訓中に詳述したる如く、身體局部の冷却は深厚なる注意を以てするも、尙神經痳痺を來し易き憂あり。　固より神經に刺戟を與ふる點に於ては、熱湯と同一なるも、痳痺を起し易き害は最も恐るべし。　故に近來醫家の間に於ても、冷却の害を認めて、其の不可なるを論ずる人多く、熱湯を用ふる場合に於ては、啻に此等の害を來さゞるのみならず、反て神經の痳痺を治し、神經の衰弱せるを回復せしむるの効あり。　是れ支那四千年來の衞生法として、熱湯を利用し來れる所以にして、料理店に於てすら、盛夏熱湯を以て絞りたる布巾を出して汗を拭はしめ、人皆其の拭淨後の爽快を喜びつゝある所以なり。

元來湯を以て絞りたる布片を以て、身體の局部を温むる時は、神經之が爲に刺戟せられて興奮し、玆に强き細胞の運動を起し、血行流通して局部の欝血を退消せしめ、發熱之が爲に去り、疼痛之が爲に掃蕩せられ、又新陳代謝を促すこと頗る大なり。　隨て此等の結果は、恰も生氣自己運動を爲したる場合と同一となるなり。

今試みに感冒の爲、熱發頭痛あるに際し、熱湯を以て絞りたる布巾を以て頭部及び顏面を温むべし。　然る時は僅かに二三十分の溫法に依り、熱頓みに降下し、頭痛急に消散し、頭部身體大に輕快清爽を感ずべし。　然れども此の際、水枕氷嚢を以て頭部を冷却するも、僅かに頭痛の一部を輕減したるのみにして發熱去らず、而かも頭痛は之を治癒せしめたるにあらずして、神經を痲痺せしめ、其の感覺を鈍ふしたるに過ぎず、彼の感冒の際冷却したる結果、熱去りて水枕氷嚢を取り去りたる後、頭部重くして不快を殘すは、盖し神經の痲痺せる爲に外ならざるなり。

今肋膜炎に罹り、日々熱發する人が、自己運動を行ふ時は、氣分非常に爽快となりて、熱の頓みに降下するを見るべし。是れ屢々此種の患者が恐る恐る體驗したる後、醫師の絕對安靜の勸告に反きて、斷然講習に參加し、又は治療運動を實習して、容易に快癒に至れる例多き所以なり。而して之に對し生氣を應用して、押擦の療法を行ふか若くは、熱布を以て、衣服の上より温むる法を實行する時は、一樣に發汗して前記と全く同じ結果を得べし。是れ湯の温かき刺戟の殆んど、生氣に匹敵する効驗ある例證なりとす。

從來講習に參加せる人にして、生氣自己運動の起り難きは、多年冷水浴冷水摩擦を慣行せる場合に最も多く、遂に之を廢して始めて自己運動を起すに至れること、殆んど其軌を一にす。蓋し自己運動は神經の痲痺を去り、神經の衰弱を治し、以て强盛なる細胞運動を起すべきものなるも、冷水浴と冷水摩擦とは全然之に反し、神經痲痺を增加して、筋肉關節の抵抗を大ならしむるに因る。然るに此等の人は、異口同音に十數年間、感冒に罹りたることなきを誇るを常とす。然れども之に對する松本軍醫監の警告は、眞に頂門の一針たるを失はず、曰く此の痲痺ありて、神經の感覺著しく鈍ぶる、豈に寒冷を感じて感冒に罹るの知覺あらんやと。然り正常の感覺を失ひて、所謂健常を脫したるもの、寧ろ甚だ以て恐るべしと爲さゞるべからず。是れ冷水摩擦中、心臟痲痺を起して絕命し、或は冷水浴を快なりと爲しつゝある間に、突然心臟痲痺に斃れたる人、尠からざる所以なり、之をしも尙以て誇りと爲すべきや。

予の生氣養生訓に詳述したる如く、冷水浴、冷水摩擦は、寧ろ强壯なる某時期の鍛鍊法と考へざるべからず。然るに此の鍛鍊法を以て、病弱幼弱を顧みず、又既に老衰の來らんとする年配を思はず、依然として之を襲用するが爲、其害の來るや當然なり。故に予は絕對に之を排斥するにあらずして、能く其の目的を誤らざらんことを警告するものなり。若し夫れ何人にも適し、而かも害の來ることなき皮膚の强壯法を揭げんか、予の生氣養生訓に詳述したる、乾布摩擦の一法あるのみ。而して此の場合に於ても、摩擦後は温湯を以て、絞りたる布巾を以て、身體を淸拭すべし。

斯の如くなるを以て、齒痛、頭重、頭痛、神經痛等の場合に、熱湯を以て絞りたる布巾を以て、局部を温め、或は發熱ある場合に、頭部、顏面及び胸腹部等の局部を温め、熱湯の効驗を實驗すべし。然る時は看護法中に記載する温法の、甚大なる効驗を理解することを得べし。

體細胞の運動は、刺戟後約一時繼續するを常とす、故に生氣療法に於ては、一時的に温め、此の細胞運動を起さしむるを目的とし、運動一たび起れば、敢て同一の刺戟を反復するの必要なきを以て、持續的に温濕布を施すを忌む、是れ一方に於ては同一温度を維持すること難く、反て周圍より冷却して、神經痲痺を招くの憂を、絕對に避けんとすればなり。

頭寒足熱は之を誤解する人多きを以て、予の生氣養生訓中には、特に詳說する所なるも、要するに健康體の形容にして、決して頭部を冷却して、足部を温熱するの謂にはあらざるなり。細說すれば健康にして、違和不快なき人の頭部は冷やかにして、上氣せる如き熱さを感ぜず、足部は痲痺の爲、血行鈍ぶりて冷却しあるが如きことなく、常に温暖にして良く血液の流通しあるを意味す。隨て貝原益軒の養生訓にも、朝夕温湯を以て顏面頭部を温めて、神經の痲痺を豫防し、能く其の健康を維持し、常に心身の爽快を感ずる如くならしむべきを戒しむ。

六　神經衰弱の判定法

人の神經衰弱に罹りて、違和不快を感ずるや、醫術の診斷を受くるも、別に身體に異狀を認めざるを例とす。隨て其原因を知る能はずして、經過する間に、症狀次第に增進して胃腸弱はり、不消化と下痢とを起し、又神經過敏となる結果、不眠を訴ふるに至る。此の時に至り、自覺症狀明確となるを以て、醫師も亦神經衰弱を診斷し得べしと雖、其の症狀は旣に重きを加へたるものとす。今單に腦のみに就て、其病症を記するも、實に左の如き異常あるものとす。

人の神經衰弱に罹るや、腦の血管壁は著しく刺戟性となり、些細の精神的刺戟殊に感情的刺戟に依りて、腦血管は異常に擴大し、腦に過度の充血起り、其の狀態は急に恢復せざるべし。而して不眠、耳鳴、頭痛、頭重、倦怠、注意散亂、記憶不良、雜念湧起、恐怖觀念、悲觀的情緒等は、總て此の腦の異常充血より來るのみならず、此の病に罹れる人は、已れの頭腦惡しゝと思ひ、焦躁し、心痛し、絕望し、努力し、其度加はるに從ひ、腦の血管は益々開擴して、神經衰弱の症狀は愈々增進すべし。隨て生氣自强療法中に詳述しある如く、幾多の機能障碍を來して百病續發し、遂に容易に救ふ能はざるに至るの恐あり。

生氣療法に於ける自己運動は、如何なる症狀の神經衰弱と雖、容易に之を治癒せしむべしと雖、其の症狀の進みたる人に在りては、周圍の人が熱心懇切に、之を指導するにあらざれば倦み易く、其の治療の目的を達することを難く、殊に沈鬱に陷り、氣力を缺くを以て、自己運動を行はんとする意思を起さしむるに、多大の努力を拂はざるべからず。故に早く之を發見して、未だ其の症狀の進まざる間に、根治するを最も肝要とす。是れ其の判定法の重要なる所以なりとす。

神經衰弱を判定するに、先づ手掌を以て頭部を觸査すべし。然る時は前記の如く腦に充血しあるを以て、頭部の著しく熱さを感ずべし。次で顏面殊に鼻梁顴部を觸査すべし、然る時は頭部の熱きに反し、甚だしく冷却しあるを感ずべし。是れ既に尋常の狀態にあらず。即ち單に上氣せる塲合に於ては、顏面も紅潮して、灼くが如き感なかるべからざるも、寧ろ貧血して冷たきは、神經衰弱の痲痺を伴ひ、血行を鈍ぶらすが爲なり。隨て視力弱はり、鼻は常に詰りて快通せず。故に家庭に於ては、毎日一度は子供の頭部と、顏面とを觸査して、異狀の有無を檢査せざるべからず。

顏面神經の痲痺は、遂に亂視を誘ひ蓄膿症を起すに至り、其の甚だしきに至りては、顏面の變歪を來すべし。若し夫れ家庭に於て常に之を檢査し、其の異狀を認むるや、直に之が治療を行ふ時は、此等の疾患を防止し得るのみならず、其の神經衰弱も亦甚だしきに至らずして、之を回復せしむることを得べし。

神經衰弱は自己運動に依りて、之を治療し得るのみならず、其の自己運動の狀態に依り、能く之を判知し得るものとす。其の第一は殊に微妙なる眼の運動にして、次ぎは頸、脊髓の著しき運動なりとす。而して座姿又は椅坐に於ては、頸筋弛緩の結果、首は著しく前に垂下し、且脊髓の力弱く、其動く狀態一種異樣にして、臥姿に於ける運動に於ては、胸部の呼吸運動強く、肩及び腕の容易に發動するを其特徵とす。而して首の前方に垂るゝに至れば、一見して其の腦神經衰弱なるを判知することを得べし。

嘗て講習會の第一回に於て、生氣の性能を試驗せんと、一人を出して實施す。然るに予の生氣を其の脊髓に送るや、頗る其の過敏なるを感ず。

是に於て予は、其人の腦神經衰弱あるを斷定して、之を其會員に告ぐ。果せる哉其人、自己誘導中早く自己運動に移るや、首は垂れ、脊髓は力なく、弱く動きて前記の狀態を現はしたり。

神經衰弱の治療法及び其病症の詳細に就ては、生氣自强療法及び神經衰弱と生氣自强療法の効驗なる册子に就て研究するを要するも、全身の自己運動を必要とす。殊に神經の訓練法は、單に是れのみにても大なる効驗あり。又朝夕湯を以て顏面頭部を温め、其の神經痲痺の治癒を速かならしむるを良しとす。而して暇ある每に、顏面頭部を押擦するを最も有効なりとす。

七　生氣自己運動に依る神經衰弱の判定法

旣に記述せる局部療法の實驗に於て、神經衰弱は其の疾病の本體、反響の如く相伴ひ一種の型を以て、生氣自己運動中に現はれ、而かも其多くは的確なる自覺を缺き、徒に枝葉の疾病に捕はるゝこと頗る多し。故に他人の自己運動を誘導する場合に於て、深く注意せざれば、其の神經衰弱の爲、意外に强き運動起りて容易に停止せず。又ヒステリーの發作を起して騷擾を招ぎ、之が處置に窮すること尠からず。或る人の如きは、講習終りたる後、其の親族の女中に、自己運動の誘導を試みたるに、何人も承知せざりし癲癇持を動かし、全身の痲痺甚だしき此の患者は、斷續的に運動を起し、其の興奮するや、時に癲癇の發作を起して、遂に一週間此の狀態を連續せり　固より此の患者は、連續せる自己運動に依り、運動自然に停止するや、能く數年來の痼疾を一掃して健全となれるも、其間何人も憂懼の念を禁ずる能はざるべし。故に誘導に當りては、深く此等の點に注意せざるべからず。依て若干之が實例を左に述べん。

ヒステリー及び神經衰弱の重き症狀に在りては、一たび自己運動を起すに至れば、强くして激しき運動を視るを通例とす。故に斯の如き症狀の患者には、自己運動を起さしむることなく、初め數回單に治療を行ひ、以て其の症狀を減退せしめ、然る後自己運動に移るを可とす。然る時は此の種の患者には、他人の自己運動を見せしむることなく、其の治療に着手するを要す。

四十歲前後の婦人あり。無病と稱するも、一見ヒステリーの顏貌を有す。傍人連りに自己運動を勸むるも、他人の自己運動を視て恐怖し之を肯んせず。然るに生氣の發生を强盛ならしむる必要上、本人も自己運動の必要を感ず。傍人乃ち之に對し感應法を行ふや、直に呼吸運動起る。而かも上體の動かんとするや、婦人直に姿勢を改めて之を妨ぐ。傍人即ち臥姿に於て自己運動を誘導す。是に於て腹部の運動起り、且其手は忽ち運動を始む。婦人起きて運動を中止す。予は劇しき運動の起るを知るが故に、單に傍人の爲す所に委せて手を出さず、然るに次回傍人再び自己運動を勸め、坐姿に於て之を誘導す。然るに前回以來感應次第に高まりたるを以て、突如として劇しき呼吸運動起り、之と同時に神經の興奮に依りて、偶々ヒステリーの發作を誘ふ。

是に於て該婦人は、聲を揚げて苦しきを訴へ且涕泣す。傍人周章之を臥せしめ、百方慰撫すと雖涕泣止まず、益々苦惱の狀を呈す。傍人之が爲施す所を知らず。然れども自然の呼吸運動に依り苦痛を與ふる如きは、絕對に有り得べからざる所にして、而かも運動は若干時間繼續するの必要あり。予時を計り傍に到り、其の胸部及び背部に抑法を施す、須臾にして呼吸運動停止す。婦人尙涕泣して、自己運動の停止を乞ふ。予即ち運動の既に停止しあるを告ぐ。是に於て涕泣漸く止み、未だ五分時も經過せざるに婦人自ら起きて曰く誠に不思議なりと。其の狀恰もヒステリー發作の俄然鎭靜したる時と同一にして、明瞭なる自覺を有せり。

斯の如き際に於て、自己運動を起すべき押法が、何故に自己運動を早く停止せしむるやは、一の問題なるべし。然れども初めの押法は、萎憊せる神經を興奮せしむるも、其の興奮發動の後に於ては、生氣の注入に依り早く神經を滿足せしめて、之を鎭靜するの効あり。故に此の場合の自己運動の停止は、恰も狹心症の非常なる呼吸困難の場合に、單に押法に依りて、容易に之を鎭靜せしめ得ると、同一の現象なりとす。

恰も此の時頃、傳習者に依りて動かされたる女中が、他の女中を動かしたるに、殆んど同様の狀態を呈し、加ふるに種々の告白を爲し、二時間以上運動停止せざりしと云ふが如きも、明かに其のヒステリーを暴露したるものにして、大震災後引續き其の症狀を增進しつゝありたるものゝ如く非常の不幸に遭遇して、ヒステリーに罹れるものなるを推知することを得べし。

實母二十二歳の青年を伴ひ來る。顏色蒼白にして、不眠と倦怠とを訴ふ。所謂腦神經衰弱症に罹れるものなり、此の時頃研究所は、治療終了後にて人去つてあらず。予之れを椅坐せしめて、眼瞼及び顳顬部に押法を施し、頸部に押法を施さんとするや、上體の運動起る。即ち傍人に示して傍に在りて介抱せしむ。然るに其の上體二三回左右に動くや、突如として大となり、横に倒れんとす、即ち命じて仰臥せしむ。

神經旣に興奮したるを以て、青年の仰臥するや、兩手動きて運動俄かに强烈となり胸を叩き腹部を打ち胸側を擦り、足は上下强打の運動連りにして、脊椎次で動き頭部顏面を押擦し、次より次と運動を續くること、約一時間にして運動俄然停止す。青年起つて席に復し、叩頭禮を述ぶるや、上體の運動再び起る。即ち又元の如く仰臥せしむ、然るに運動再び起り、更に三十分にして停止す。青年起つて席に復す、顏色紅潮し、眼は活々として頭腦輕く全身の爽快を語る。歸家の後午前一時迄熟睡して醒め、自己運動の起るを氣遣ひ、其の後熟睡する能はざりしも運動起らず。翌日再び研究所に來る。然るに第二回の運動は、第一回の如く强烈ならず、約一時間にして停止す。乃ち單獨に自己運動を起すべき準備運動を授けて、自宅に於て自己治療を行はしむ。

自己運動其の効を奏すれば、斯の如く急變するも順序としては、若干治療の後に自己運動を起さしむる時は、斯の如き强烈なる運動を視ずして、順當に進行せしむることを得べし。而して此青年の運動は、二回共研究所の顧問松本軍醫監之を傍觀し、終始脈搏呼吸の狀態を檢査したるも、劇烈なる運動に伴ひ、呼吸頗る激しきに拘らず、脈搏毫も變化せずして、平常の如きに一驚せり。是れ生氣運動の他の運動と異なる點なりとす。

右の青年は自宅に於て爾後自己運動を行ひ、二三週の日に神經衰弱症殆んど其の跡を絶ち、後遂に講習會に加はりて、欣々として生氣自强療法を習得せり。

嘗て肥滿せる婦人、其の心臟の弱き故を以て、來りて運動を實習せることあり。予其のヒステリー症あるを認め、椅坐に於て輕く上體左右の運動を誘導し、自然に運動の効驗現はるゝと同時に、其の發展を見んことを期す。然れども衆人の前に於て、其のヒステリーあるを語ることを得ざるを以て、默して之を監視す。然るに予の他人を誘導しつゝある間に、傍人前後の運動を誘導す、之れが爲脊髓次第に强く動き、其手盛んに振動を始め、殆んど椅坐より躍り上らん許りの强き運動に變じて、婦人は發聲しながら運動を續け、約一時半にして漸く無事に停止せり。

婦人第二回に至る。予即ち椅子に於て、自ら自己運動を發せしめたるに、忽ち左右の運動を起せり。然るに婦人、其の手の運動を誘導したるに、運動急に強くなれるを以て、其人再び之を前後の運動に變換したるに、後方に轉倒せんとする程強き運動起れり。元來自然に放置してすら強き運動となる、此の場合に於て神經は、他人の誘導と補助とに依り、大に興奮したるを以て、約二時間以上に亘りて停止せず。結髮遂に解け、之れを振り亂し、運動を續行し、其間自然に發聲を爲せり。

蓋し婦人の肥滿は、既に全身に痳痺を生じ、單に之れのみにても強き運動起るべき筈なるに、加ふるにヒステリー症を有するを以て、益〻強き運動を起す恐あり。幸にして其の心臟疾患は、或る程度に自己運動を抑制したるを以て、甚だしき失態なく、爾後平然として實習を續けたるも、嘗て其子の大患を救はんが爲、講習に加はりたる婦人の如きは、甚だしきヒステリーの發作を起し、衆人の間に於て、發聲涕泣したるを耻ぢて、遂に中止せることあり。是れ大に誘導に注意せざるべからざる所以なりとす。

生氣自強療法第四回　獨習

第四回獨習細目

第四回獨習

一　身體を組織する細胞と其の運動

其一　自然の死と不自然の死

予は生氣養生訓の冒頭に於て、吾人は其の生を全ふし、其の天分を盡し其の天命を損はざらんが爲、愼んで生を養はざるべからざるを說き以て養生法の出發點となしたり。然れども生あれば、死あるは免るべからざる所なるを以て、斯の生死の原因を探求して、以て養生の基礎を確定するは、頗る緊要なることとなりとす。故に今少しく、生物學上より見たる死の觀察に基き、少しく之が探求を試みん。詳しく言へば、生氣自强療法の立場より、人體細胞生活の研究に、更に一步を進めんとするものなり。

古人云ふ未だ生を知らずして、焉んぞ能く死を知らんと。蓋し生死は分離すべからざる問題にして、生命を科學的に研究すべき、生理學及び生物學上より死を論ずるは、大に意義ありと謂はざるべからず。

元來生命の成立には、內的及び外的の必要條件を具備せざるべからず。而して斯の內的或は外的の必要條件に、大なる變化起れば、玆に諸器官の作用を中止し、生命消失して死を起すものとす。就中外的條件の大なる變化の爲起る所の死は、即ち不自然の死にして、病に罹りて死するも、亦此の不自然の部に屬す。然れども全く內的條件の變化の爲起る所の死は、即ち自然の死なりとす。

凡そ生活體は、一定の徑路を取りて進むものにして、先づ生長し、次で成熟し、終に死亡するに至る。此の發育の最後とも稱すべき死亡は、即ち自然の死、若くは老衰の死なりとす。

斯の如くなるを以て、自然死は何人も避くべからざる所にして、哲學上大に興味ある問題なるも、醫學上より見て興味薄く、不自然の死は哲學上興味薄きも、醫學上より見る時は、興味の深きを感ぜずんばあらず。

ワイズマン氏の説に依れば、生物は生殖に依て其の生命を連續し、其の生殖素は代々に傳へられ、生命の源は此の生殖素にありて、其の代々に傳へらるゝ點より見て、不死のものなりと云ふ。蓋し氏は生殖發育の研究に、非常なる功勞を有する學者なり。然れども其の反對者の説に於ては個體生して然る後、生殖素を生ずるものなるを主張す。

生物學上より論ずる時は、卵が雛を造る如く、其の基礎は生殖素に在り。故に體細胞は即ち生殖素の假りの宿にして、終始一貫する生殖素に外ならず。随て個體の價値は比較的少く、之れを組織する體細胞は、一代にして死滅すべき運命を有す。要するに體細胞の自然死は避くべからざるものにして、獨り生殖素のみ、子々孫々に傳はりて、決して死するものにあらず。是を以て生殖細胞と、體細胞との區別を爲して、死を觀察するの必要あり。

右の理論を事實上に考察する爲、單細胞生物を取りて、實驗したる結果に依るに、此の單細胞生物の一個體は、其の一生の間自分自身を保續する仕事を爲すと同時に、種族を保續するに努力し、其の種族保續の爲には、單細胞の個體それ自身が、體細胞たると同時に、又生殖細胞たるを以て、其の個體は生殖細胞として二つに分裂し、其の作用連續して四となり、八となり、十六となりて倍加しつゝ增殖して、多數の新個體をなし、死滅することなしとは、ワイズマン氏の主張する所なり。

然るに右に反對の理論及び實驗は、自然の死は運命なりと爲し、佛國のモーパー氏の如きは、單細胞生物の一なる、草履蟲を實驗に使用せり。草履蟲は既知の如く、一個の體が橫に二つに割れて、二個の新らしき個體をなし、以て種族の永存を圖るものにして、モーバー氏は此の草履蟲の分裂增殖が、果して永久無限に繼續するや否や。又或る期間に到達したる時、其の分裂增殖が中止せらるゝものなるや、否やを研究したるに、凡そ二百代即ち一個の個體が、分裂增殖して、二の二百乘の數に達するや、最早や分裂增殖の能力を、亡失するに至ることを發見せり。換言すれば草履蟲は、何れの時か死滅すべしと云ふ結果に逢着せるなり。而して此の場合分裂の能力を失ひたる、甲と乙との二個の草履蟲を、互に接近する時は、二つの蟲は口と口とを接觸して、體の成分たる小核を、各自交換するを認む。是れ即ち接合作用にして、一たび此の接合を終りたる、甲乙の二蟲は、再び元氣を恢復して、又更に二百代の長きに亘つて、分裂增殖する能力を復活するを實驗し、他の單細胞動物に就ても、斯の如き實驗行はれ、獨逸の有名なる生物學者ヘルドリッヒ氏の如きも、連りに此の說の正しきことを裏書したり。

此の事實は、明かにワイズマン氏の不死說を否定するものなるも、ウードラフ氏は之が解決に對し、頗る重要なる事實を報告せり。即ち草履蟲を取り、十分の注意を以て試驗したるに、六個年の久しきに亘りて、毫も分裂の能力を失はず。四千五百代を重ね、其の後と雖、分裂止むことなかりしこと是なり。是に於てか何に因て、此の矛盾を生じたるやの、新らしき研究問題起れり。然るにモーパー氏等の實驗に於ては、草履蟲を培養しある培養液を、三個月に一度位更新したるに過ぎざるに反し、ウードラフ氏は分裂する每に、新らしき液に更めたる爲、相異なる結果を生じたるものとす。

其二　新陳代謝の効驗

元來生活體が生存しある間は、其の細胞は常に新陳代謝を行ひ、新らしき養分を入るゝと同時に、古き不必要のもの、又は有毒物は之を排出するものとす。　呼吸、排尿、發汗等は、之が爲に必要とする所にして、有ゆる生物は皆此の作用を爲す。　隨て其の排出せられたる老廢物は、生物の棲息する周圍に堆積することゝなる。　即ち液中に此等の不利、有害物の堆積するに當り、之を除去すると否とは、至大の影響を及ぼすや言を俟たず。　是れ前記實驗の相異なる結果を得たる所以なり。

今試みに草履蟲の同じ系統のもの二つを取り、甲を古き液中に、乙を新らしき液中に入れ置く時は、甲は十分に發育する能はざるのみならず、分裂の能力も亦大に減退し、遂には片輪となりて、死に至るものあるを見るも、乙は之れに反し能く發育し、其の分裂力も著しく永く繼續す。　又或裝置の中に二三滴の液を入れ、其の中に草履蟲を入れて、分裂の狀態を見るに、液の少きに從ひ、變質的の分裂著しく行はれ、不具となること早く、蓄積する老廢物の濃度も、同様に著しきに至る。故に外部の侵害積りて、死に至るは當然にして、之を除去する時は、無限に生存して死を見ることなし、隨て不死なりと謂ふべし。

斯の如くなるを以て、生物體の本來の性は、ワイズマン氏の說の如く不死にして、少くも生殖素は確かに不死なるも、尙新陳代謝の爲、排出せられたる老廢物の中毒に依り、死滅を見るに至るものとす。

其三　多細胞生活體の發育

多細胞動物體は、所謂細胞の群隊生活を營むものにして、機能の分擔自から起り、分業成立して各種の器官は、相依りて一個體を成す。此の分業の結果として、體細胞は一個體の保續を司どり、生殖細胞のみ、子々孫々に傳へて、新個體を造るものとす。而して此等細胞の分裂能力は、發育の初期に旺盛にして、發育の進むに伴ひ漸次衰ふべし。佛國のミノー氏の人間を始め、動物の胎内生活及び生産後に於ける、體重増加の景況を觀察したる結果に依れば、皆其の景況を一にせざるはなく、人類に在りては生後一個月目には、體重の二十三パーセントに相當する増加を示すも、二個月目には十七、五パーセント、三個月目には十四パーセント、四個月目には十一パーセント、五個月目には九、二パーセント、六個月目には七、七パーセントとなり、十二個月目には二、八パーセントに降る。又フリーデンタール氏の報告に依れば、人の胎兒が其の體重を二倍する爲に要する日數は、受胎後時日を經過するに伴ひ多くなり、受胎後四十日目の時は、僅かに二日にして二倍となるも、五十五日目には十日、八十日目には四十日、百二十日目には七十六日となる。此等は全く受胎後時を經るに從ひ、成長能力の減退する證左にして、發育の状態は若きに從ひ、盛なる例たるを失はず。

以上の事實より推す時は、細胞が分裂增殖して、其の多數が相寄り、群隊を成すに至れば、漸次分割增殖を妨ぐる原因となり、其の大となるに從ひ、分裂の能力は鈍ぶりて、遂に死に近づくに至る。　換言すれば成長せんとする努力慾望は、成長其のものゝ爲に阻碍せらる。　然れども茲に考慮すべきは、成長それ自身に關係せずして、時其のものに關係するにあらざるや否やに在り。　即ち發育に際し、時の經過に從ひ、成長の如何に拘らず、漸次細胞の分裂、增殖力の減退を生ずるにあらざるやの、懸念なき能はざるも、此の懸念は無用にして、實際生長せんとする傾向は、時とは全く直接の關係なく、却つて時を經過するに伴つて起る。　成長其のものと直接關係することは、實驗に依り十分之を證明することを得べし。　例之今鼠を養ふに、普通五百日にして生熟せるものとなるも、不十分の養分を與ふる時は、五百日を經過するも、猶未熟の狀態に留まるべし。　而して此の鼠は、營養不良の爲成長し得ざりしものなるを以て、其後十分なる養分を與ふる時は、再び成長し始む。是れ即ち時其のものが、直接成長慾を左右するものにあらざるを判知せしむるものなりとす。随て時の經過に伴ひ、分裂增殖力の減退するは時の經過に伴ひ、起る所の成長其のものが、成長を妨ぐるものなるを、明かにするものと謂ふべし。

斯の如くなるを以て、多細胞生物體に於ては、其の發育進むに伴ひ、成長其のものが、障碍となりて發育を阻碍し、遂に發育の最後に於て死を招ぐに至る。而かも此の死は體細胞の死にして、生殖細胞は依然として其の生を繼續し、此の個體の發育の最後として起る所の死は、即ち自然の死と謂はざるべからず。

其四　人の死と老衰の原因

死と老衰との原因を知るには、何故に成長其のものが、成生を阻止する原因となるやを、探究するを以て足れりとす。

既に前記の如く、成長自ら成生を阻止するは、老廢物の蓄積を以て、最も重要なるものと爲さゞるべからず。ウードラフ氏の實驗に就て考察するに、新陳代謝の結果として生じたる老廢物を排出するは、單細胞生物に於ては、多細胞生物に比し遙に容易なり。是れ單細胞生物は、群隊生存を營む多細胞生物に比して、外界との接觸遙かに自由なればなり。元來細胞が顯微鏡にあらざれば視る能はざる如く、極めて微細なる所以のものは、畢竟其の嵩と表面との關係をして、外界との接觸を緊密ならしめんが爲に外ならず。即ち同一量の物あり、之れが唯一つの大なる塊なるよりは、其の物が多數の小塊となれば、遙に其の表面を擴大し、隨て外界との接觸は、大且容易にして自由となるべし。例之吾人の體内を環流する血液中の赤血球の如きも、其の表面より酸素及び炭酸を吸收排出して、新陳代謝の重要なる作用を營み、體細胞の間を環る時は、酸素を與へて之を酸化せしめ、之と同時に炭酸を吸收して之を除き、次で肺に來る時は外界に對し、炭酸瓦斯を放散して酸素を吸收すべし。而して此等の作用は、皆其の血球の表面に依りて行ふものとす。隨て赤血球は、廣き接觸面を有するを最も有利とするが故に、一滴の血の中には、二億五千萬の血球存在する程微細にして、此の夥多の血球は集りて、僅かに半滴の面積を有するに過ぎず。而して大人の血量は約二升なるを以て、其中の血球の全量は約一升なり。而かも無數微細の小塊に分れて、血液中に散布するを以て、其の全面積は實に七百坪以上に達す。血液の十分なる新陳代謝の作用を爲し得るは、蓋し之が爲なり。然るに吾人人體の如く、無數の、細胞より成る時は、單細胞の如く其の面皆直に外界との接觸を爲し得る如く、容易なる能はずして、深くして且大なる體內より、老廢物を排出せざるべからざる困難あり、固より之が爲、腎臟、肺臟、皮膚等の排泄器官ありと雖、動もすれば老廢物は體內に堆積し易く、之が爲其の生活保生に非常の不利を來し、其の體漸次發育して大となるに從ひ、其の不利は益々增加す。隨て成長は愈〻其の成生を阻碍するの著しきを致すは、之を理解するに難からざるべし。

同種類の單細胞生物と雖、其の四圍の關係に依り、其の形或は大となり、又極めて小となるべし。例之海住の動物を見るに、同種類のものにして北極方面のものは、熱帶地方のものに比し遙に大なり。是れ蓋し熱帶地方に在りては、新陳代謝の作用、頗る旺盛なるが故に、老廢物の發生も、亦隨て盛んなる關係上、其の成長が自ら成長を妨ぐるに至ること、大なるに依るなり。

斯の如く老衰の必至と死の運命とは、自己の成長其のものが原因となり、到底之を避くる能はざるを知るべし。殊に人類の如く、其細胞の無數に相集りて、群隊生活を爲すものに在りては、一層其の不利を惹き起し、所謂分化の現象著しきを致すべし。固より單細胞生物に在りては、恰も原始時代の人間の、未だ分業起らざりしと同樣、其の分化は極めて微弱なるも、分業あれば自から各細胞は、各々特殊の機能を分擔することゝなり、之れが爲其の性狀を變化するに至るは、止むを得ざる結果なりとす。例之筋肉を形成する細胞は、纎維狀を爲し、神經組織を爲すものも、同樣に細長となりて、筋及び神經纎維を成すの類是なり。若し夫れ細胞が極端に分化して、其の性狀を變化するに至れば、本來の生存上最も重要なる新陳代謝の作用は、遂に中止する結果を來すべし。隨て自ら養分を攝るよりも、寧ろ他の器官より供給を仰ぎて、始めて生存し得ることゝなる。老廢物の排除に關しても亦同樣なり。是に於てか動もすれば、又細胞の新陳代謝を困難ならしめて、老衰の原因を爲すを見るなり。

元來細胞は、核と原形質の二成分より成り、此の二つのものが、物資の交換を行ひ、以て成長生育を遂ぐ。然るに其の分化進むに從ひ、核と原形質との割合に非常なる變化を生ず。例之筋肉細胞の核は極めて小となり、之が爲物資の交換を爲すこと不十分にして、原形質との間に滿足なる供給を遂ぐる能はざるに至るは、自然の勢なりとす。蓋し斯の如きは、新陳代謝に取りて大に不利なるを以て、愈々益々一個體の老衰を來して、終に自然死を招ぐの結果を生ずるに至るものとす。

其五　長壽保生の要

予は既に生氣養生訓に於て、壽を保つの要を示したるも、凡そ人の身は百年を以て期とす。故に上壽は百歲、中壽は八十歲、下壽は六十歲とし、六十歲以上を長生とす。然るに世間短命の人多く、其の十人中の九人迄は叙上の自然の死に因り、生を終るにあらずして、自ら身を損へる者なり。

貝原益軒の說く如く人生五十に至らざれば、血氣未だ定らず、智惠未だ開けず、古今に疎くして世變に慣れず、言語誤り易く、行ひ悔ひ多し。故に五十に至らずして、死するは之を夭と云ひ、不幸短命と稱す。然るに長生すれば、未だ知らざることを知り、未だ能くせざる所を能くし、知識の明達、學問の進歩始めて期し得べく、志如何に大にして深きも、長生せざれば國家社會に功献稗益する所少し。是れを以て少壯の時に於て、十分に鍛練するの必要なるは勿論なるのみならず、旣に四十を越して老衰の侵襲著しく、且つ心身を勞することゝ益ゝ大となりて、自ら損ふの危險多きに至りては、常に保生の道を盡して內敵を制し、外敵を防ぎ、堅忍以て養生の實を全ふし、之れに依り長壽を期待し、所謂人生の價値を向上發揮するの、覺悟なかるべからざるなり。是れ予の世の人の爲に、生氣自强療法を說く所以なり。

學識才能に富む人、日夜の奔命に疲れて病苦を招ぎ、而かも營々として其の職責に沒頭するは、之れを其の天分を盡さんとする點より見て、誠に潔きが如しと雖、其の內心を探ぐる時は、寧ろ徒に富貴財祿を貪り、地位と名譽に戀々として、又他を顧みるの遑なき人多し。曰く多忙にして、一身を顧みるの遑なしと。是れ豈に智ある人の言ふべきことならんや。予をして之を言はしめば、人生の長きに比すれば、一日の內若干時間を割きて、養生の道に進む何の不可かあらん。否な遠大の旅程に、一寸の休憩なくして豈に能く其の目的を達成するを得んや。

予甞て强力に富士登山の秘訣を問ふ。答て曰く急がざるにありと。實に然り、思慮に乏しき人は、唯頂上の壯觀を想ふて、途中の嶮峻を觀破せざるを以て、徒に焦慮急行せんとするも、未だ其の半ならずして、一步も進む能はざるに至るべし。人生の行路も亦然り。故に奮鬪偉業を思ひ立つ人は、先づ途中の難關を精察して、一歩一歩之を踏破するの餘裕なかるべからず　俗諺に、足許に注意せざる人は、必らず躓跌すとは、即ち之を云ふなり。　然れども人の神經衰弱に罹るや、神經頗る過敏となりて、目前の仕事に捕はれ、復た他を思ふの遑なきに至るを以て、家人の懇切なる指導を要するは勿論、知人先輩も亦之れを導きて、過失なからしむるの誠意なかるべからず。

嘗て若き夫人、其の郎君を伴ひ研究所に來る。　私かに聞く所に依れば、家人は既に皆其の敵にして、食を共にせざるのみならず、家人の作りたる食物は危險なりと爲し、一切手にしたることなく、日常屢々精神の錯亂するを認むと云ふ。　而して予の見たる所に依るも、亦腦神經衰弱の狀著しきものあり。　即ち坐姿に於て輕き誘導を行ひ、其の進行を傍觀せるに、首先づ動きて上體の運動に移り、遂に其手を以て胸部腹部を强打し、約一時間にして停止し、暫く横臥し、漸くにして起き上り、其腹部を打つき、腰以下の温暖となるや、非常の爽快を感じたるを語り、續いて來るべきを約し、欣然として歸る。　然れども其の後遂に來らず、數日の後電話に依り、始めて日々研究所に到ると稱して他出し、此の際固く他人の同行を拒みつゝあるを知る。　而して夫人の語る所に依れば、自ら運動して他の干渉を受けざるが故に、安心なるのみならず、爽快を感ずる點より考ふるも、確かに効驗ありと語りたるも、其の夜偶々歯痛を起したるを以て、或は之を運動に依りて生じたる如く、疑ひ出したるにあらざるやの掛念ありと云ふ。　要するに事茲に到つては、上長の懇切なる指導の外、他に頼るべきものなく此人の死活は正に此點に懸るあるのみ。　豈に悼まざるべけんや、而かも此等は、皆求めて自ら殺す部類に屬するなり。

然れども數日後に於て、本人自ら生氣自強療法の確かに効驗あるを信じて自ら進んで來り、運動を實習し、此の際偶々老先輩の懇切なる說示に依り、益々信念を固ふし、續いて實習を重ね、幸にして他に救ふの道なき重患を退治するを得たるも世に此の種の患者にして、自ら殺すの道に進んで、遂に其の天命を全ふせざるもの頗る多し。是れ豈に遺憾の極なりとせざらんや。

其六　長命的衞生法と生氣自己運動

英の醫學者ウエーバ氏は、長命的衞生法を說き、且之を自己の身體に實驗したるのみならず、尚多くの老人に對し好成績を擧げ、同氏の如きは既に八十三歲にして、頗る强健なりしは、大に注目すべき點なりとす。其衞生法に曰く。總ての官能は、强壯に保持せらるゝを要す。遺傳的なると後天的なるとを問はず、苟も病的傾向を認むれば、直に之に打勝つこと必要なり。飮食其他肉體的快樂に節度を存するは最も必要にして、住所及び其近傍の空氣は清潔なるを要す。又天候の如何に拘らず、日々一定の運動を爲すを必要とす。多くの場合に於て、呼吸器の運動は特別に之を行ひて、平地及び登降の運動を試むべし。登山の如きは頗る良し。早く寢ねて早く起き、睡眠時間は六時乃至七時間より多からざるを要す。而て毎日一回入浴し、能く皮膚を摩擦すべし。湯の温度は各自の好みに從ふべきも、熱きに失するは不可なり、時として温湯と、冷水を併用するを可とすることあり。規則的なる勞働と、心的勤務とを缺くべからず。常に心を平靜にし、生活の歡樂を刺戟して、希望に充たしむるは有益なり。然れども感情は能く之を制御せざるべからず、悲痛なる神經感動は之を避遠すべし。最後に其健康を保持するには、斷乎たる意志を以て、痲醉藥安息藥等を遠ざくるを要すと。

見よ東西其所を異にすと雖、自然に適合する衞生法は、其軌を一にして前記法則の全く、予の生氣養生訓と一致するものなるを。而して貝原益軒の養生訓を編述したる時は、正に八十四歳の高齢にして、ウエーバー氏より長ずること一年なり。然れども支那四千年來の古典長生法より、其の粋を抜きたる益軒の養生訓は、到れり盡くせるものにして、ウエーバー氏衞生法の遠く及ぶ所にあらず。是れ予の特に生氣療養の見地より之を義解して以て、生氣の功を明かならしめたる所以なり。隨て茲に改めて、ウエーバー氏法則を研究するの必要なきも、聊か生氣自强療法及び生氣自己運動の立場より、聊か茲に所見を述べん。然る時は又以て、生氣養生訓の敷衍たらしむることを得んか。

總ての官能を强壯に保持せんと欲せば、先づ其神經系統を强健ならしむるを要す。之が爲絕えず神經の訓練を行ひ、以て其興奮發動の能力を高めざるべからず。然るに生氣自己運動は、所謂神經自發の運動なるを以て、之を行ふは則ち神經訓練の法にして、局部神經の興奮は、忽ち之を全身の神經系統に波及するに至るが故に、局部神經の發動其の者が、直に神經を刺衝興奮せしむる原因となり、運動の發起に當りて與ふる所の刺戟は、運動の繼續に依りて、頗る大なる効驗を呈するに至るべし。故に運動の爲敢て努力を要せず。何れの部分にか、若干の運動を起すを以て足れりとす。隨て困難なる神經の訓練は、最も簡易に之を遂行することを得べく、其强健努めずして得らる。是れ自己運動特殊の利益にして、神經の强健を期待するを得ば、總ての官能の强壯は、求めずして獲らる。豈に至便なりと謂はざるべけんや。

苟も病的傾向を認めたる際、其遺傳的なると後天的なることを問はず、如何にして直に之に打勝つべきか。是れ頗る重大なる問題にして、今日の醫學の力は、到底此の要求を滿足せしむる能はざるを遺憾とす。然れども日々實績を擧げつゝある如く、生氣自强療法に於ては、自己運動の便なるものありて、容易に其要求を滿足せしむ。　即ち自己運動は、單に運動を以て終るにあらずして、疾病を認むるや、直に之れを治療して、苦惱を除き健康を恢復せしむ。　故に換言すれば、自己運動は則ち自己治療法なり。

而して其奏功の的確迅速なるは、重ねて說明するを必要とせざるのみならず、殊に其の自覺なき場合に於ても、神經は最も精確に之を發見して、適切なる治療を行ふ點に至りては、何物も企及すべからざる所なりとす。

予の著書に揭ぐる如く。　屢々硏究所に來り、無病と稱する人が、自己運動を試むるに至り、始めて其疾患を自覺し、自ら驚くの類例頗る多し。　神經衰弱症に於て殊に然り。　然る時は病を掃蕩することよりは、先づ病を迅速的確に發見するの必要ありと雖、此の事旣に難し、蓋し難きが故に自覺なきなり。　況んや醫師の容易に診察し得ざるもの、頗る多き現況に於てをや。

然れども吾人は毫も憂ふるの要なく、試みに自己運動を行はゞ、能く身體の狀況を詳にすることを得べく、苟も疾病の潛むものあれば、直に之れに向つて治療を施すべし。故に自己運動は、自己診斷法にして、自己治療を兼ぬるものとす。是れ吾人の健康なりと信ずるに拘らず、日夜自己運動を勵行する必要ある所以なりとす。

自己運動は名稱の如く、其一般的狀態は、固より一種の運動にして、所謂强健法なり。隨て疾病等の治療を爲す場合に於ても、某程度迄之を持續する時は、遂に一般强健的の全身の運動を見るに至る。世人は固より、日々一定の運動を爲すの必要を認むと雖疲勞の爲之を廢し、又業務に餘義なくせられて、之れを行ふ能はざることあり。然るに自己運動は、其發起に當りて意志を動かし、若くは一擧手一投足の勞を惜まざれば、其の運動發起の後は、自然に放任すれば可なるを以て、心身疲勞の際に於ても、之を行ふこと最も容易なるのみならず、法則としては起床及び就寢の際、每日之を行ふことゝ爲しあるを以て、如何に繁劇の業務に服する人も、之れが爲時を得ざることなし。某士國事に奔走し、且文筆を以て立つが故に、晝は席暖かなる能はず、夜は筆を動かして、夜半後に及ぶを常とし、而かも其の身體は頗る衰弱しあり。然るに筆を投じて、正に寢に就かんとするや、一日の疲勞を挽回する爲、自己運動を行ひ、容易に安眠し、又朝に至り起床せんとするや、再び自己運動を行ひ、蹶然として起ち、勇氣勃々心身清爽、腕を扼して居宅を出づと言ふ。而して此の間に於て、數年來の不治の痼疾は消滅し、唯身體瘦弱を遺すのみ。是を以て健康なる人、日夜之を行はゞ百事意の如くならざるものなかるべし。某工學博士の如きは、初め糖尿病治療の爲、自己運動を練習したるも、病狀次第に減退するや、心身常に爽快なるを以て、人に遇ふ毎に其の爽快の狀態を誇りつゝあり。又嘗て某醫學博士來りて自己運動を見、自ら之れを練習せんことを熱望し、告げて曰く。予の如き繁劇なる業務に服する者、若し寢に就く際、無意識に斯の如き運動を爲し得るとせば、其の効益と愉快とは、譬ふる能はざるものあるべしと。

右半面に顏面痲痺を有する若き婦人、來りて運動を望む。予之を誘導せるに、右方眼瞼は閉づるの力なく、眼球も亦上に釣られて十分に運動せず。而して此の際第一に起したる自己運動は、萎縮せる顏筋の運動にして、此の第一回の運動に依り、痲痺少しく減退し、眼瞼殆んど閉づるに至り、眼球の運動稍々自由となれり。然るに第二回に於ては、其兩腕上下に運動し、遂に手を以て顏面を擦り、且示指頭を以て、神經の通ずる個所を探りつゝ、强き押法を施し、其の押法を施す個所は、皆押擦法に於ける治療の個所にして、視る人皆其の精確なるに驚く。而して頸の運動及び脊柱下肢の運動併發し、運動終りたる時は、兩眼の狀態全く同一となり、眼瞼及び眼球の運動殆んど常態に復せり。此等は單簡なりと雖、能く自己運動の自己診斷法たると同時に、自己療法なるを表證する一例なりとす。

呼吸器の運動は、十分なるを要するも、强きに失する時は反て害あり。然れども自己運動の呼吸は、筋の働きを促して胸腔を擴張し、之に依て內部に生じたる空隙に、外氣の進入を誘ひ、又筋の緊縮に依り胸廓を壓縮して、此の進入したる空氣を驅除す。是に於てか呼吸運動起り、胸廓は自然に緩やかにして、且大なる運動を連續するに至る。是を以て肺尖を疾むも、肺結核に罹るも、此の呼吸は頗る樂にして爽快を感ず。而かも其の緩急大小は、能く呼吸器の狀態に適應するが故に、之が爲害を生ずるの恐なきを特色とす。是れ研究所に於て、肺病患者の治癒したる例尠からざる所以なり。若し夫れ之を肺の强健法に利用せんか、其の實施の最も容易にして、且其の効驗の大なる推して知るべし。其の他睡眠、飲食、入浴、勤務、皮膚の摩擦、心の平靜等に就ては、予の生氣養生訓中に詳說しあるを以て之を省き、玆には唯自己運動の保生上緊要なる所以を明かにするに止めん。又呼吸器の疾患に對する、生氣自强療法の効驗に就ては、肺結核と生氣自强療法なる册子中に詳述しあるを以て之に依りて研究すべし。

二　生氣自己運動の性能及び其の變化

(一)　生氣自己運動の性能と其の變化

生氣自己運動を獨習する人は、既に自己運動起るに至れば、熱心に之を實習して、益〻之を發展せしむることに努力すべし。然る時は運動種々に變化して、意想外の運動を起すに至るべし。

生氣自己運動は、身體の要求に應じて發起するものなるを以て、健全なる人之れを行ふ時は、些細の疲勞と雖、之れを見遁すことなきが故に、朝に行ふ運動と、日中に行ふ運動と、夜行ふ運動とは、其の順序種類を異にし、疾病ある人に在りては、其の疾病の異なるに應じて、運動の種類方法を異にするものとす。

生氣自己運動を起すや、神經は最も迅速に自己診斷を行ひ、異狀の有無、病の輕重を的確に判定すべし。隨て第一に動く所の局部は、其の最も重き所とす。而して其の運動に依り、略々之れが治療の目的を達すれば、次ぎに重要なる部の運動に移る。是れ自己運動の自然に變化する所以なり。然れども其の病重き時は、略々其の目的を達するまで、同一運動を持續して、容易に變化せざるものとす。故に變化の有無に依りて、自己運動の可否を、判別すべきものにあらずして、其の强さと大さとに依らざるべからず。随て若し運動變化せざる場合に於ては、早く其の目的を達成する爲、自己運動を勵行し、其の運動の强さと、大さとを增加することに着意すべし。之が爲には運動の初に於て、特に十分神經の訓練法を行ふを必要とす。

神經尙鈍き時は、自己運動は概して緩慢にして、神經痲痺ある時は、容易に起らざるを常とするも、其の起るに及んでは、概して强し、而して神經痲痺の爲、筋肉の弛緩せる人に在りては、運動强きも忽ち停止すべし。故に運動を繰り返して、筋肉の伸縮力を增加することに着意すべし。然る時は自己運動は、漸次持續の度を增すに至るべし。

神經弱き時は、自己運動頻繁に轉換して、何れも持續するものなく、爲に運動の狀態明確ならざることあり。例之上體が左右に動くかと思へば前後の運動に變はり、又忽ち左右に轉じ、或は又廻轉運動に變じ、忽ちにして前後に移るが如き是なり。

神經衰弱の幾多の症狀を有する人は、自己運動發起の初に當りては、運動神經頗る過敏に働くを以て、首を動かし、手を動かし、脚を動かし、腰を動かし、肩を動かし、各所同時に各別の運動を爲すこと多きも、運動の回數重りて、其の過敏性漸次減退するに至れば、一運動稍々持續して、而して後他に轉換するに至るべし。

生氣自己運動は、元來根本的の治療を遂行するものなるを以て、運動は自覺症狀と一致せざること多し。例之胃腸病と信ずる人が、毫も胃腸の治療と認むべき運動なくして、連りに腰の運動を行ひ、頭痛を感ずる人が直に頭部の治療を爲さずして、連りに肩脊髓を動かすが如きは、是れ皆病源を先きにするものにして、其結果は反て自覺症の治癒を速かならしむ。

而して此の點は今日の分業專門醫の遠く及ばざる所にして、醫術の奏功緩慢なる所以のものは、其根源たる病症を等閑に附するに因るものとす。今胃腸を病む人ありとせよ。專門醫は單に其の胃腸の症狀のみを見て、其の原因たる神經衰弱を治療せんとせず。又眼科醫は眼のみに着意して、之も亦其の原因たる神經衰弱及び神經痲痺を治療するの手段を取らざるを以て、輕き場合には比較的容易に治癒せしむることあるも、其の稍々重き場合に在りては、數年を費やして之を平癒せしむる能はざる如きは、皆是れ枝葉に沒頭して、病源の治療に觸れざるが爲なり。蓋し此等は寧ろ分科の弊害と謂ふべく、生氣自强療法の的確迅速なるに及ぶ能はざる所以のものは、悉く玆に存するなり。

（二）　强き自己運動の緩和法

强き自己運動起りたる場合に於て、速に之を緩和せんと欲せば、其の起りたる運動を、神經の滿足する迄十分に實施するに在り。從來の經驗に依れば、此の種の强き運動は、自然に停止する迄之を行ふ時は、通常二三日にして、運動の狀態一變するに至るものとす。然れども神經衰弱等に罹り、神經の過敏なる人は、徒に恐を抱きて之を斷行せざることあり。故に家族は能く自己運動の性能を了知して、親切に之を指導し、速に病苦を退散せしむるの着意なかるべからず。然れども多くの場合に於ては、自己運動後の爽快言ふべからざるものあるを以て、本人は容易に不安を去り、之を行ふを樂みとするに至るを常とするも、周圍の人の理解なき爲、却て之を制止するが如きこと起りて、病勢容易に輕快に至らず。隨て自己運動を起せば、依然として强く、遂に自己運動の緩和を來す能はざらしむることあり。

斯の如き强烈なる運動は、熟練者の補助に依り、最も迅速に其の狀態を

改めしむることを得べし。今其の一例を左に掲げん、

嘗て予の友人、二十七歳の其の長男を伴ひ來りて、自己運動の實習を望む。而して其の語る所に依れば、神經衰弱は數年來のものにして、現今最も甚だしく、其の惡化は既に半年以前に在り。予即ち椅座に於て、力めて緩和裕大なる運動を誘導す。友人大に喜び、之を家庭に於て實行せしむべきを語りて歸る。是れ友人は、既に其の腦神經衰弱を自己運動に依りて根治し、且既に講習を受け、相當の能力を備ふるに因る。

然るに四、五日後再び長男を伴ひ來りて曰く。自己運動劇烈にして、其の既に起るに至れば、如何ともする能はず。希くば之を實驗し、且其の補助の法を承知し度しと。予即ち再び椅座に於て、其の自己運動を誘導し且其の運動を補助矯正すること約二十分にして、其の自發の運動を見せしむ。然るに正しく椅座の姿勢を保つのみならず、其の運動緩和裕大に

して、毫も强烈ならず。　友人之を見て其の狀態に驚く。　予即ち運動の誘導法は、玆に至りて其の妙境に達したるものにして、口に容易に說く能はず、實地に之を示すの外なし。　何となれば若し之を筆舌に依りて說かば、徒に自發の運動を强制束縛して、本來の自己運動を破却し、之が爲害の及ぶ所多きに至ればなり。　殊に自由に自己運動を誘導するの能力と、自信とを有するに至らざれば、到底學ぶべからざるものあるに於てをやと。友人即ち了知して歸る。　而かも此の一回の誘導に依り、其後如何に自己運動を起すも、再び當初の如き强烈の狀態を現はさずして、治療運動に入れり。　是れ予の生氣の補助に依り、强き運動を至短時間內に實行したると同一の結果となり、其の運動一時に發展進步したる結果なり。

長く自己運動を繼續して、運動の餘り變化せざるは、其の刺戟の一定不變なるより來る弊害なり。　之が爲には自己運動を行ふ人は、時々相ひ集りて互に運動を補助し、以て其の進歩を計るを要す。隨て偶々研究所を訪問する人にして、試みに其の運動を誘導するに、意外の自己運動を起すことあり。是れ互に研究するの頗る有益なると同時に、自己運動に堪能にして、且生氣の强き人に誘導を依賴するは、最も有効にして缺くべからざる所以なりとす。

三　生氣感應及び治療上の壓點と其の用途

疾病を治療し、若くは自己運動を誘起する爲、用ゆる所の壓點は、概して附圖に示すものを以て足れりとす。今其の押壓の方法を、次ぎに說明すると同時に、之が用途を示さん。（卷頭附圖參照）

一、前顱頂凹部（第二十二圖）

頭の頂上より中央線の兩側に沿ひ、指頭を以て探りつゝ前方に降る時は、小なる凹陥部を相對の位置に見出すべし。是れ即ち小兒の時軟かくして、動きたる部分の踉跡なり。而して之を壓するには、自ら行ふ時は中指を以て、又他人に對しては兩拇指を以て上より強く押すべし。

頭重頭痛の場合に、此の壓點を強く押す時は、輕快を感ずるに至る。而して指頭は平に使用せずして、指尖を立てゝ用ゆるを良しとす。是れ力を要すること少くして、能く感ぜしむるを得るが爲なり。

二、眉間（第二十三圖）

此の壓點は、通常輕く指頭を以て押ゆれば足る。然れども頭痛頭重の在る場合には、稍々強く押ゆるを可とす。神經痲痺ある場合に於ても同様なり。

三、顳顬部（第二十四圖）

耳の前上方に在りて、口を動かす時動く所なり。之を押ゆるには、中の

第二十二圖

前顱頂部の壓點（一）

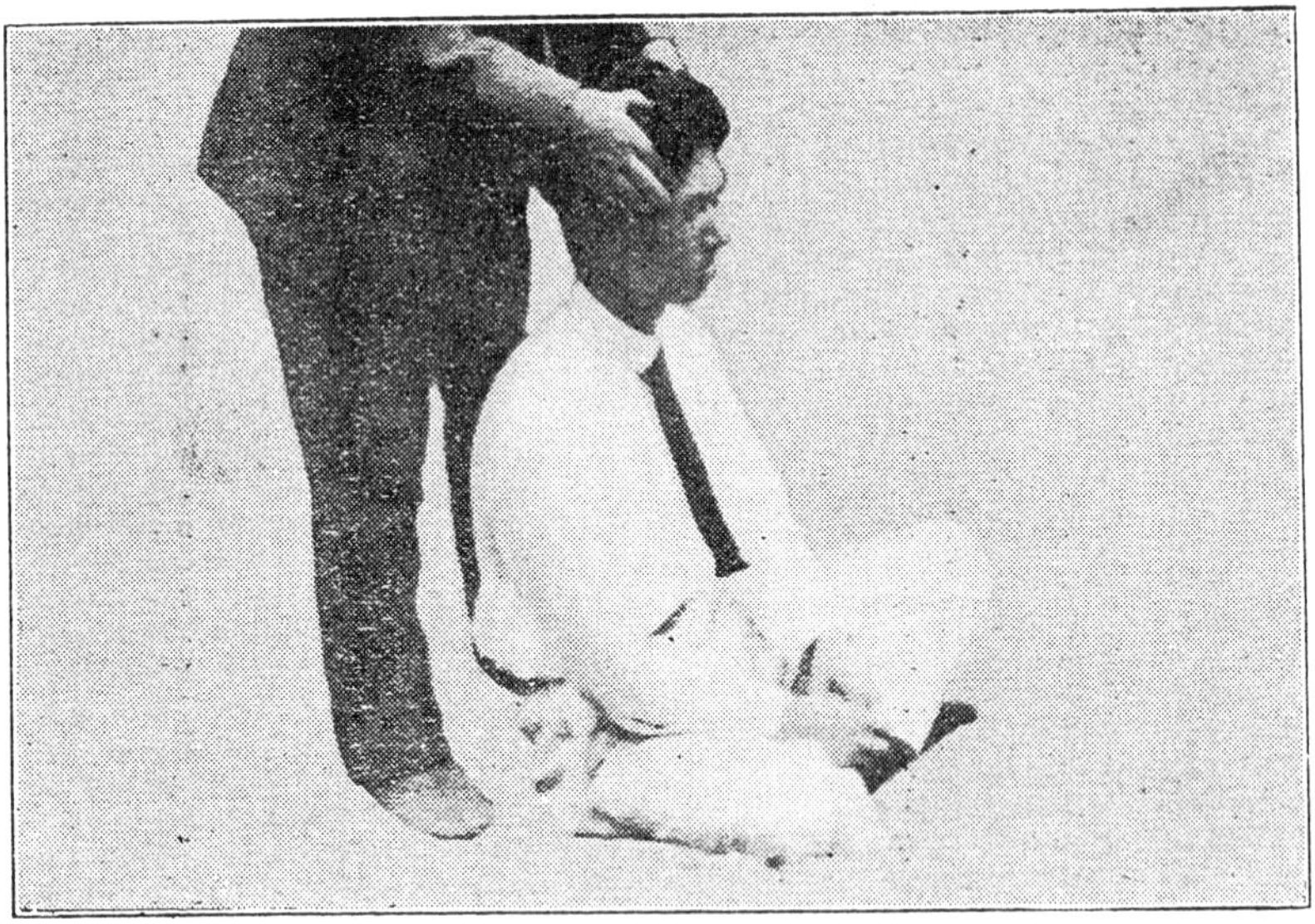

指三本を立てゝ押え、且下より上に押し上ぐる如くすべし。

此の壓點は、頭痛頭重の時に用ゆる所にして、人は知らず知らず、頭痛等の場合に押へ且揉む所なり。而して他人に對しては、後方より指頭を以て横に押へ、指尖を立てて上方に押し上ぐべし。

四、眼（第十七圖第十八圖參照）

兩手の指尖を眼窩上方の

第二十三圖

眉間の壓點

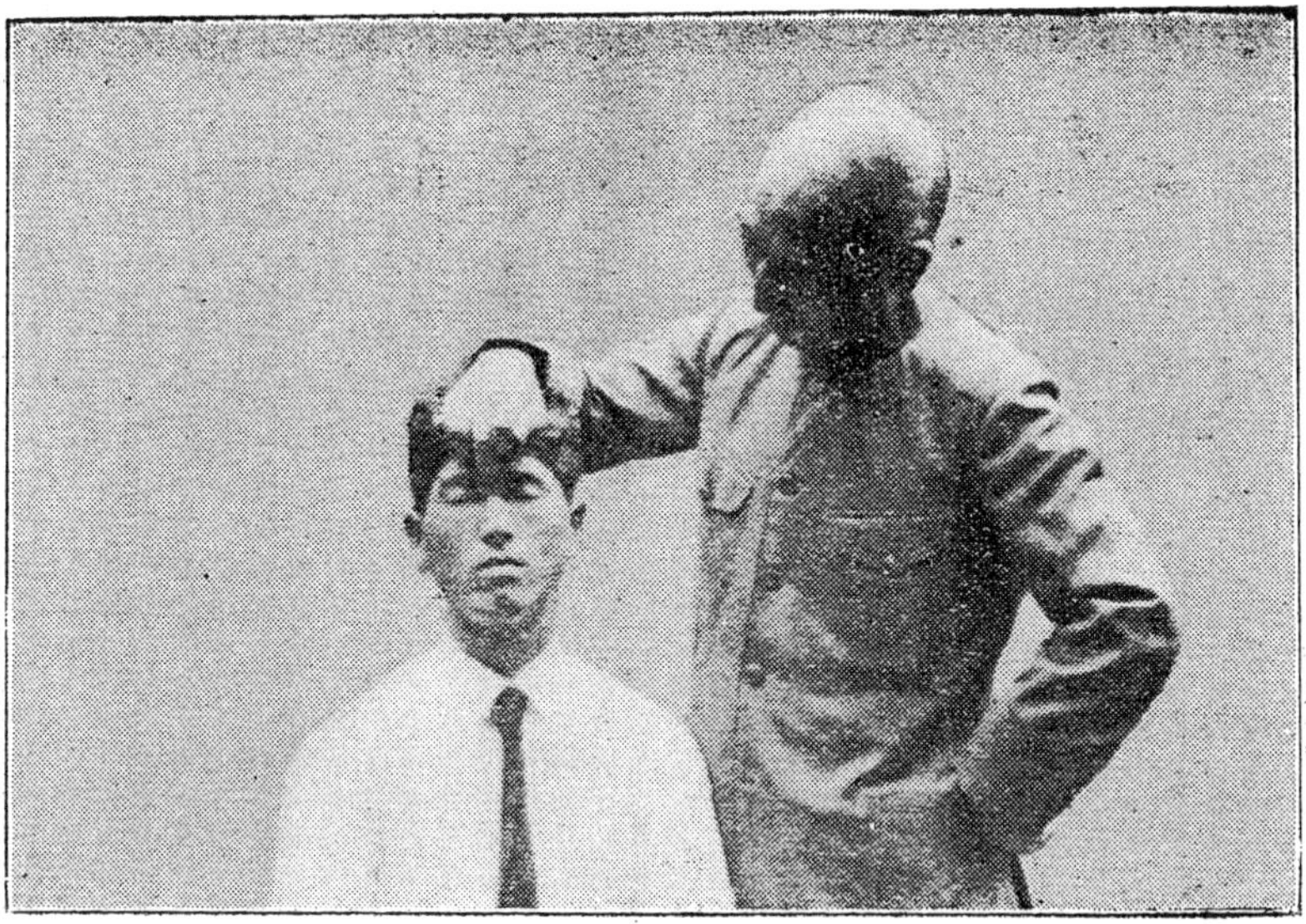

骨の内方に押し込み、指頭は其の餘勢に依り、輕く眼球を壓する度に止むべし。是れ動眼神經の一部に、刺戟を與へんが爲にして、眼のかすみたる時又は眼の運動を起さんとする時用ゆる所なり。而して單に眼瞼の運動を起す爲なれば、輕く眼の上に指頭を當つるを以て足れりとす。

他人に對しては、背後より

第二十四圖

顳顬部の壓點(三)

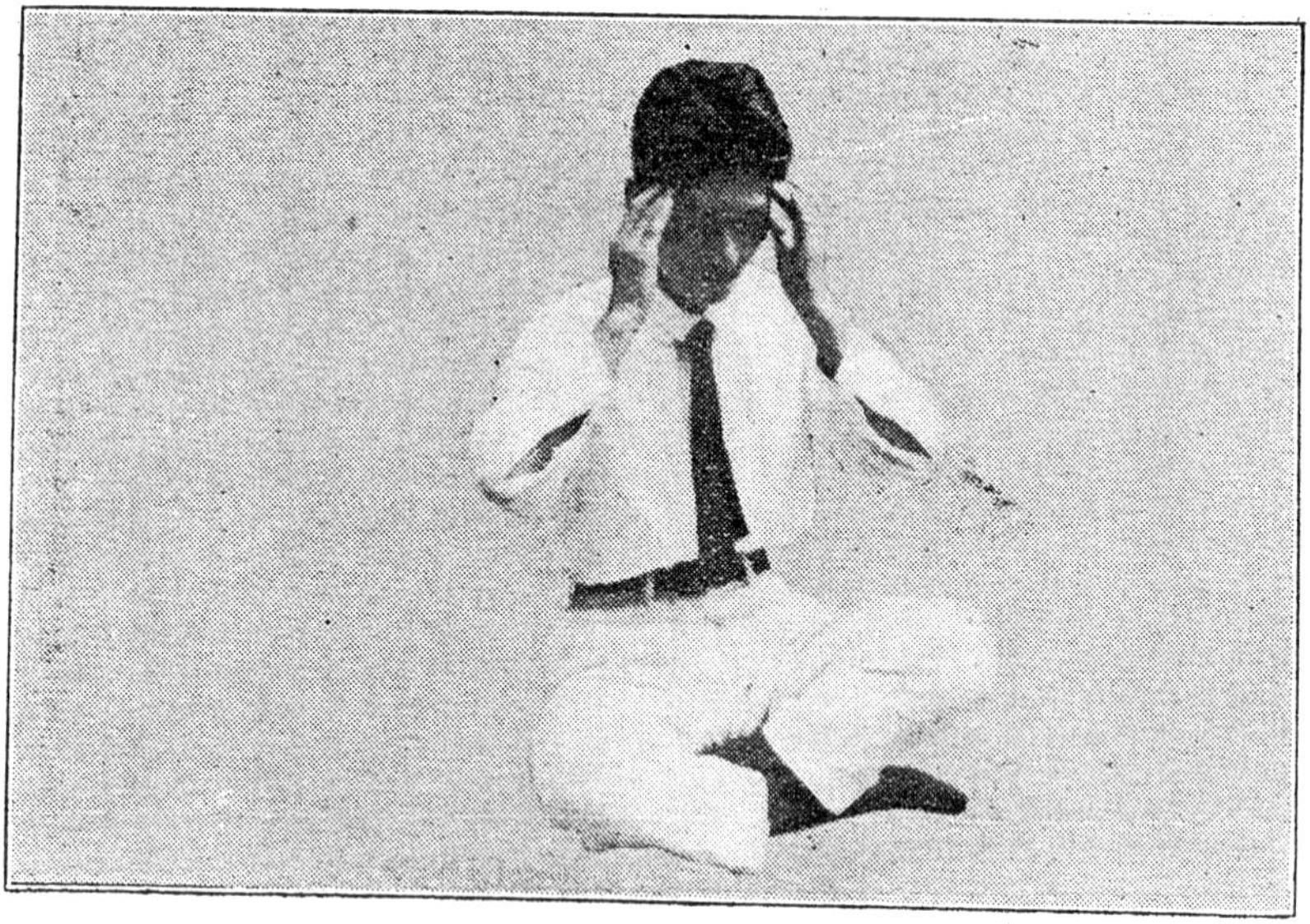

頭上を越して、指頭を眼窩上方に押し込み、爪を以て輕く眼球を押ゆる度に止むべし。

五、乳嘴突起後方（第二十五圖）

耳の後方に少しく隆起せる骨あり、是れ即ち乳嘴突起にして、其後ろの下方少しく斜面となる故に、中指の頭部を之に當て、稍々强く上に押し上ぐる如くすべし。

此の部は、耳の病より危險なる乳嘴突起炎を起す所にして、耳の病及び後頭部の痛みある場合に用ゆる所なり。

六、延髓（第二十五圖）

項の中央兩側に指頭を當て、中央に押し付くる如く、後頭骨に對して壓すべし。是れ延髓に刺戟を與ふる法なりとす。

頭痛頭重殊に後頭部の痛みある場合に用ゆる所にして、

第二十五圖

（五六）延髓の壓點

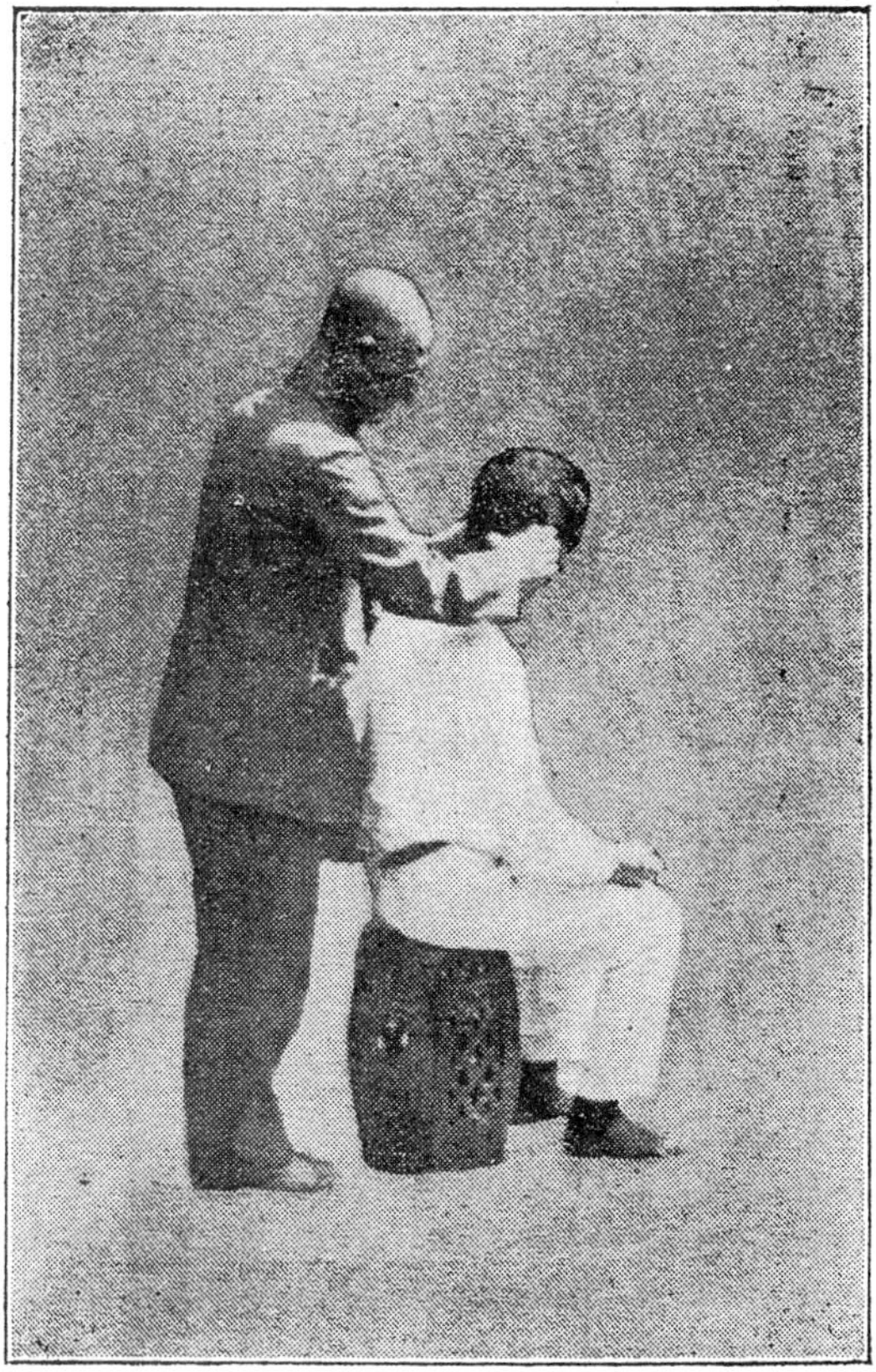

神經衰弱若くは疲勞せる人の、大に快感を感ずる所なり。

七、耳下（第二十六圖）

耳の下方に凹陷せる溝あり、即ち指頭を之に入れ、强く之を壓すべし。所謂耳下腺の通ずる所なるを以て、耳の治療に必要なるのみならず、停滯せる頭部の血行を促し、或は扁桃腺炎治療の際等に併用する所なり。之が爲指頭を溝の後側、筋肉の部に當て後方に壓するを良しとす。

八、鎖骨の接合凹陷部（第二十圖參照）

即ち咽頭にして氣管の頂なり、之を壓するには拇指、又は中指の頭を凹陷部に當て、頸を少しく前に屈め、靜かに押し込むべし。

痰、咳を治療する際用ゆる所にして、喘息の治療に最も必要なるものとす。

九、肩の上の神經叢（第二十七圖）

第二十六圖

(七)耳下の壓點

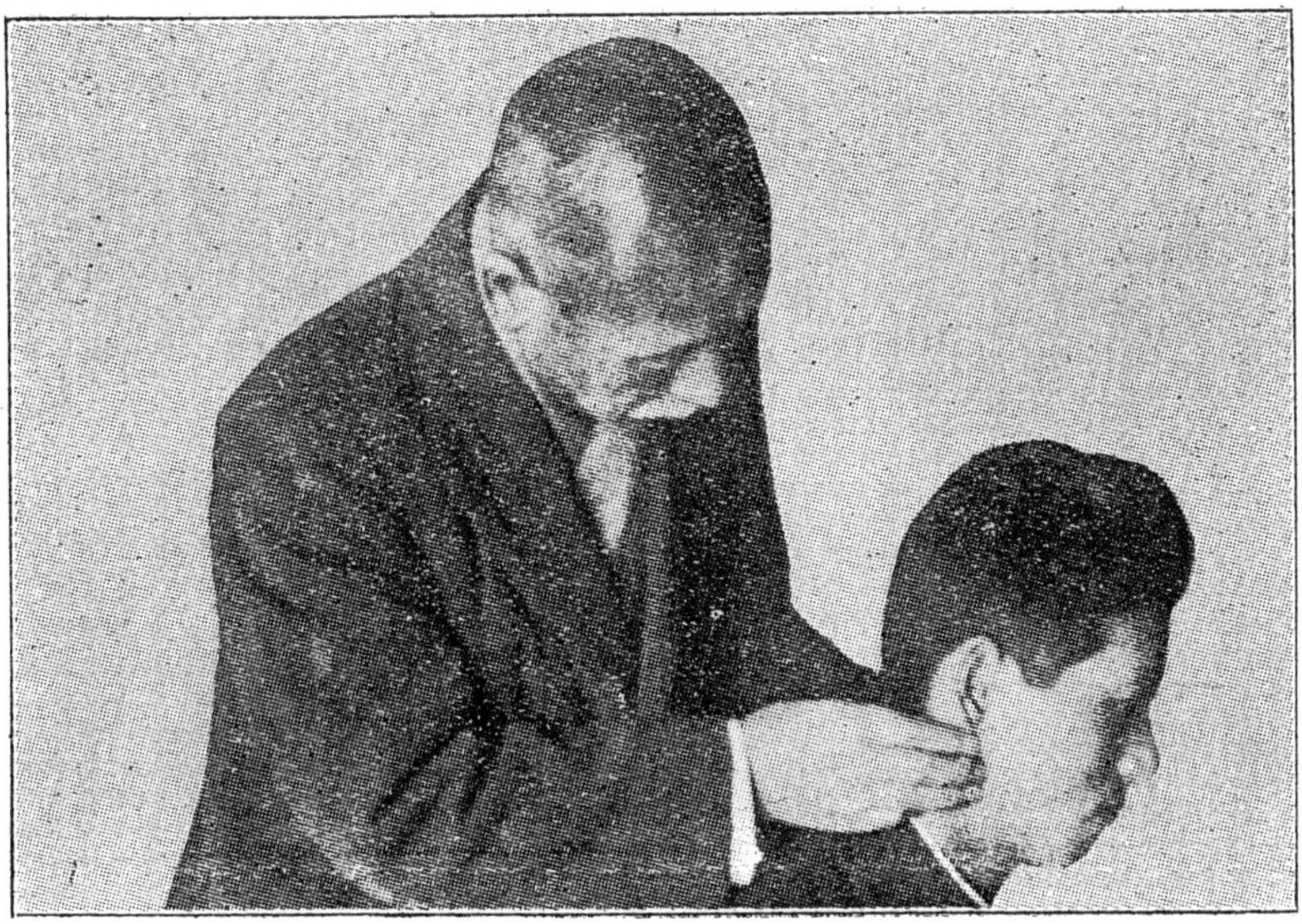

肩骨の上方頭の附根に近き所に、肉の隆起せる所あり。是れ即ち神經叢にして、反對側の手を反對の肩の上に載せ、指頭を之れに當てゝ強く引く如く押壓すべし。

肩頸の凝り頭重、疲勞等の場合に用ゆる所にして、通常快感を感ずるも、神經衰弱に在りては、過敏となるを以て劇しき痛を感ず

第二十七圖

(九)肩の上の神經叢の壓點

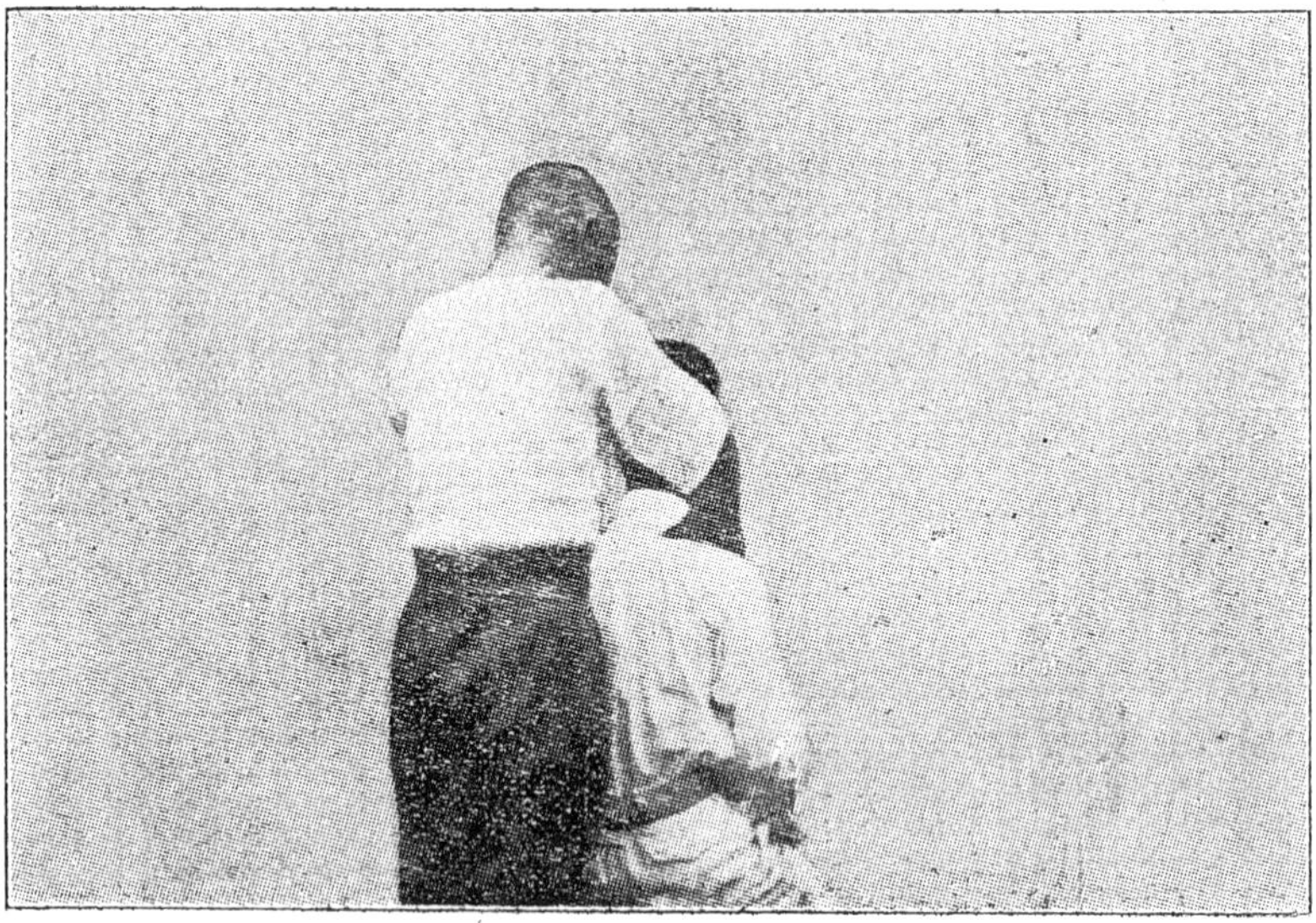

べし。然れども之を押壓することと數回なる時は、能く之を輕快ならしむることを得べし。

十、上膊中央外側(第二十八圖)

上膊の中央外側に、筋肉の溝斜に外方より内方に通ずる部あり。壓點は其溝の中央にして、指頭を立てゝ强く骨に壓迫すべし。

此の部は腕の神經痛、又は僂痲質斯を治療する場合に用ふる所にして、之に依り腕の自己運動を誘導することを得べし。而して腕だるく拔ける如く感じ、若くは痛くして動かす能はざるに當り、數回押壓する時は、能く之を輕快せしむべし。

十一、示指の第三關節外側凹部

第三關節の外側附根の部にして、一方の四指を以て示指を握り、拇指を立てゝ强く此の部を押すべし、然る時は通常痛を感ず。而して甚だしく痛きは神經の過敏なるを證し、毫も痛を感ぜざるは、手の甚だしき痲痺あるを示す。此の場合に於ては、多くは全身の痲痺を伴ふものにして、手は常に冷却しあるものとす。

此の壓點は上膊の壓點と併用して、手腕の自己運動を誘導するに使用せらるゝものとす。

十二、心窩部（第十五圖參照）

第二十八圖

上脾中央外側の壓點（十）

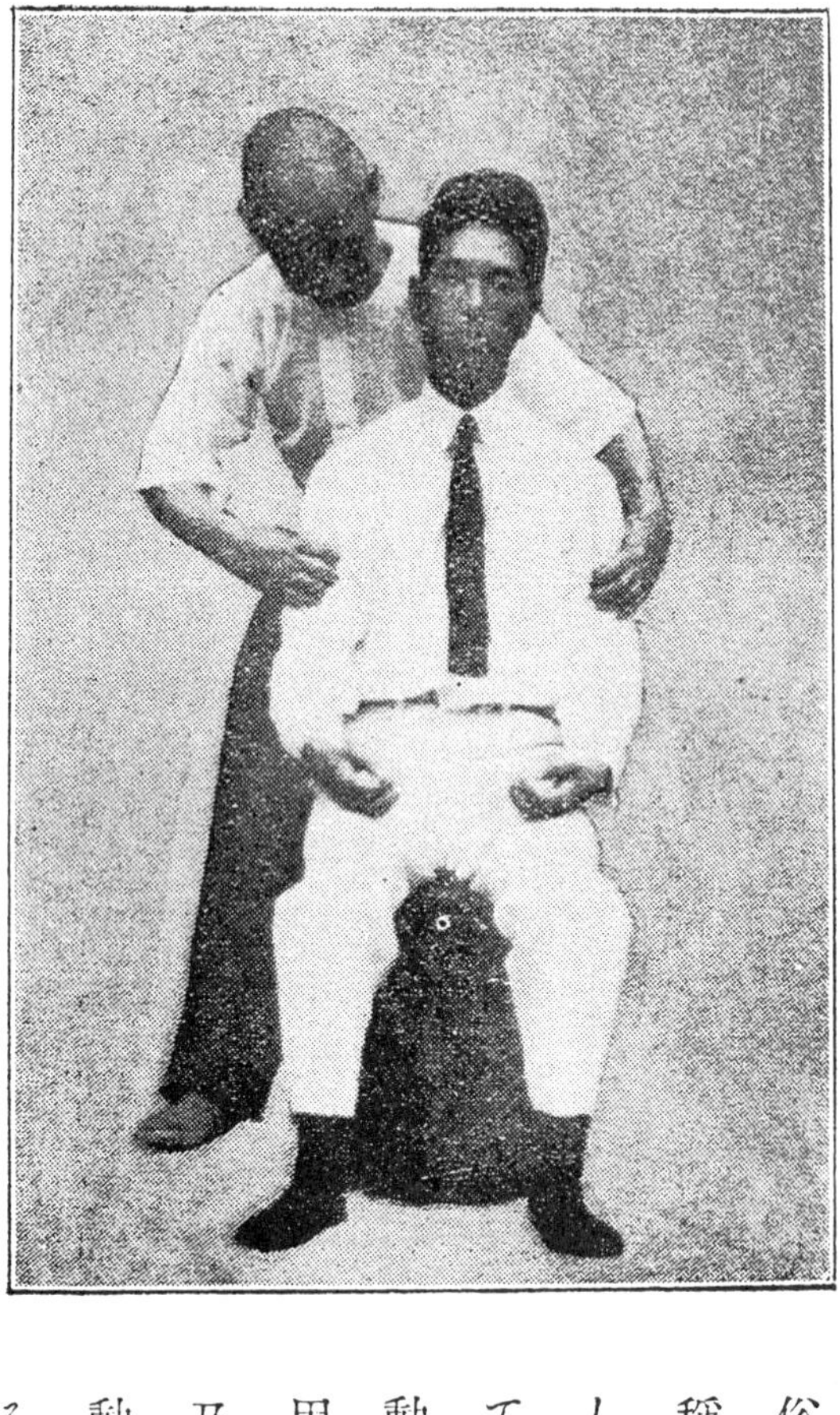

俗に水落と稱する所にして、主として腹筋の運動を起すに用ひ、又胃病及び胃の運動を誘導する所なり。

而して其の硬くなりて、容易に運動を起さる場合に在りては、臥姿に於て數回上方より下方に壓し、輕く手を當つべし。然る時は其の筋肉次第に弛解して、遂に運動するに至るべし。

第二十九圖

(十一)示指の第三關節外側凹部の壓點

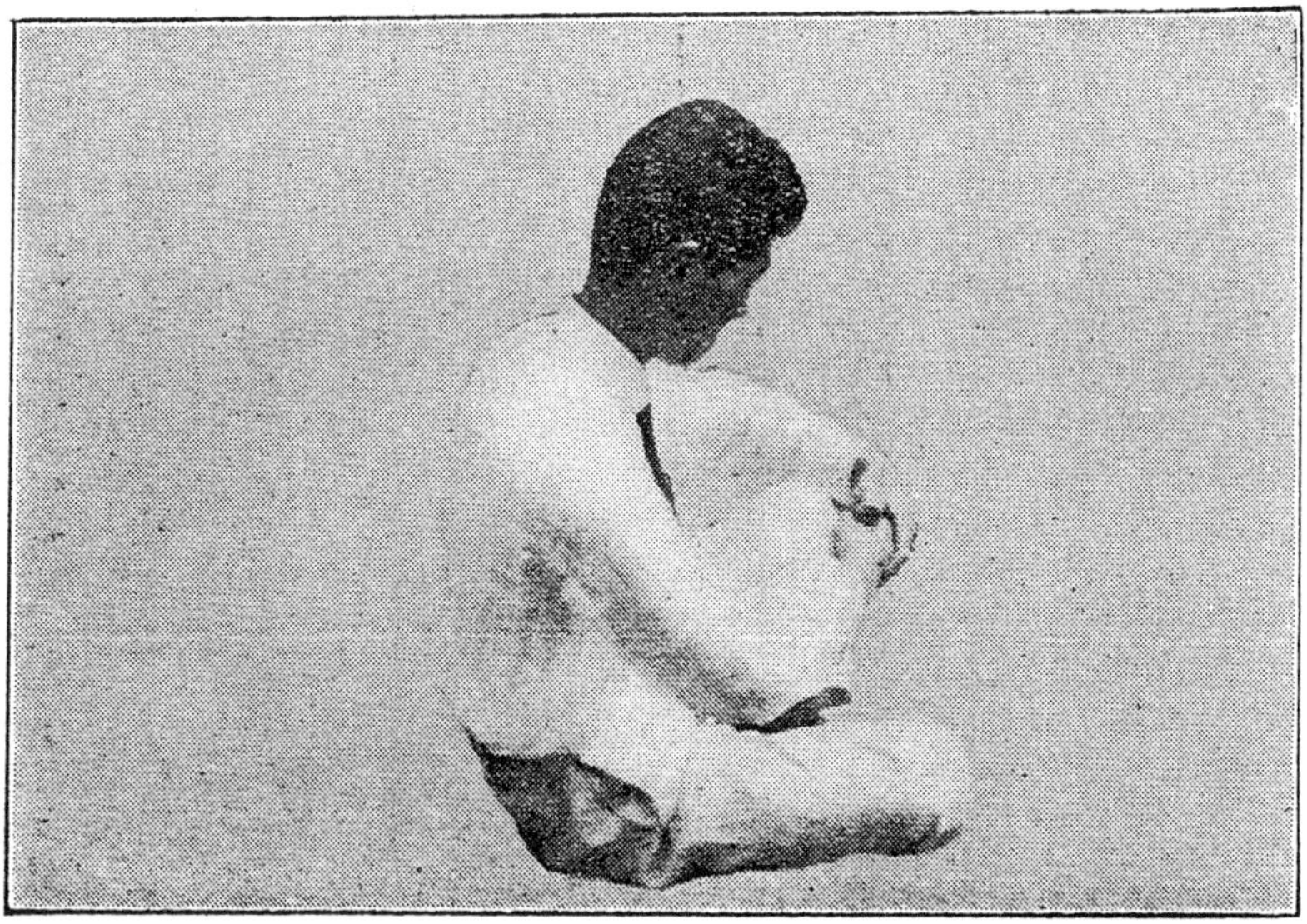

十三、腹部全體

此部は全身の運動を強くし、若くは大ならしめんとする時、押ゆる所にして、輕く手掌を載するを以て足れりとす。然れども腸の運動を起さんとする場合には、指頭を以て腹部を壓するを要す。臍の附近は、其の最も有効なる部分なりとす。

若し胃若くは腸の痛む場合には、其部に手掌を當てゝ之を治療せば、忽ち之を平癒せしむることを得べし。殊に腸部に硬結の生じたる場合の如きは、二三十分にして其の硬結消滅すべく、東京に於て之が爲入院せる知人を見舞ひ、即座に之を治療し、患者は其翌日退院したることあり。又大阪に於ても入院せる患者に對し、醫師が未だ其治療の方法を決定する能はざるに當り、知人之を見舞ひ、僅かに三十分內外にして、全く之を根治したる例あり、

十四　脊髓全部

脊髓は神經中樞の發起點なるを以て、之れを押壓するは神經の弱りたる場合に効驗著しく、殊に第三、第四の背髓は、肺及び心臟の神經中樞なるを以て、其の病に罹りたる場合に有効なるのみならず、喘息の發作に當りを强く之を押壓し、咽關の押壓を併せ行ふ時は、呼吸困難漸次薄らぎ、約三十分にして平常に復するに至るべし。

第三十圖

（十五　十六）腰椎兩側大臀筋上端の壓點

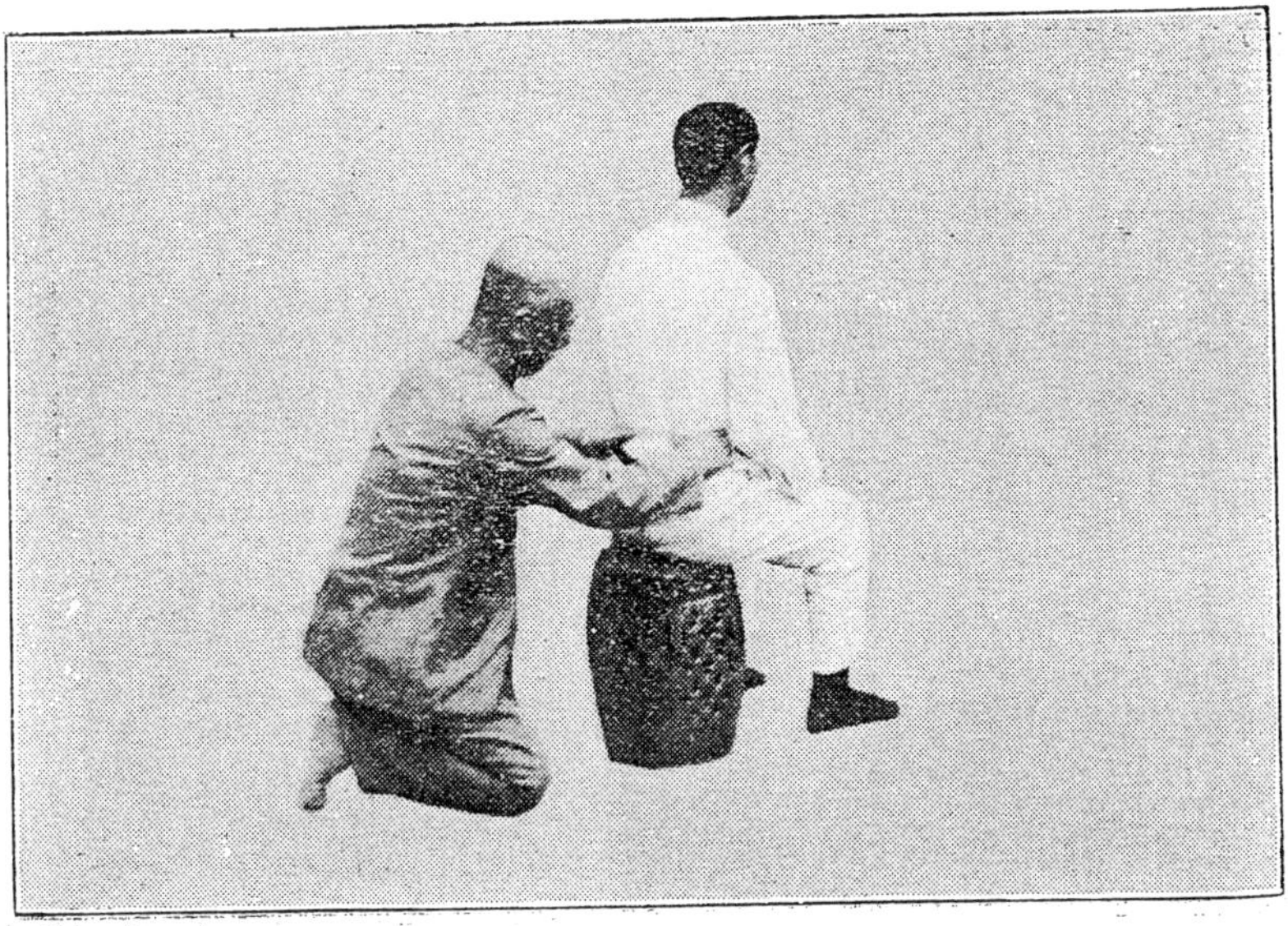

十五、腰椎兩側（第三十圖）

腰椎は少しく上體を後方に反らす時、中央部の兩側に稍〻凹陷部を生ずる所にして、此の凹部に指頭を當て强く押す時は、腰の痛みを去り、又腰の運動を誘發す。而して腹部の痛む場合に於て之を用ゆる時は、其の効驗殊に著し。又凝固せる腰は數回之を押壓せば、其の可動性を回復すべし。

第三十一圖

（十七）鼠蹊部の壓點

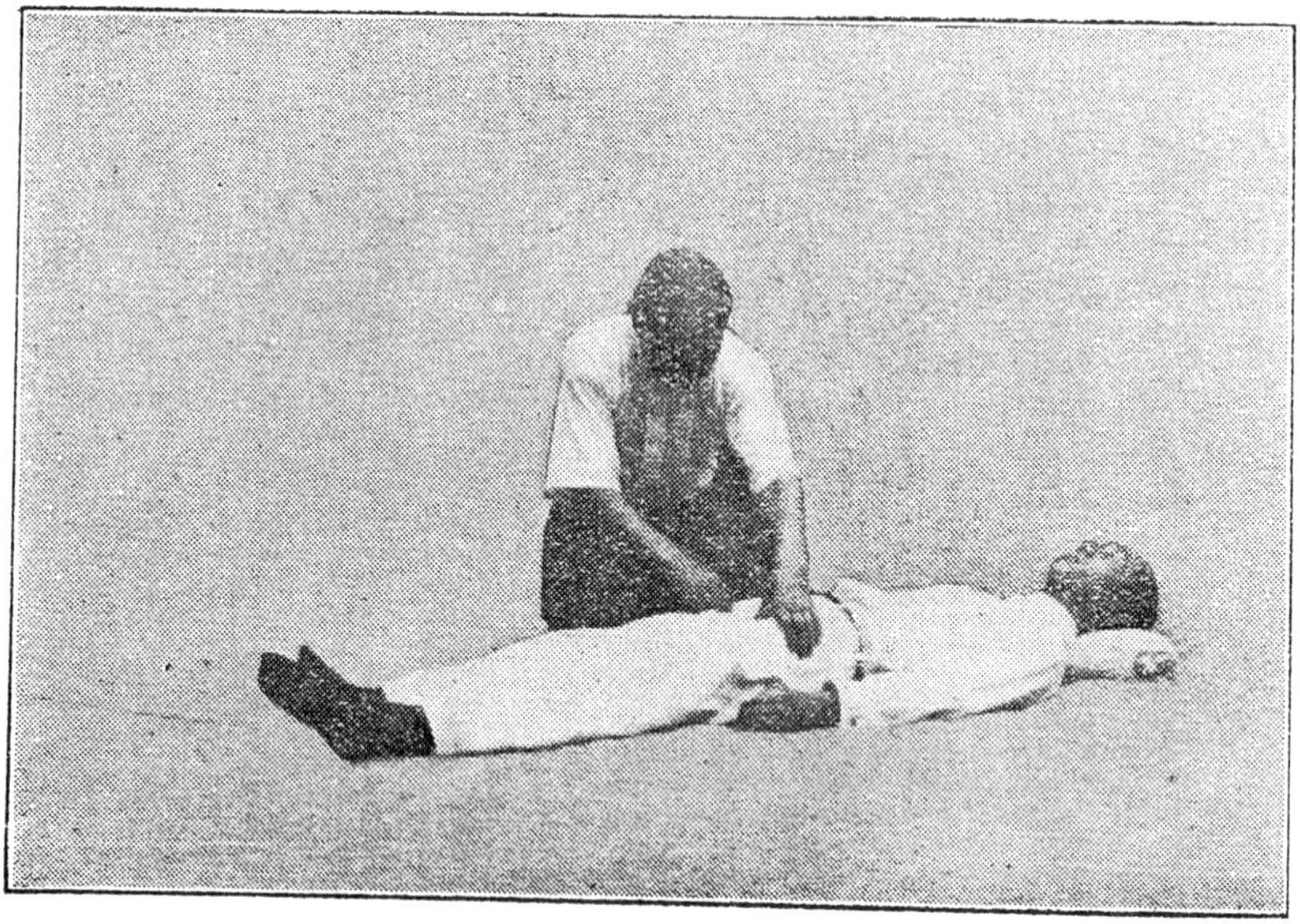

十六、大臀筋上端（第三十圖）

臏骨の上端に於て、大臀筋を押壓する時は、同じく腰の治療を爲し、又其の自己運動を誘導することを得べし。而して腰の弱りたる場合には、其部に痛みを感ずるも、其の押壓に依り容易に治癒せしむることを得。

押壓の場合には、臏骨の上端に於て、指頭を以て押し上ぐる如くすべし。

十七、鼠蹊部（第三十一圖）

股の附根の內側は、即ち鼠蹊部なり。而して神經の位置稍々深きを以て、可なり強く押すべし。輕く指頭を觸れて脈搏を感ずる所なるも、座骨神經痛に在りては、尙其の下方に押壓を施すを要す。

十八、膝蓋骨の上部兩側（第三十二第三十三圖）

膝蓋骨の上端より指二本幅上の所に於て、十分に中指と拇指と開きて股を摑み、其の指頭にて強く壓すべし。鼠蹊部と併せ用ひ、脚の治療又は運動を起す所なり。

十九、脛骨上端前面の凹陷部及び膝の裏面（同前）

凹陷部は中央の兩側に在り。之を指頭にて同時に上に押し付くべし。脚氣、僂麻質斯及び膝關節炎の場合に、之を治療する所にして、膝の裏面は中央屈曲部なれば、何れを押壓するも可なり。而して此等の壓點は、脚及

第三十二圖

（十八、十九）膝蓋骨上部兩側の壓點

脛骨上端前面の凹陷部及膝の裏面の壓點

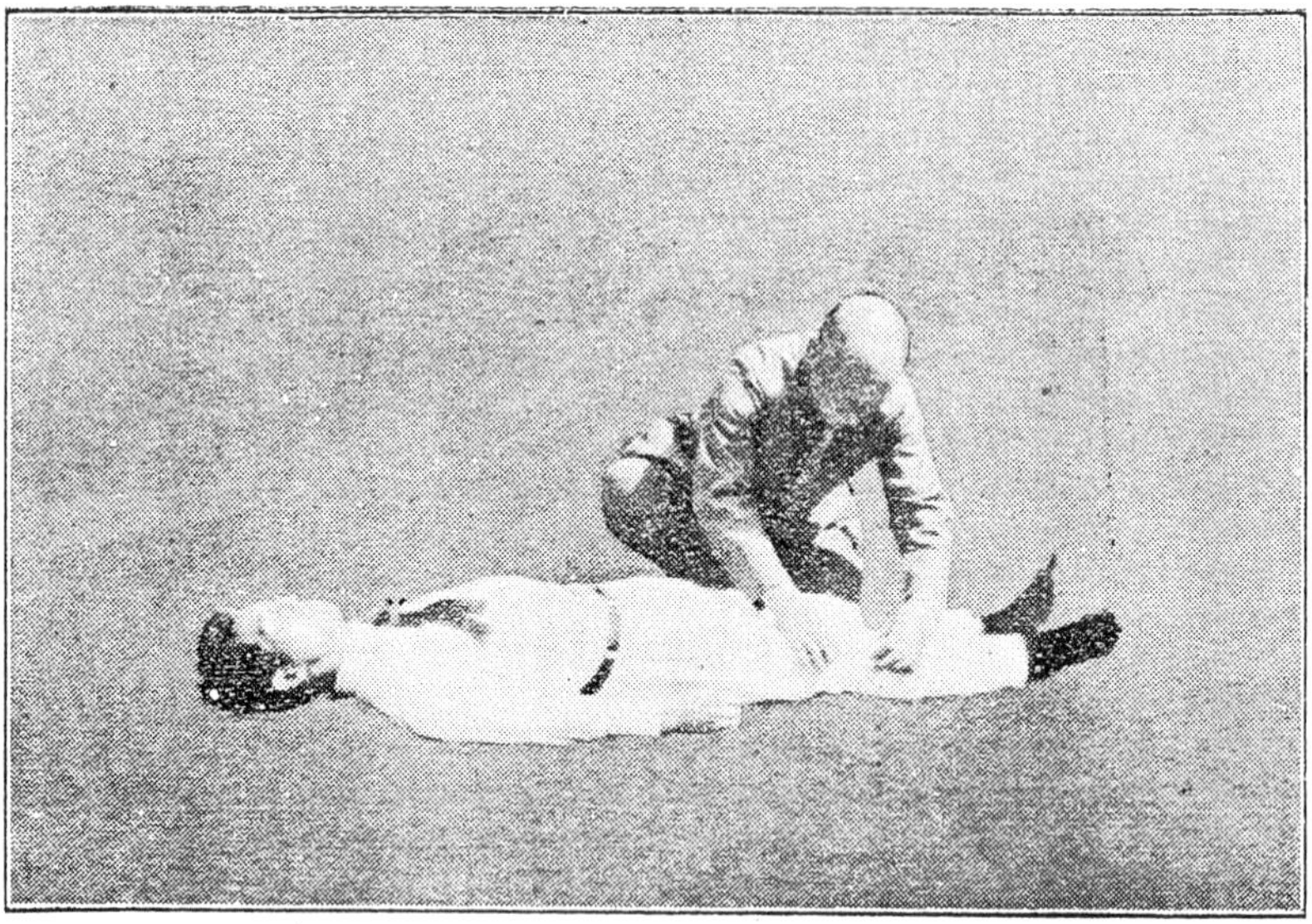

び膝の自己運動を誘導するにも用ゆる所なり。

二十、踵の後方上部（第三十四圖）腱の起部にして、骨の上方細くなりたる部分を指頭にて摑み強く押し付くべし。疲勞せる場合に特に快感を感ずる所にして、足の運動を誘導するにも用ゆ。又病人が長く病床に横はる時は、足だるくして置場なき如く感ずるも、之を押壓する時は之

第三十三圖

（十八 十九）膝蓋骨上部兩側の壓點

脛骨上端前面の凹陷部及膝の裏面の壓點

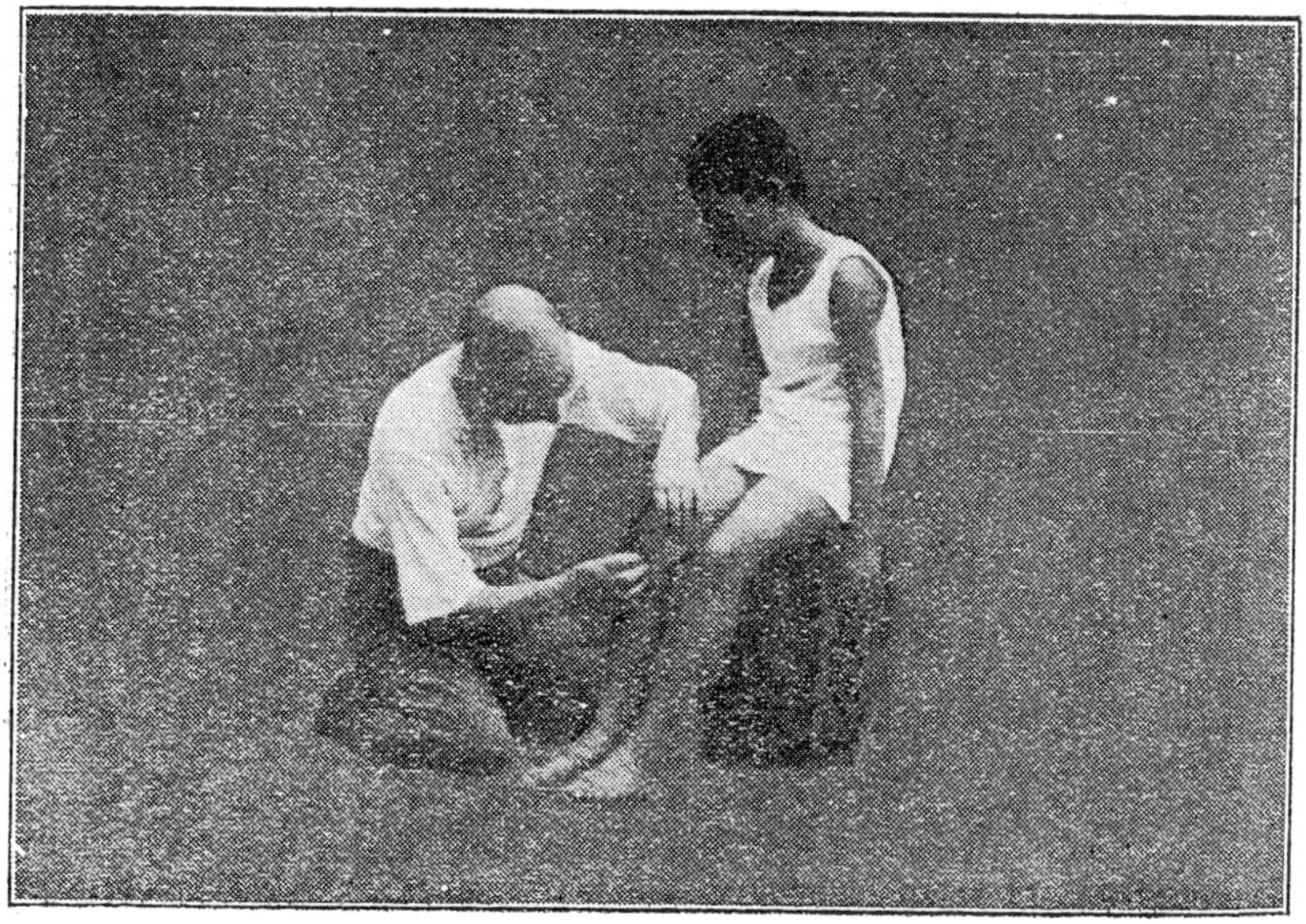

を治し、非常の快感を覺ゆるものとす。

二十一、足心（第三十五圖）

足心とは即ち土踏まずにして、足の疲勞せる場合に、此の部を押擦するは頗る有効なり。而して近來趾端の痲痺して血行鈍く、殆んど其の感覺を有せざる如き人尠からず。故に之が治療を行ひ且趾端の運動を誘導する場合に於ては、足心部に押壓を

第三十四圖（二十）

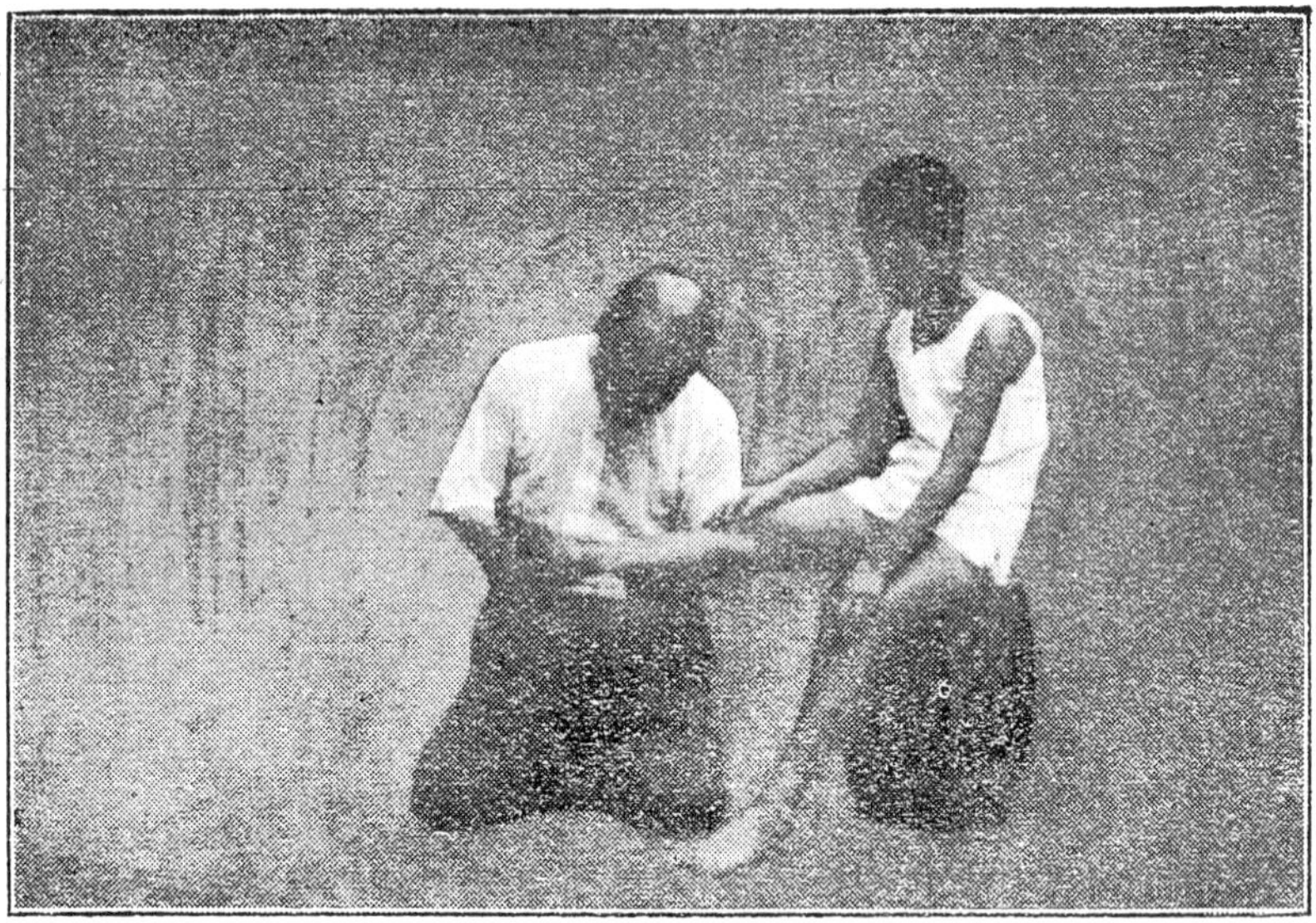

第三十五圖（二十一）

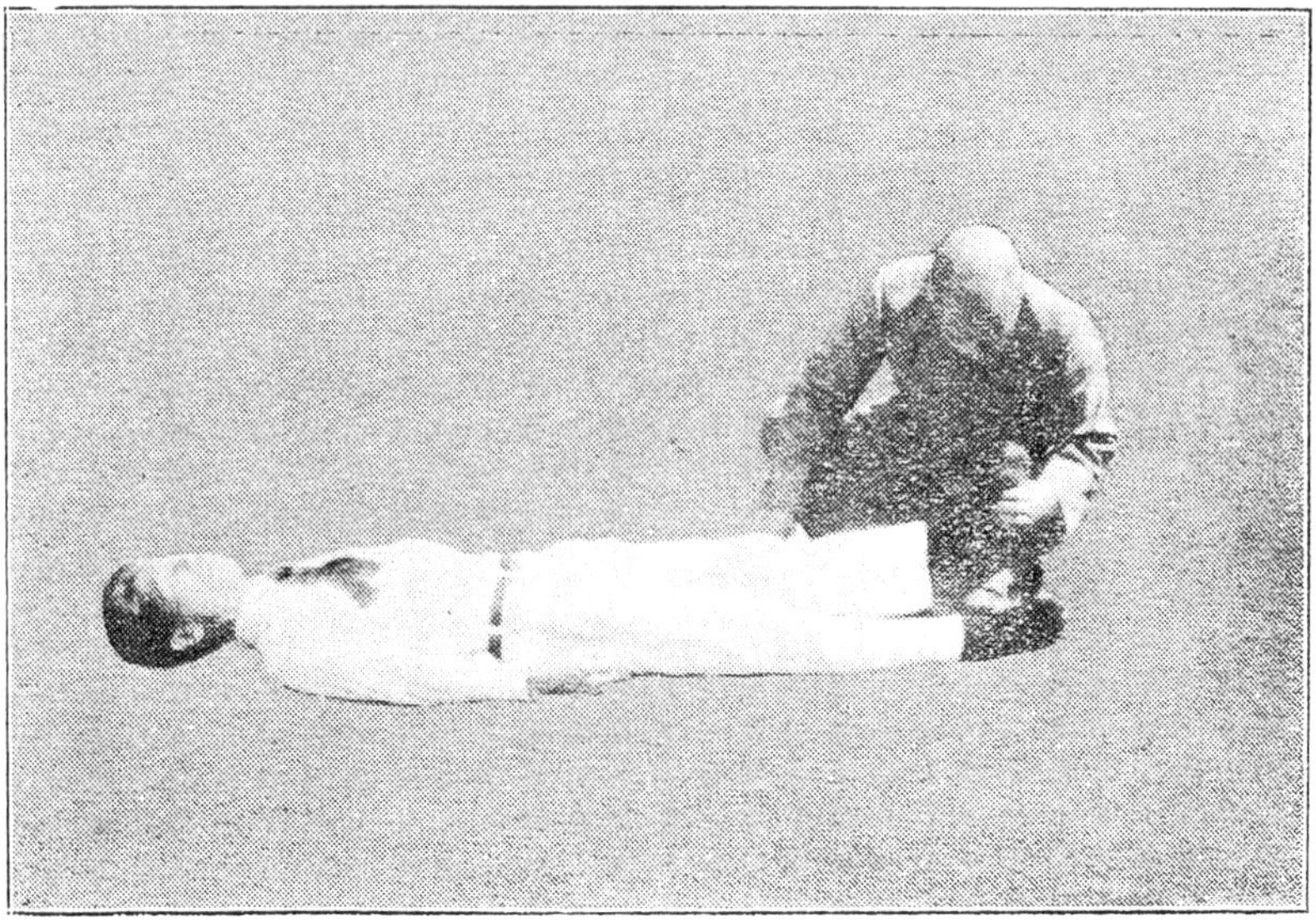

施すべし。

二十二趾端

趾端即ち足先の痲痺を治療し、又之を運動せしむる場合に於ては、足心の押壓と同時に之を前後に屈伸すべし。之が爲手掌を以て趾端を握り、稍々强く之を前後に動かすべし。

四　他人の生氣自己運動の誘導法と補助法

(一)　生氣自己運動の誘導法

他人の生氣自己運動を誘導するには、通常先づ輕く眼瞼を押へ、次ぎに顳顬部に稍々强く押壓を施し、且項の壓點を刺戟して、延髓に感應を起さしめ、然る後兩手の指頭を頸動脈、即ち喉の兩側にして、大なる脈搏のある部に輕く當てゝ、微動の起るを待つべし。(第三十六圖)

普通に上體の運動を起すには、以上の方法を以て足れりとすべく、自然に起る所の微動は、次第に大となりて、上體は自然に左右若くは前後に運動を起し、初は小なるも神經愈々興奮して、細胞の運動漸次擴大するに至るに從ひ大となるべし。然れども人の身體の狀態は、千態萬樣なるを以て、刺戟を與ふる程度も、自ら異ならざるを得ず。故に其の誘導の詳細は、附錄生氣自己運動誘導法に依り研究すべし。

神經痲痺ある人の感覺は、鈍きを以て初は容易に感應を起さゞるべし。然れども一度其の感應を起す時は、强き運動を起すを通例とす。隨て脊髓神經痲痺、神經衰弱又はヒステリー症を有する人は、意外に强き自己運動を起すを以て、豫め覺悟せざるべからず。而して神經一度興奮して治療に着手するや、運動容易に停止するに至らざるべきを以て、可なり長く持續することも、亦豫期せざるべからざる事なりとす。例之普通他の疾

第三十六圖

頸動脈押法

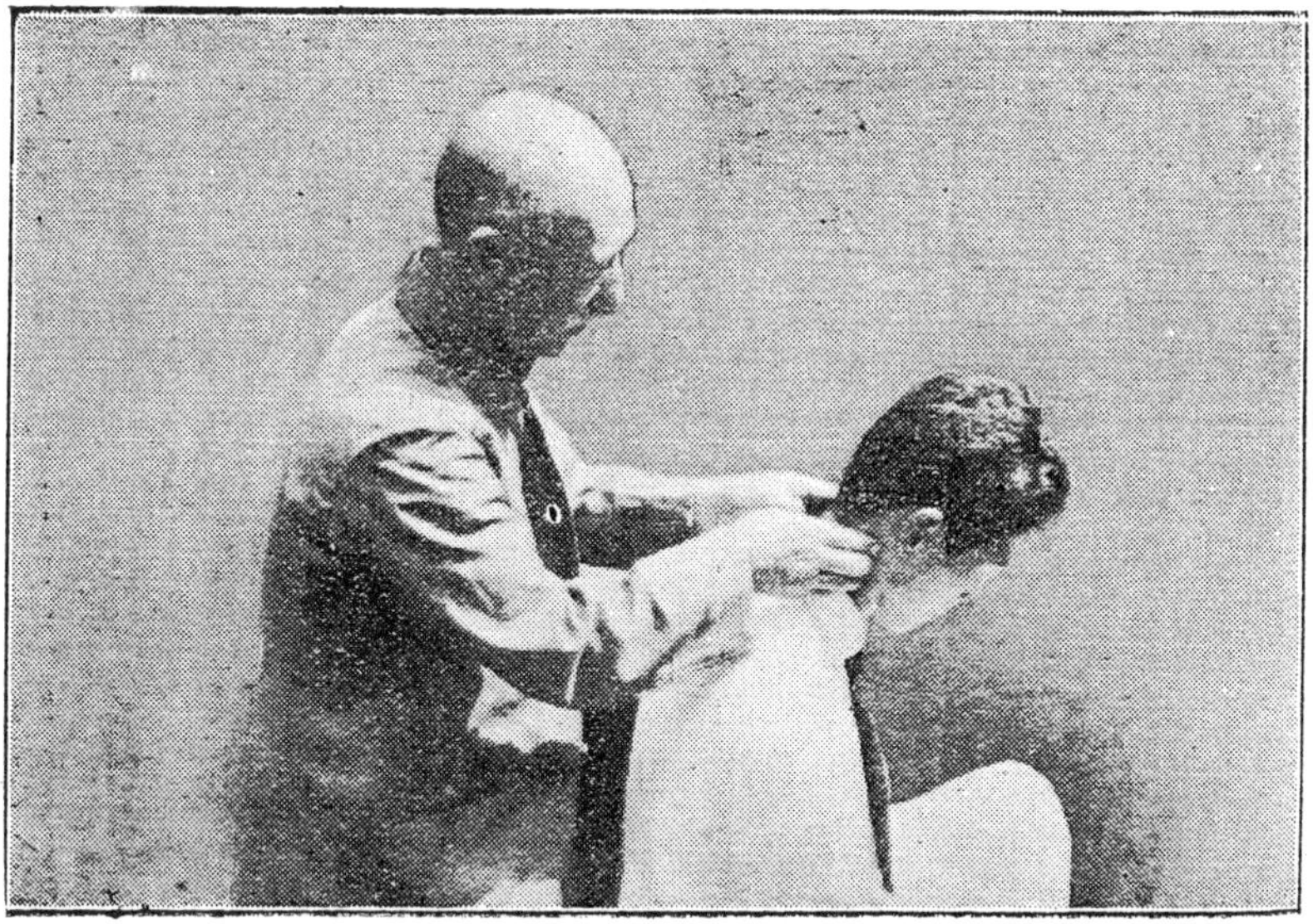

病の治療に在りては、三、四十分より一時間内外に止まるも、神經衰弱症等に在りては、數時間に亘るを例とす。但脊髓神經痲痺甚だしき時は運動は强きも、其の持續の時間は概して短し。是れ其の神經弱くして且過敏性を缺くを以て、興奮容易に沈靜するの傾あればなり。

是の如くなるを以て、神經衰弱又はヒステリー症あるを察知せる場合には、直接其自己運動を誘導することなく、先づ神經の練訓法を敎授し、次で自己誘導法を行はしむべし。然る時は全く他より刺戟を受くることなく、其の神經自ら發動するを以て、他人が之を誘導する場合に比し、起る所の運動は甚だしく强からざるのみならず、持續時間も隨て短縮することを得べし。

生氣自己運動の發起したる後、生氣感應法に依り其の運動を大ならしむべし。之れを補助法と云ふ、即ち生氣の引く力に依りて、運動を助くるなり。

（二）　生氣自己運動の補助法（第三十六圖第三十七圖第三十八圖第三十九圖）

自己運動を補助するには、通常頭上脊髓及び肩の部に生氣を放射し、常に手を用ゆるを法とす。然れども是れ主として、全身運動を補助するの法にして、特に其の一部の運動を大ならしめんとする場合に在りては、其

第三十七圖

頭部に對する手掌感應法

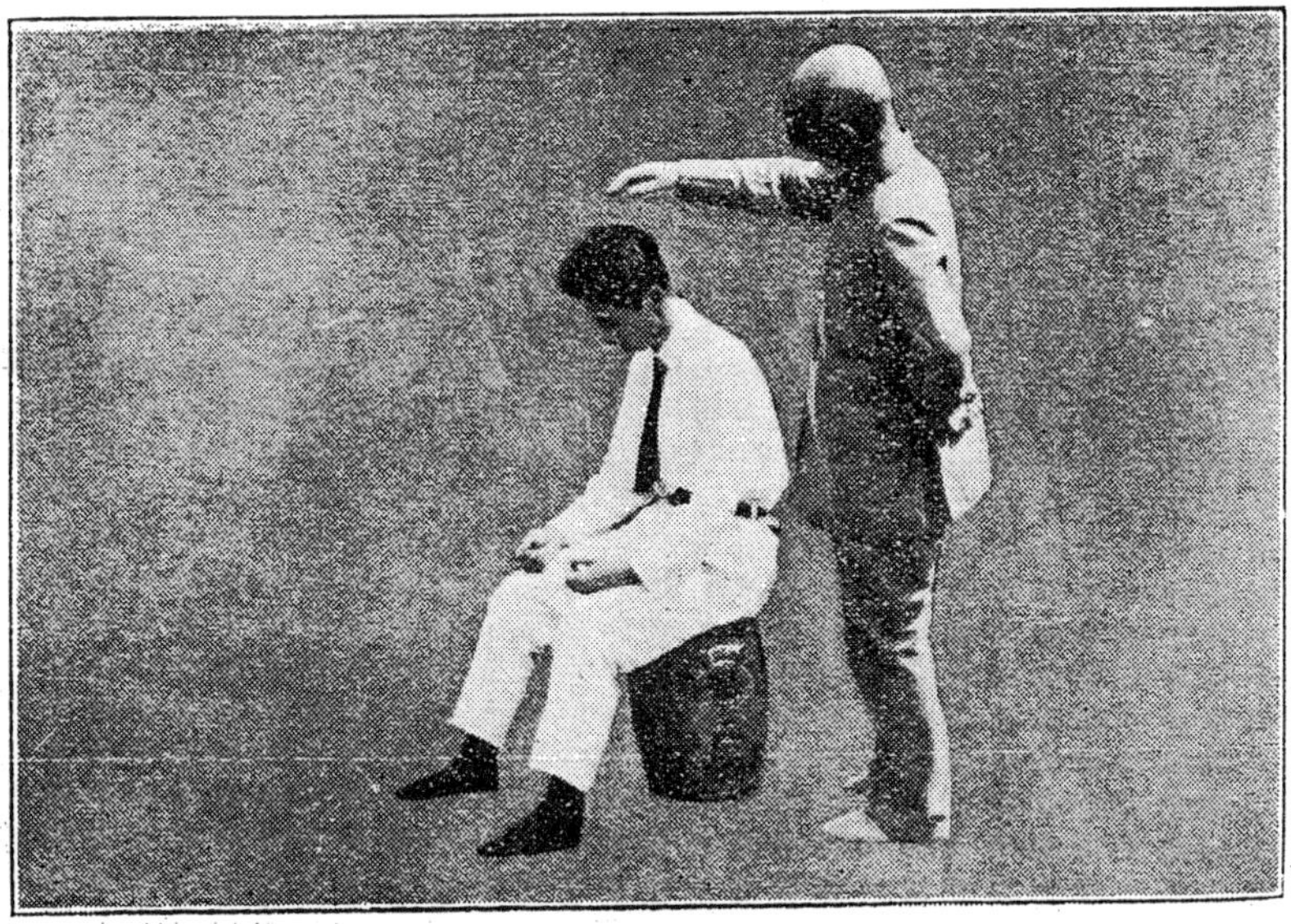

の局部に生氣を放射すべし。例之腕の運動を大ならしめんと欲せば、腕に又腰の運動を大ならしめんと欲せば、腰に對し其の運動の方向乃ち上下なれば上下に、左右なればば左右に、前後なれば前後に、生氣を放射して、其の引力を利用し、且同時に其の部の神經を刺戟して、興奮の度を大ならしむべし。然る時は一は引く力に依りて、動く範圍

第三十八圖

肩に對する手掌感應法

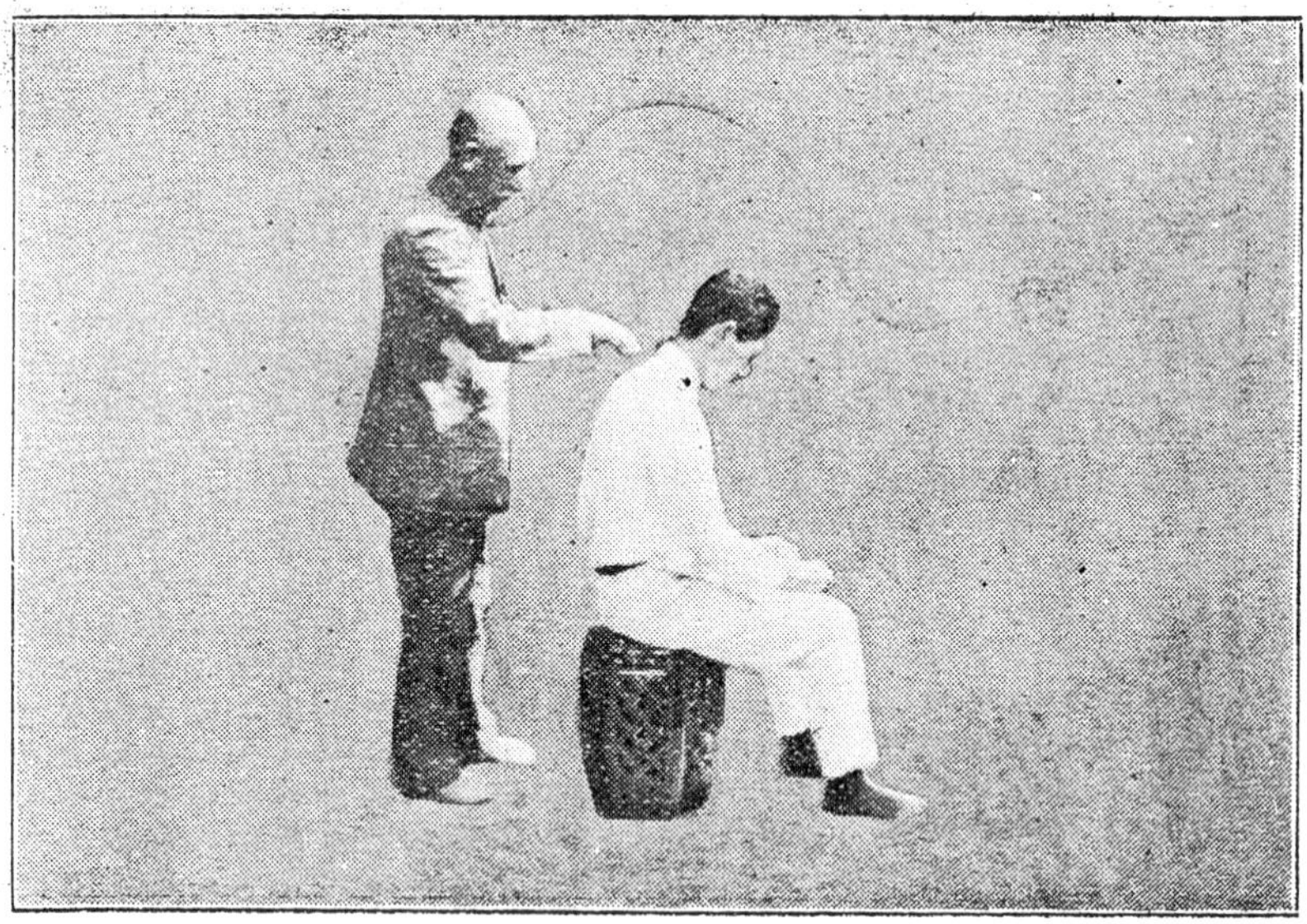

を大にし、一は神經興奮の度を强めて、細胞の運動を盛んならしむるものとす。

今上體左右の運動を爲しつゝあるに當り、上體の右に傾く場合に、生氣を以て右方に引く時は、强き生氣に在りては、上體は著しく右に傾き、今までとは全く運動の範圍を變ずべきも、弱き生氣に在りては、其の効驗斯の如く大なる能はず。故に生氣自己

第三十九圖

脊髓に對する手掌感應法

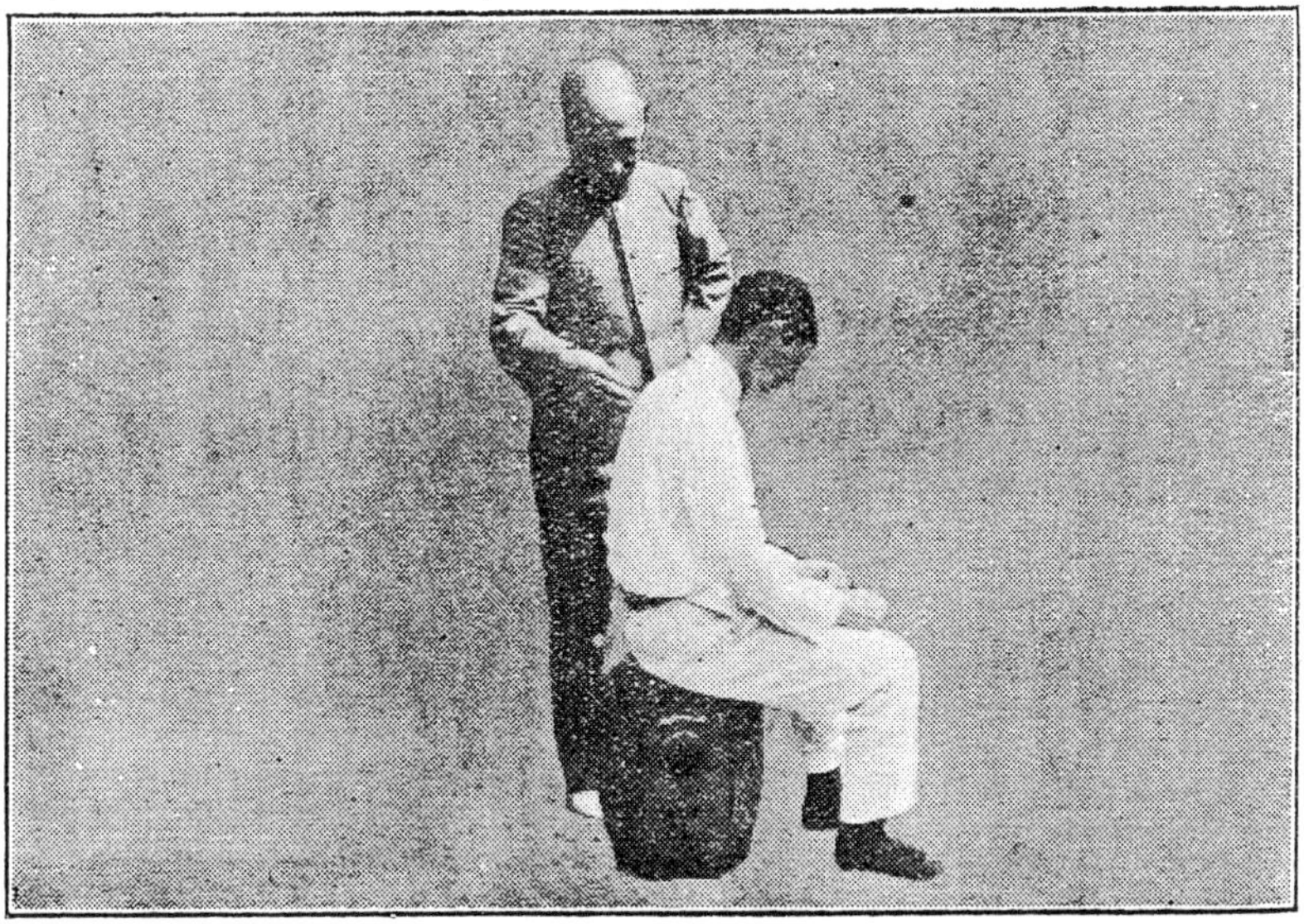

運動を行ふ人は、十分に運動を實習して、其の身體を强壯にし、以て生氣の發生を强大ならしむるを緊要なりとす。

五　意思を以てする局部運動の自己誘導法及び其の實驗

意思の身體機能上に及ぼす影響は、別に詳述する所なるも、意識運動に入るに先ち、意思を以てする局部運動の、自己誘導法を實習するの必要あり。而して此の方法は、局部疾患の治療法として、的確迅速なる効驗あるは、勿論なるのみならず、神經を訓練して益々之を鋭敏ならしむべし。

今、眼、鼻、頭腦等を治療せんと欲する場合に、輕く其の兩手掌を之に當て、之を治療せんとするの意思を起すべし。此の法は世人或は自己暗示と稱し、或は觀念法なりと爲さんも、廣義に於ては自己暗示法ともなり、又見樣に依りては觀念法ともなるべし。然れども世人の信ずる如き、漠然たるものにあらずして、訓練せられたる鋭敏なる腦の神經中樞は、意思を起すと同時に、運動神經を刺戟して、其の發動を促し、此の神經一たび發動するに至れば、局部に當てたる手は、微妙なる運動を起して、押擦輕打に依り、其の局部の治療を始むべし。故に意思は單に運動神經を刺戟する用を爲すのみにして、運動起れば毫も其の用なく、起る所の運動は、本來の自己運動にして、意思の關せざる所なり。随て如何なる方法に依りて之を爲すべきや、又如何なる手の使用法を爲すべきや等を考ふるの必要なく、唯之を客觀すれば足る。而して吾人の良能は、意想外に巧なる方法に依り、之が治療を遂行するを見るべし。

此の實驗は講習會に於て、常に講習員の疾患を利用して實施する所にして、手の動かんとするや、恰も自己のものにあらざる如き感を起すと同時に、其手は自然に動き出すべく、手を局部に觸るゝは、未だ直に意思を以て、局部神經を自由に動かす、力の乏しきを補ふ手段に過ぎざるなり。

苦痛甚だしき場合に於ては、自覺は神經の診斷と能く一致するを以て、命じたる如く局部の治療を爲して終るべきも、自覺の的確ならざる場合に於ては、治療の他の部に及ぶこと往々之あり。随て未だ身體の健全とならざる間に於ては、縱令局部治療の意思を起して之を實驗するも、運動の發展するに從ひ、他の部に及ぶを常とす。

神經能く發動する時は、以上の方法に依り、其手は直に治療運動を起すべきも、手の神經痲痺多くして、感應鈍き場合には、容易に運動を起さゞるべし。　而かも局部療法は、益々其の必要を生ずるを以て、自己運動發起したる後は之を試み、且之に依りて神經を訓練すべし。　即ち最初自己運動を誘導したると同樣、局部に當てたる手の運動を誘導すべし。

手の自己運動を誘導するには、靜かに輕く之を當てたる位置に於て、之を上下左右等適宜に動かし、徐に自己運動の起るを待つべし。　然る時は此の誘導に依りて神經興奮し、手は遂に自己運動を起して、能く其の治療を爲すに至るものとす。

手は治療運動に於て最も重要なり。　故に其の神經痲痺を去り、之を强健鋭敏ならしむる爲、手の自己誘導運動を行ふべし。　即ち上體を動かすと同時又は腕のみを前後に動かす時は、其の神經を治療するに從ひ、遂に手の自己運動を起し、此の運動一度起れば、局部療法に於ても、容易に發動するに至るべし。

嘗て講習會の際、第二回の自己誘導法に於て、試みに手の運動を行はしむ。即ち座姿に於て、上體を前後に動かすと同時に兩手を前後に振り、殊に其の初に於て、少しく强く振ることに注意せしめたるに、約十分間を經過するに至らざるに、大部の人の手は、既に自己運動を起し、約三十分の間には悉く自己運動となり、之と同時に上體も亦自己運動に移り、中には前進の運動を起し、又手を以て治療運動を始めたる人、過半に及べり。故に此の誘導法は、頗る迅速に其功を奏するを見る。

嘗て講習に參加せる六十餘歲の老人あり。全身に痲痺を有して瘠瘦、殊に其手は皺多くして冷却し、局部療法の自己誘導に於て、毫も發動せず。

予乃ち其の自己誘導の、果して幾何の効驗を現はすやを實驗せんとし、之を椅座に移し、其の兩手を顏面に當てしめ、輕く之を上下に動かして、自己誘導を行はしむ。然るに性急にして、未だ五分を經過せざるに、自己運動起らずと爲して、誘導を中止す。予即ち自己運動起らざるにあらずして、其の痲痺の度に對し、誘導の度足らざるを示し、再び之を行はしむ。然るに約十二三分を經過するや、其の手自然に稍々速く動くを見るに至り、十四五分の後には、立派なる自己運動起りて、顏面痲痺の治療を行ひ、次で頭部に移り、頸部に降り、再び顏面に及んで、耳の周圍より咽喉部に至る迄、頗る叮嚀敏活なる治療を行ひ、前後約四十分を費やして運動停止し、遂に其の目的を達したることあり。故に自己誘導法は、一度之を始むれば、自己運動となる迄、熱心に之を繼續すべし。

全身の運動鈍き人が、局部療法の自己誘導に於て、案外なる治療を行ふに至ることあり。即ち大阪講習の際、之に參加せる五十歳前後の人、全身に痲痺ある爲第三回に至る迄、的確活潑なる自己運動を起さず。隨て手は未だ運動を爲さゞりしも、之をして頭部に手を當てゝ、自己誘導を試むるに當り、前記の方法に據らしむ。然るに意外其手は未だ十分を經過するに至らずして、活潑なる運動を始めて、頭部顏面を治療し、此の間大に肩の運動を續けて、神經の興奮を誘發したる爲、脊髓の運動遂に起りて轉倒し、强き運動に移りて停止し、之が爲全身の自己運動活潑强大となるに至れることあり。

斯の如くなるを以て、局部神經の興奮は、次第に全身の神經を興奮せしむるの効大なるを以て、微弱なる自己運動と雖、之を等閑に附することなく、熱心に實習し、順序と方法とを正しく遵守して、其の實習の効を積むは、良好なる結果を獲る唯一の手段にして、他に據るべき珍奇の方法あるにあらざるを忘却せざるを要す。

嘗て講習を受けたる婦人あり。其の當初の目的は、其の兒童の脊髓病を治療せんとするに在りしも、其の實習を始むるに及んで、著しき神經衰弱症を有するを發見し。其の散慢なる頭腦は、常に自己運動の發展を妨害し、旣に發起したるに拘らず、著しき進步を見ざりしのみならず、每回運動の自由に起らざるを訴ふるを常とせり。然るに講習の終りたる數日後、其の兒童を伴ひ來り、直接治療法を學ばんことを乞ふ。予即ち之を授く。此の時婦人又運動の起らざるを訴ふ。予即ち椅座に於て、果して運動の起らざるや否やを實驗せしめんとし、少しく左右の自己誘導法を行はしめ、毫も手を下さずして之を傍觀す。然るに約十分後、左右の運動自然に前後の運動に變じて、立派なる自己運動となり、其手遂に動きて、胸腹を輕打押擦して頭部に及び、兩脚に下りて之れを輕打するや、足も亦盛んなる運動を起し、約一時間にして運動漸く停止し、婦人始めて自己運動の發起しあるを的確に自覺し、喜んで歸れり。　固より神經過敏なる時は、沈着を缺き、意思の動搖劇しく、徒らに焦慮急噪するを免れざるも、是れ最も害あり、故に自ら制して以て、一度確たる自信を得んことに熱中すべし。

六　局部療法の實驗

(一)　頸及び肩の凝り

肩の凝り、頸の凝りは、特に婦人に多く見る所なるのみならず、男子にも可なりに多く、之を一括すれば、神經衰弱の一症狀に過ぎざるも、其の原因種々にして、其の程度も亦頗る多樣なり。　隨て之を治療する爲、起す所の自己運動の如きも、悉く其の情況を異にし、中には活動寫眞にあらざれば其の景況を明かにすること能はざる如き、巧妙自在にして極めて複雜なる運動を爲すものありて、殆んど想像の及ばざる所なり。故に茲に掲ぐる所は、單に其の概要を示すに過ぎざるものとす。

肩の凝りには必らず頸の凝りを伴ひ、婦人に在りては、多年之れに苦む人頗る多し。而して其の自己運動を誘導するの法は、先づ眼瞼、顳顬部、耳側、肩上に押法を施したる後、頸動脈部に押法を行ひ、運動の起るを待つか或は更に肩部若くは脊髓に對し、指頭感應を施すに在り。而して若し此等押法の途中に於て、自己運動起らば、押法を中止し、肩部及び脊髓に若干感應法を行ふを以て足れりとす。

今前記の方法に依り、起したる自己運動の種類を觀察するに、肩、頸の運動は勿論なりと雖、脊柱の運動は、其の眼目なるものゝ如し。故に脊柱盛んに運動するに至らざれば、其の治療は未だ極所に達したるものにあらざるなり。

六十餘歳の老婦人あり。兩手先づ動きて之を胸前に交叉し、指頭を以て鎖骨部を强打し、次で神經叢附近に指頭押法を施し、更に頸を一方に傾け頸部を叩き、遂に兩手は下りて胸部を叩きつゝある間に、兩肩の上下廻轉の運動起り、之と同時に頸部は左右前後に捩回撚轉し、其の影響は脊柱に及んで、屈伸捩回の運動となり、約二十四五分にして、頸肩輕く全身爽快を感じ、額部に汗の發するを認めたり。

四十餘歳の婦人あり、其の自己運動は、上體の迅速なる捩回撚轉と同時に、盛んに頸を左右に動かし、又兩手を振動しつゝ手掌を交叉して肩部を叩き、須臾にして發汗し、次で頸部に對する指頭輕打に移り、能く頸及び肩の凝りを治療せり。

二十二歳の女子の自己運動は、殊に頸の强き振動捩回と、其の運動の迅速なるを見るのみならず、甚だしきに至りては、頭はゴム球の如く、脊柱上に廻轉するに至る。　而して上體の運動に於ては、腰部に於て廻轉すると同時に頸の運動に伴ひ、兩肩を上下撚轉する運動最も盛んなり。　而かも此の運動に依り、神經衰弱は容易に一掃せられたるも、脊髓弱き爲時に頸部の凝りを來し、其の都度自己運動に依り之を治療しつゝあり。

三十四五歳の婦人あり。　症狀最も著しく、單に肩部に押法を施せば、兩肩は脊柱と同時に强き撚轉を始め、坐姿に於て上體は殆んど背面に向き、其の姿勢に於て腕を自己の背部に廻し、之れを肩部に當てゝ、肩と脊柱の捩回運動を持續し、此の時既に全身の發汗著しく、左右同一の運動を交互したる後、體を前方に屈し腕を背後にして、肩部に達せしめ、暫く脊柱を屈めたる後、體を斜に廻はし、臂を床上に着けて上體を支へ、其の姿勢に於て肩及び脊柱の運動を行ふ。　即ち臂を支點として强き壓迫を加へつゝ、此の左右の運動を交互す。　而して此等の運動間頸は、上體の傾きたる方に撚轉して、頗る强き運動を行ふ。

要するに此の婦人の運動は、緩徐にして同一姿勢の持續頗る長きも、其の運動は頗る强く、且大なるを特色とす。而して約三四十分にして運動停止するや、流汗全身を濕ほし、心身爽快の狀、觀る人をして羨望に堪えざらしむ。運動も玆に至つて其の巧妙の極に達し、筆力の說明する能はざる所なりとす。

神經衰弱治療の爲め、自己運動を練習する一婦人あり。某日來りて上齒のうづくを訴ふ。予即ち春季變候の際に起る、上せに原因するものと判定し、先づ上顎、耳側、耳下、頸部及び肩に强き押法を施して治療し、自己運動に移らしむ。果せる哉其の兩手の動くや、上顎部に至らずして、胸部、肩部、頸部の押擦輕打を爲したる後、耳側耳下を經て、漸く上顎部に達し、而して後、顳顬部、眉間を押擦し、然る後腹部の輕打を爲せり。要するに上せは、其の肩の凝りを直接の原因とす。故に肩部頸部より治療し來らざれば、根本の治療法にあらず。隨つて蟲齒の痛を感ずる場合とは、全く趣を異にす。

上せは熱するものと解するは誤りなり。即ち肩の凝りと同樣、神經弛緩に依りて、血行の遲緩を來せるに原由するが故に、必らずや痲痺を伴ふべく、同樣に額部、頸部、顋部等の冷却しあるを發見すべし。隨て顏面紅潮に依りて、熱するものと速斷するは不可なり。殊に肩部神經叢を壓すれば疼痛を感ず。是を以て上せ、及び肩の凝りを根本に治療するには、軀幹の運動に依り神經痲痺を去り、且血行を流通せしむるを第一と爲さゞるべからざるなり。

甞て自己運動を實習したる五十餘歲の男子、偶々來りて誘導を乞ふ。即ち先づ其の自己運動を起さんとし、頭部、肩部の壓點に押法を施す。然るに肩の凝り甚だしく、頭部又著るしく熱して、神經衰弱の症狀顯然たるを認む。依て試みに其の儘自己運動に移らしむ。然れども前腕動きて毫も上腕と肩部とに及ばず、唯頭の連りに前後に動くあるのみ。依て更に兩肩を上下して、其の運動を誘導す。是に於て兩肩先づ上下に動きて頗る强く、之れが爲兩腕も亦强く上下に運動し、此の運動は遂に脊髓に及んで、全身の强き運動となり、稍々發汗の狀あり。蓋し前腕獨り動きて、肩の動かざりしは、其部の痲痺著しかりし爲にして、後に施したる强き刺戟に依りて、漸く其の感應興奮を起したるなり。而して斯の如き塲合に、之を根治せんと欲せば、勢ひ最後に運動したる如く、脊髓の强き運動を必要と爲すなり。予即ち試みに、兩脚を前方に伸して跪坐せしめ、上體前後の運動を誘導し、强く後方に之れを引く、果せる哉、脊髓の後方に伸展する運動次第に大となり、遂には跪坐の姿勢の儘、上體强く床上に倒れて、再び元に復する運動に變じ、約十分の間全身流汗し、此の運動に依り肩の凝り解け、之と同時に頭腦著しく輕快を感ずるに至れり。故に頭及び頸部の違和不快は肩の運動より、又肩の凝りは脊髓の運動より、之を治療する如く其の誘導を爲すを要す。隨て斯の如き場合に脊髓を屈伸せば、著しく弱きか又は其の凝固せるを發見するなるべし。

（二）　肩及び腕の運動不全

肩及び腕の運動障碍を來すは、其の神經痲痺と、筋肉の萎縮とに原由するものとす。

六十歲前後の老人あり。十餘年前より右肩及び右腕の運動不能を來し、百方治療に力むるも効なし。偶々研究所に來り治療を乞ふ。予即ち椅坐に於て、肩腕及び脊椎に對し押法を施したる後、上背部に手掌感應法を施す。然るに兩肩先づ自己運動を起して、上下前後に動き、之を廻轉するに及んで、兩腕は其運動を始め、撚轉振動して遂に大なる上下の振動となり、第一回殆んど意の如く右肩及び右腕を動かし得るに至り、爾後二回自己運動の練習を行ひ、幾もなくして其の痼疾を根治せり。

然るに其の後、此の人自己運動の際、右肩の異音を發する故を以て檢査を乞ふ。　蓋し此の右肩は十數年前、落馬の際強く地を撞きたるものにして運動の不能は此の時より起れるなり。　予即ち手掌押法を右肩に施したる後、之に指頭感應を施す。　右肩是に於て自己運動を始め、一二回軋音を發したるも、其の後何等の異狀なく、初め上下の運動を爲し、次で前後に動き、遂に之を廻轉す。　而して毫も痛を感ずることなく、運動は全く自在にして、故障なきを確め得たり。

四十歳の婦人あり。　二三年前より關節リウマチスに罹り、右の肩及び腕次第に運動の自由を失ひ、故意に之を擧ぐれば、手は四十五度以上に上らず。又前方には辛ふじて水平に近く、後方には僅かに十五度位上げ得るに過ぎず。予即ち肩及び腕に押法を施したる後、手掌感應を行ふ。然るに腕は初め臂を曲げ、然る後漸次運動を始む。此の時肩及び臂の關節に疼痛を覺ゆる如くなりしも、運動は次第に大となり、腕は遂に肩上に達し遂りに屈伸す。此の運動後試みに腕を擧げしめたるに、臂は肩と水平の位置に達し、又後方には約五十度に近く動かすことを得、二三日後第二回の運動を行ひ、其の後自宅に於て自己運動を爲さしめたるに、約一週間の後全治の報告を得たり。

四十二三歲の男子、右の肩及び腕の運動不全を訴ふ。即ち椅坐に於て兩肩及び兩腕に押法を施したる後、肩上に手掌感應を行ふ。然るに兩腕は垂下の位置より、前後に振動を始め、次第に高く遂に頭上に達し、此の運動後著しく自由となり。第二回自己運動の練習後、朝夕之を行ひ數日にして全治す。

此の種の局部治療に當りては、常に脊椎の運動を伴ひ、神經中樞の萎億、を振興するは、見逃すべからざる事なりとす。

(三)　腕の神經痛

嘗て其の娘のヒステリーを治療せんとして、來訪せる五十餘歳の紳士あり。予自己運動の如何なるものなるやを說明するの煩を避けんが爲、其人に自己運動を體驗すべきを勸め、且身體に故障なきや否やを問ふ。其人乃ち右腕の神經痛ありて、自由ならざるを告ぐ。予即ち椅坐に於て運動を誘導せんとす。以爲らく、未だ感應と刺戟との何たるを知らざる人に對し、壓點に押法を施すは不可なり。故に初より感應法に依り、一指を觸れずして運動を起すに如かずと、依て先づ肩上及び上腕に指頭感應法を施し、然る後右腕を後方に動かす如く、生氣を放射す。是に於て股の上に置きたる右腕は、轉移して側方に垂下し、其の誘導を續くるに從ひ、遂に前後に振動する運動となる。予即ち之れに依て、生氣自己運動の無意識にして起るものなることを説明し、疾患は皆斯の如く、自己の運動に依りて治療せらるべく、神經の働きを促す時は、自由ならざる腕すら、容易に大なる運動を起すものなるを了解せしむ。其の人驚て曰く、意識明瞭にして、右腕の自然に動くを自覺するは、誠に不思議なりと。予即ち自己運動は、生理學上の反射運動にして、腦髓の干渉せざるものにして、意識の顯然たるは固より當然なり。隨て自己運動既に起らば、則ち現に今談話しつゝある如く、談笑毫も妨げなく、而かも運動は意思の働に關係なく、依然として進行すべきを告ぐ。其の人驚て曰く、然り予は今談話しつゝあるに拘らず、斯の如く右腕の運動大となれり。之を不思議と謂はずして何ぞやと、其人能く了解し喜んで歸れり。

（四）面皰（ニキビ）の療法

面皰は多く春機發動期に起るものにして、其の原因多くは、皮脂腺の閉塞より來るものとす。又面皰と同時に起る疔、又は癤も同一の原因より來り、油性脂漏に罹れる人に頗る多くして、皮脂腺口に汚物附着し、爲に腺口閉塞して、豌豆大に赤く腫れ、稍々疼痛ある結節となる。而して之も亦春機發動期の、殊に色の淺黑い人に發すること多く、頗る頑固にして、若し長く治癒せざれば、皮膚は暗褐色となり、或は稀に色素斑となる。

然るに生氣自己運動を行ふ人は、右の面皰及び疔等の生ずることなく、學生等にして、甚だしく面皰等の生じたるものも、自己運動を實習する間に之を治療し、皮膚殊に顏面の清爽となるを常とす。而して其の自己運動を見るに、概して其手動きて、頭部顏面の輕打押擦を爲すを例とす。隨て皮膚の神經能く働きて、十分に細胞を動かし、之が爲皮脂腺口の閉塞を治療し以て、皮膚の排泄作用を適良ならしめ、其の閉塞なき塲合に於ては、即ち之が豫防法となり、顔面のみならず全身の皮膚は潤軟にして、又ひゞ、あかぎれ等の憂なからしむ。故に少年少女は、自己運動に依りて、其の天然の美質を保全するを肝要とす。

（五）根太及び癰の治療法

根太は即ち疔又は癤の俗稱にして、其の原因は皮脂腺、又は汗腺より醸膿黴菌と稱する膿を作る。菌が侵入せる爲にして、初めは唯小さく、赤くして硬く腫れ上り、多少の痛みを發するに過ぎざるも、其の漸次增長するに隨ひ遂に化膿して、痛みを增し顔面に疔の生じたる塲合は、之を面疔と云ひ、其儘に放置せば腦膜炎の如き、恐るべき病を惹き起すことあるを以て、頗る危險なるものとす。

然れども自己運動に依る疔の治療は、頗る單簡にして、運動の間に必らずや指頭を以て、其の周圍を押擦して、根太の源を治療し、痛みを有する疔の頭は輕く之を押へ、其の局部の細胞運動を促すを見る。隨て其の化膿するに至らざるに先ち、自然に吸收せられて、全く其の痕跡を止めざるに至るべし。松本軍醫監自身の經驗に依れば、面疔の治療せんとするや、其部より僅かに漿液の分泌を感じ、又押法に依り痛の消退するや、自然に指頭を以て可なり强く擦ると云ふ。

癰は疔の澤山集りたるものにして、好んで老人の背、項及び臀部等に發し、疔に比すれば腫脹疼痛共に大なるを常とし、之れが爲發熱惡寒を招ぎ、其の大なるものにありては、生命に關することあるのみならず、周圍の組織破潰荒蕪し、經過概して長きを常とし、殊に顏面に生じたるものは、腦膜炎に變ずることあるを以て、特に注意せざるべからず。

元來癰は少壯者に少く、老人に多し。殊に梅毒及び糖尿病等の爲、全身の營養衰ふる時は、多く腫物を生じて、容易に治癒せざるを常とす。而して之が豫防法としては、身體を强壯ならしむるを第一とす。是れ自己運動の最も有効なる所以なるのみならず、其の旣に癰となりたるものも、前記疔の治療法と、全く同一の自己運動に依り、容易に之を治癒せしむるを見る。隨て常に自己運動を行ふ人は、運動中必らずや之を逸することなく治療するが故に、縱令發生したりとするも、早く之を根治して、大事に至らしむるが如きこと、絕對に之れなきものとす。

（六）　小兒の急癇と癲癇

急癇は發作的に現はれ、其の發作中は全然意識の消失することあり。而して其の原因としては、幼齡の小兒、殊に滿一歲以內の小兒は、其の腦皮質の發育十分ならずして、反射抑制中樞の完全なる能力を發揮する能はざると、其の知覺神經の興奮性が、亢進するとの二條件は、至大の關係を有するものにして、三歳以上の小兒には少く、却て二歳以内の小兒に多きを通例とす。

急癇の症狀は殆んど癲癇と同一にして、强直痙攣を起し口腔より泡沫を流すを常とするも、時として泡沫中に血液の混ずることあり。然れども通常數分乃至十數分にして靜穩に復すべし。

急癇の豫防及び其の發作の際の治療法は、頭部及び脊髓に對し押法を施し、且全身に輕き擦法を行ふに在り。殊に發作の際には眼瞼及び頸部に對し押法を併せ行ふべく、自己運動を爲し得る人が其の生氣を利用して、日常此の治療法を行ふ時は、神經次第に强健となりて、能く之を退散せしむるに至るべし。

又癲癇は概して滿一歳の終より、十五六歳の間に多く現はれ、遺傳的の關係を有し、ヒステリー、神經衰弱又は精神異狀の父母より生れたる小兒に多きが如し。殊に癲癇を有する父母は、直接之を遺傳し、梅毒、酒精中毒等も其の原因となる。

小兒此の病を起す時は過敏となり、倦怠、欠伸、耳鳴、眩暈、苦悶等を訴へ、次いで眼は凝視し、叫喚又は大息を發し、遂には意識消失して倒れ、全身筋肉の强直性痙攣を起すに至るべし。而して本病の素因を有するものに對しては、力めて精神の興奮を避けしむるを肝要とし、全身の强健、就中神經系の强固を圖る爲、日常生氣押擦法を勵行し、其の發作の場合に於ては、急癎と同一の療法を施すべし。

小兒既に四、五歲に至れば、能く自己運動を發起し得るを以て、可成早く之を誘導して、實習せしむるを有利とするのみならず、學校敎育を輕減し、殊に劇しき故意的運動を戒しめ、主として其の體力を增進し、神經系の强壯を企つるを最も重要なりとす。然る時は其の原因の如何に拘らず能く其の體質を改善すると同時に、本病を根治するに至るべし。

（七）　夜驚症

此の夜驚症は多くは四歳乃至八歳の小兒に現はれ、殊に神經性、貧血性及び虚弱性の小兒に多し。而して小兒の神經を感動せしめて、恐るべき夢に襲はるゝ動機を作り、或は不消化物の過食、膀胱の充滿、寄生蟲、鼻加答兒等は屢々本病を起す原因となるべし。故に其の豫防法としては、速に其の有する疾患を治癒せしめ、又之が動機を作らざることに注意し、就寢の際胃腸内に充滿しある如き、不攝生を戒しむるを要す。

患兒は就眠後、突然泣き出して目を醒まし、驚怖の狀を爲して臥床より飛び起き、或は人の助を呼び、或は傍人に抱き付くべし。此の時に當りては、頭部殊に眼瞼に生氣押法を施したる後、靜かに之に擦法を施し、低聲温和に慰撫する時は、概して數分若くは十數分にして己れに歸り、再び安眠すべし。隨て之が豫防として就眠の際、特に胃腸及び頭部眼瞼に對し、押擦法を施して、安眠せしむることに注意し、以て其の發作を防止しつゝ、速かに之が治療を遂行すべし。

然れども元來其の體質に大なる缺陥あるを以て、第五回の條下に詳述する如く、生氣自己運動を實習せしめて、其の體質を改善するを肝要なりとす。

生氣自強療法第五回　獨習

第五回獨習細目

第五回獨習

一 疾病の治療法及び老衰豫防法としての生氣自己運動の効驗

（一） 疾病治療法としての生氣自己運動

疾病治療法としての生氣自己運動は、既に掲げたる幾多の實驗に依りて、之れを知ることを得べく、疾病を有する局部か或は弱り、又は已に失ひたる生理的作用を回復すると同時に、細胞の運動に依りて發生する人體の生氣は、單に神經を刺戟して、其の興奮の力を大ならしむるのみならず、直に其の局部に傳はりて、疾患を一掃するの働きを爲すものとす。　而して神經は能く身體に伏在する諸種の症狀を比較して、其の最も重大なる部より着手して漸次他に及ぼし、些細の疲勞と雖、之を等閑に附することをなし。而して自己運動を起して、自覺の最も明瞭なる部分の治療を爲すことなく、通りに他の部を動かすは其の自覺に反し、却て動く所の他の部分の疾患重きに依るなり。

嘗て講習に加はりたる若き婦人あり。脊髓惡きが爲、其の運動頗る盛んなり。然るに局部運動の誘導を試むるに至り、手を頭上に載せて、其の治療を誘はんとするも、手は忽ち下降して背部に廻はり、通りに其の押擦輕打を行ひ、毫も頭部に及ばず。然れども頭部は頭重時として頭痛を起し、又頭腦頗る散漫にして決して良きにはあらざるも、最も急を要するは頭腦にあらずして、其の身體の弱はりたる根源は脊髓にあるなり。

又講習に參加せる青年あり。初より能く動くも、兩脚殊に惡しく膝には、數年來の僂痲質斯を有す。而して一般より言ふ時は、神經衰弱症を有す。隨て講習進んで局部療法の誘導を試みるや、其手直に動くも、運動忽ち變化して、腰以下を動かすと同時に、兩手を以て兩股を輕打し、幾度之を試みるも同様にして、其部の最も重要なるを判知せしめたることあり。斯の如くなるを以て、自己運動一度起れば、疾病治療法としては、運動の變化するに委せて、熱心に之を行ひ、意思を以て妄りに强制せんとするは、無益なるのみならず、治療運動としての、効驗を薄弱ならしむるの害あり。疾病の豫防及び强健法として行ふ生氣自己運動は、即ち老衰豫防法なるも、今少しく老衰の狀況を述べて、其の効驗を明かならしめんとす。

（二）　筋肉の萎縮

老年に至れば、其の筋肉は萎縮し、其の纖維は細長となり、其の實質中には無數の黄色、及び褐色の微粒、及び多くの細球狀の核を沈留し、核は多くは縱に連續して排列せられ、萎縮筋肉中には、核の增殖するを見る。而して其核の急速なる增加の結果として、收縮性の要素は殆んど消失し、纖維は一定の間線狀を保持するも、遂には之を喪失して、無定形の塊に變ず。而して核の繁殖は、老年の細胞の生殖力が缺乏せるにあらずして、却て大に其の增加を來すことあり。然るに核の增加に伴ひ、肉原質と稱する原形質的要素の增加を來し、此の肉原質は、筋肉纖維の要素たる筋原質を驅逐す。元來肉原質と筋原質は、普通の筋肉に在りては均衡を保つも、老年に至れば、其均衡破られて、筋肉は著しく薄弱となる。故に筋肉の萎縮は、極力之を豫防せざるべからず。

筋肉の萎縮は、老年に於てのみならず、小兒壯者も亦之を有する所にして、其原因は神經痲痺に存す。而して神經痲痺は、皆其の初に於ては、神經の衰弱を有するが爲に起るが故に、神經は常に之を適度に刺戟して、其の興奮性を維持するを緊要とす。隨て如何に訓練せられたる神經と雖、其の刺戟を怠る時は、刺戟を缺く爲に精神の老耄を來すよりも、一層速に萎憊するに至るを以て、如何なる壯者と雖、之が刺戟を廢すべからず。況んや、自然に不振の狀態に在る老年の場合に於てをや。是に於てか、神經の訓練法、及び生氣自己運動は、神經萎憊の豫防法として、最も必要なる所以なりとす。

(三) 骨骼の脆弱

老年の諸機官は、多くは硬結するに拘らず、身體中最も强固なる骨骼は、却て其の密度を減じて脆弱となり、之が爲老人は不慮の災禍を招くこと多し。即ち老者の骨は空隙多くなりて、其の重量を失ふ。是れ其の細胞が一種の酸を分泌して、骨の石灰分を溶解して、之を軟化する爲にして、老人の諸器官中に石灰分の多量に沈澱するは、血液に依りて之を全身に流入するに因る。隨て骨は輕くなり、軟骨は却て硬化せられ、脊椎平圓盤には、鹽分を充滿して、畸形を現はすに至る。

(四)　動脈瘤と動脈硬化症

老年に於ける石灰質轉換の結果として、血管は著しき變態を現はし、動脈瘤の發生は極めて頻繁となる。蓋し石灰鹽を血管に輸送するが爲、其の石灰鹽は細胞の外面に沈着して、以て細胞を硬化脆弱となすべし。故に動脈瘤と動脈の硬化とは、密接なる關係あり。而して此等は必らずしも、老年必然の狀態にあらざるも、極めて普通の事實なるのみならず、種々の原因より生ずる、種々の動脈疾患は、動脈瘤と動脈硬化症の二語を以て、綜合することを得べし。固より或る場合に於ては、細菌毒に基くこと、梅毒性硬結の如きありて、之が爲早老早衰を誘ふも、其他の場合に於ては、動脈は石灰分の爲、血液の循環を阻害せられて、其の衰頽を現はすなり。

要するに骨の石灰分の溶解は、破壞細胞の一種の酸を分泌するに因るものなるを以て、斯の如き細胞の發生增殖は、極力之を豫防せざるべからず。之が爲には常に細胞の活潑なる運動を促して、健全强固なる細胞の增殖を計るを要す。然れども老齡に入りては、故意に活潑なる運動を爲すに堪へざるのみならず、老境に入るに先ち、自から運動に遠ざかり、依て以て老衰を招くは、人の常に免れざる所なり。此の時に當り、意思の指導のみに依り、毫も努力を要せずして行ひ得る生氣自己運動は最も適良なるものにして、予の父の八十二歲にして、日常自己運動を實施する景況を見るに、寧ろ室內に於ける一種の娛樂となり、殊に運動後の食事は、極めて美味にして唯一の樂なるが如し。

（五）甲狀腺の頽廢

ローランの說に依れば、老衰は身體の營養を規則正しく、調整する甲狀腺、及び其他の腺の頽廢に基く病的作用なり。故に甲狀腺頽廢の結果、粘液浮腫症に罹れるものが、頗る老衰の相貌を呈するは、常に認めらるゝ事實にして、病者は若年なるに拘らず、其の外貌は全く老人の如くにして、著しく老衰の狀を呈するは、世人の既に知悉する所なるべし。元來諸種の脈管腺は、體內に入り來る有害有毒物を破壞して、以て身體を保護する重要なる作用を營むものなるを以て、一度其の官能の衰退を來せば、身體の組織が毒素の爲に、侵害せらるゝは免るべからざる所なりとす。

老人が肺炎、丹毒、結核病等の、傳染病の爲に死すること多きは、此等の疾病に依りて、一般脈管腺特に甲狀腺が、著しき影響を蒙る爲なり。

甲狀腺を切除し、若しくは甲狀腺の萎縮せる、患者の外貌が恰も老人の如くなるは、畢竟するに其の疾患の爲、若しくは腺の缺くるが爲、身體の老衰を來すに原由するものとす。

要するに甲狀腺は、毒素を破壞して以て老衰の襲來を豫防するに、頗る重要なるものなるを以て、妄りに之を切斷截取すべきものにあらず。予の從來の實驗に依れば、神經衰弱より由來する、此の甲狀腺の疾患は、生氣自己運動に依り容易に根治し、之と同時に其の病源たる神經衰弱も、亦根治し得べし。　隨て甲狀腺を强健ならしめ、其の衰頽を來さしめさらんと欲せば、生氣自己運動に依るを最も簡便なりとす。　是れ即ち日常强健法として行ふ自己運動が、直に老衰豫防法となる所以なり。

（六）　老年の眼病

眼は老年に至れば、變態を來す一機官にして、白內障と角膜の緣に、白濁の環の如く現はるゝ老人環とは、多く老人に見る所なり。　而して此の變態は、其の患部に脂肪質が沈着するが爲、之れに依りて混濁を起すに原由す。　而かも此の脂肪沈着は、營養の缺乏に基くものなりとす。

元來營養の不十分となるは、神經次第に弛緩して、血行の鈍ぶるが爲なるも、神經の弛緩は獨り血行のみならず、胃腸の弛緩腺の作用の退化、新陳代謝の遲緩、排泄作用の鈍ぶる等、全般に亘りて機能の衰退を來すものにして、殊に全身の神經痳痺を著しとなす。故に顏面殊に眼瞼の如きは、筋肉の弛緩と萎縮とを併發して、身體瘠せ皮膚に皺多く、其の動眼神經の衰退も、亦著しきを常とす。

然るに老人の生氣自己運動を行ふや、其の老衰を恢復し、殊に視力の復活を見ること容易なるが故に、若し未だ眼の變態を來さゞるに先ち、自己運動を勵行する時は、能く其の變態の來るを豫防し得るのみならず、從來の實驗に徵するに、角膜緣の混濁の如きは、之を消去すること敢て困難にあらざるのみならず、白內障も或る程度迄之を治療して、其の進行を防止し得べく、要するに生氣自己運動の勵行如何に在り。

（七）　老衰の一般豫防法

以上記述せる所は、主として老年の變態に就て其の原因を尋ね、之に對する生氣自己運動の効驗を、明かならしめたるに過ぎざるも、老衰は尚幾多の原因に依りて到來すべし。　即ち腸の內容物の停滯に依る、自己中毒の如き、身體虛弱にして絶えず病苦に惱みて、衰頽を早むるが如きは、皆其の一にして、此等は老衰豫防法と生氣自强療法なる小冊子と、胃腸疾患と生氣自强療法なる小冊子とに、詳述しあるを以て之に就て研究すべし。

（八）　養生戒　其一

予曩に生氣養生訓を著述し、貝原益軒の養生訓を義解し、以て生氣を應用する立場より、養生の道を明かならしめたりと雖、今老衰豫防法を記述したる機會に於て、若干の養生戒を左に述ぶることゝせん。

今大路道三は醫を以て其の名揚り、正親町天皇の御召を蒙りて診に侍し、足利義輝、豐臣秀吉、德川家康の眷遇を受けたる人にして、年八十九歲にして沒す。　其養生物語に說て曰く。

朝起きたらば布團の上に暫く安坐し、帶をくつろげ、顏及び手足身を擦り、足を投げ出し、屈め擦り衣類を振ひ帶して起くべし。老人は寢所に杖を置き、急に起つには杖つきて立つべし、是れ老の用心なり、古歌に

臥すときは枕刀に氣を付けて

夜のさわきを心掛くべし

とは即ち之を戒しむるものにして、刀を杖つくこと一段に良し。朝起の時臥床上に於て、身體を擦り動かすの法は、貝原益軒の養生訓と同じく、老人の爲杖の用を戒しめたるは、是れ其實驗より來れるものにして、蹟跌を戒しめ、老衰硬變の身體を保護するに、最も肝要なる敎戒なりとす。而して疾病の爲、殊に身體の痲痺、筋肉、關節の萎縮凝固を來せる人は、朝臥床を起き出でんとする際、身體手足の不自由に苦むこと、恰も老人の硬變と異なることなし。故に斯の如き人は、先づ身體手足を擦り、就中兩

脚は之を投げ出して、上下左右の屈伸を行ふと同時に、腰の前後左右の屈伸を行ひたる後起立すべし、然る時は極めて容易にして、且自由なるを感ずべし。　隨て此の際若し自己運動を行はゞ最も効驗あり、何となれば其の老人なると、身體衰弱の人なるとを問はず、硬變若くは痳痺の爲、自由ならざる場合に於て、自ら擦り且手足軀幹を動かすは、容易ならざるを以て其の實行頗る困難なればなり。　然る時は之を行はざるに勝るべきも、十分に之を行ふこと能はず、是を以て其の効驗の著しきは、到底望むべからざるのみならず、毎朝之を實行するに拘らず、日々萎縮痳痺自から増加して、次第に不自由を大ならしむるの憂なき能はず。　然れとも生氣自己運動に在りては、其の實施の回數を重ねるに從ひ、萎縮痳痺を減退せしめ、運動隨て自由にして、且十分なるに至るが故に、若き人に在りては、遂に根治して健全に復し、老人に在りては硬變を豫防して、身體の不自由となるを、避くることを得るの利あり。

古人は其の老齢衰退に及んで、苦心努力して養生の道に精進し、之に依りて長壽を完ふせり。然るに今や此の苦心努力を要せずして、自己運動に依ることを得べし、之を人生の幸福と謂はずして可ならんや。

道三翁は人五十以上に至れば、精耗り、神衰へ、心血少く、胃氣傷れ、血行上下に流通せず、醫藥を用ひ反て衰悴を來すを說けり、然るに現今の人は鍛錬、節制共に缺くる所多きを以て、三十歲四十歲にして、旣に衰弱して病痾に苦しむもの極めて多し。故に吾人は中年一時の健康に誇ることなく、日夜養生の道に精進して、一生の壽を重んせざるべからず。是れ予の老若男女の別なく、健全なる人に朝夜二回の、自己運動の勵行を推奬する所以なり。

人の常に七情を制すべきことは、予の生氣養生訓中に詳述したる所なるも、今其の必要なる所以を敷衍せん。

道三の養子玄朔、延壽撮要中に說て曰く、

一、喜樂極むべからず、魄を破りて恍惚すればなり。

二、多く怒るべからず、甚だ怒れば氣逆し、血亂れ、鬢髮焦げ、筋痿て癆となる、食時怒れば食胸中に滯るべし。

三、思慮常に過ぐれば氣欝滯し、食時思慮すれば消化し難し。

四、久しく憂ふれば、肺氣を損して癆となり、背痛む。

五、婦人憂思哭泣甚だしければ、氣結して月水少く、體瘦せ內熱せしむ。

六、悲哀のことあれば神魂離散し、久しければ脇痛み、節痿え、皮毛悴れ、面の色惡し。

七、恐怖甚だしければ骨節痿弱し、精自から漏下し、或は狂亂す。

八、大に驚けば神魂安からず。

九、甚だ愛すべからず、甚だ惛むべからず。

前日迄健康なりしものが、突然心臟痲痺を起し、又は腦溢血を來して死することあるは、屢々遭遇する所なり。而して斯の如きは嚴密に之を言ふ時は、決して健全なる人にあらずして、自然に身體に障害衰弱を來せるものなるは、多言を要せざる所なるも、强烈なる感情の衝動に依りて、大害の一時に發するは爭ふべからず。例之予の親族の一人、五十八歲の時親しき友人を集めて、絕えて久しき圍碁會を催し、非常に愉快を感じたるもの丶如くなりしが、晝食後他人の圍碁を傍觀しつ丶、腦溢血を起して絕命せり。又五十三歲の叔父は、其の娘の遠く熊本より孫を伴ひ、夫婦共に上京せる際、他の在京の娘も亦集り、子と孫とは產褥にある一女の來らざるのみにて、他は悉く集會し朝來非常に愉快なるもの丶如く、斯の如き際に於て、撮影せざるべからずとて、晝食後自ら督促して行かんとしつ丶ある間に、突然腦溢血を起して遂に絶命せり。而して前者は多年の不眠症を有し、後者は數年前輕き腦溢血に罹りたることあるものにして、身體固より健全なるにあらず。隨て感激甚だしき衝動に堪へずして、死を致せるものなるも、其影響の恐るべきは、之に依りて推知するに難からざるべし。

大正十四年世界漫遊を企て、四月七日渡來せるチエック、スロバキア人の姉妹あり。帝國ホテルに滯在して諸所見物中、二十一日新宿御苑に於て催さるゝ觀櫻會に參列の光榮に浴し、欣喜の餘り興奮しありしが、其妹二十三歳のチラット孃は、當日午前十時頃化粧を凝しつゝある間に突然卒倒し、醫師の來りて手當を爲す際は、既に絶命して不歸の客となり、其原因は心臟痲痺なること判明せり。同女は固より強健なりしにはあらざるべきも、世界漫遊を企圖する以上は、疾病の自覺を有せざりしは、勿論なるのみならず、卒倒直前に至る迄、日々諸所の見物を續け、頗る元氣に活動したり。随て感喜極りて、偶々其弱點に非常の影響を及ぼしたるものと見て誤りなかるべし。

斯の如くなるを以て健康の者と雖、喜樂極端に走れば、其心身に大なる影響を及ぼすは、爭ふべからざる所にして、魄を破りて恍惚自失するに至るは自然の勢なり。故に喜樂其度を制すれば、大に神氣を起し得べきも、其度を過す時は、大なる害を招くに至るべし。要するに神經の過勞困憊は、苦惱に依りてのみ起るものにあらずして、喜樂の放縱も、亦同一の結果を招くべきを以て、大に愼み、最も戒しめざるべからず。彼の歡喜極つて發狂する如きも、皆其神經の强烈なる刺戟に基因す。而して前記チラット孃の心臟痲痺は、心臟其物の疾患に因るにあらずして、心臟を働かしむる神經の發動力を失へたるに基くものにして、能く吾人人類の死が、所謂神經死と謂ふべきものなることを、證明する一例たるを失はざるなり。

怒は感情の惡しき發動にして、又心の狂態と稱すべく、之が爲血行亂れて逆上し、顏色著しく變じ、其の甚だしきに至りては蒼白となり、見る者をして非常に不快を感ぜしむ。故に怒りは自ら毒するのみならず、又傍人を毒し、全身の神經は異狀興奮の爲、體細胞に痙攣的運動を起さしめ、獨り顏筋の痙動を見るのみならず、全身の筋之が爲痿て起立にも堪えざる如きに至り、血行の亂れと逆上とは、眞に鬢髮を焦すの勢を有す。隨て食物喉を通らざること多く、食物の停滯の如きは勿論にして、消化機能著しく鈍るべし。而して憂思哭泣の害の大なること、殆んど怒に讓らず。又思慮其度を超ゆるも、悲哀其度を超ゆるも、共に大害ありて之が爲、或は疾病を招き、或は喪神すべし。蓋し此等は、皆生命の根源たる神經を、傷むることと大なるに因る。

甚だしく笑ふ時は、脇痛み、腹痛み、胸痛みて苦しきに至るは、人の多く經驗する所なるべし。固より笑の初に當りては、心身共に爽快を感じて、萎憊せる神經を刺戟し、大に之を興奮發動せしむるの効ありと雖、其の甚だしきに至りて、其の刺戟は强烈となりて、神經の過勞困憊を來すを以て、大なる苦痛を生ずるに至るものとす。隨て愛憎度に過ぎ、殊に恐怖甚だしき時の如きも皆大害あり。是れ七情を制して、愼まざるべからざる所以なりとす。

（九）養生戒　其二、

養生の道は須らく積極的なるべし。若し夫れ之を消極的ならしめて以て甘んずるが如きことあらば、其の効一時に止り、決して永續せず。斯の如くして豈に能く長壽を保ちて、心身の活動を爲すに堪へんや。隨て日常起居の間に於ても、煩累を意とせずして細事にも深き注意を拂ふを要す。

延壽撮要中、參考となるべきものの二三を揭ぐれば左の如し。

小便を忍べば腰膝冷痺し、大便を忍べば痔を疾むと。蓋し排泄は自己中毒を免れんとする必須の作用にして、强て之を忍ぶは則ち自己中毒を求むるものなるが故に、其の害あるは當然なり。殊に便通佳良なる時は、痔疾に罹ることなきものなるに、反て之を忍ぶが如きは、痔疾の起るを求むると、毫も撰ぶ所なきものとす。

酒に醉ひ汗出て、襪を脫して風に當れば、脚氣中風となると。是れ皮膚の神經痲痺を來せばなり。汗出て冷水に浴すること勿れと云ふも亦同様なり。故に夏季の養生に於ては、嚴に神經痲痺を起さゞることに注意せざるべからず。

臥せんとする時、温湯にて足を洗ふべし。常に斯の如くすれば脚氣の疾なしと。然り而して尙著しく疲勞を去るの効あり、故に往時軍馬は溫湯に四肢を浴せしめ、以て疲勞を去り、肢疾を豫防して、常に之を强健ならしむることに、意を用ひたるを見る。

經に曰く謹んで五味を和せば、骨正しく節柔らき氣血以て流ぐり、腠理以て密なり、長しないに天命ありと。故に五味は偏せずして、混和して之を用ふるを良しとす。然れども其の濃きを嫌ふ、則ち酸多ければ脾を傷めて肉皺み、鹹多ければ心を傷めて血濁り色變す。甘多ければ腎を傷めて骨痛み、齒落ち苦多ければ肺を傷めて皮枯れ、毛落ち辛多ければ肝を傷めて筋急み爪枯る、是れ其混和の適度を要する所以なり。而して季節に考へて、又味を增減すべし。即ち春は酸を省きて甘を增し、夏は苦を省きて辛を增し、秋は辛を省きて酸を增し、冬は鹹を省きて苦を增すべし。但各季の內、其の五分の一の日數には、甘を省きて鹹を增すを要す、是れ之に依りて中を失はざらしめんとするなり。而かも是れ常食の法にして、病あれば變に應じて加減せざるべからず。随て徒に其の趣好に任せて、偏するは最も不可なり。

人類は野蠻時代に於てすら、食前に食物を調理し、其の食物の多くは火に懸けて、其の細菌を著しく減じたり。蓋し細菌は生の食物と共に、夥しく消化器中に入るものなるを以て、之を減少せんと欲せば、唯煮炙せる食物を攝り、煮沸せる液體を飲むこと肝要なり。然れども細菌中には、水の沸騰點に達するも、尚生存するものあるが故に、吾人は此の方法を以て、食物中の全細菌を撲滅すること能はずと雖、其の大多數は之を殺すことを得べし。

生の食物を廢止するも、新らしき細菌の侵入を絶對に防遏する能はざるのみならず、既に腸内に存する細菌は、未だ以て之を消滅するに足らず。而して細菌學が未だ成立せざりし久しき以前に於て、人類は腐敗防止の方法に注意し始めたり。是れ其の最も危險なるに氣付きたればなり。殊に暖所又は濕所に置かるゝ食物は、急速に腐敗し、味覺に不快を來し、健康上危險なるものにして、腐敗せる肉類其他の食品の中毒を起すは、皆人の熟知する所なり。彼の中央阿弗利加探險隊が、食糧缺乏の爲饑餓に陷りし際、一頭の腐敗せる象の屍を發見し、黑人は白人の說諭を容れずして腐敗を貪らんとし、殊に三人の黑人は、未だ煮燒せざるに先ち、既に肉片を嚥下したる爲、數日の間に頸と咽喉とは腫脹し、舌は殆んど痲痺し、腹部は膨大して遂に死に至れる事實は、探險者フォアの記述する所なり。

鳥獸肉其の他動物性物質のみならず、植物も亦腐敗と酪酸醱酵とを釀して、危害を及ぼすは、吾人の屢々遭遇する所なり。

然るに動植物性の食物を保存し、其の腐敗を防止する爲、酸類の有効なるは、世俗の習慣上夙に認むる所なり。則ち獸肉、魚肉、野菜類等を酢にて漬くるは、バクテリアの生產物なる醋酸が、其の腐敗を防止するが爲なり。若し保存せんとする物質にして、自ら酸を發するものなる時は、之に酢を加ふるの必要なし。隨て乳汁の如き動物性食物及び糖分に富める野菜は、自發的に酸となりて能く保存せらる。彼の酸變せる乳汁は、各種の乾酪に製造せられ、相應に保存せられ、又多くの野菜は、自然に酸類を釀成し、其の保存困難ならず。斯の如くなるを以て、甘菜、胡爪の如きは、一種の酸性を帶び來るべく、多くの國に於ては、酸性となれる野菜は、一般人民の食物中重要の部を占む。蓋し新鮮なる果物及び野菜は、長き冬期に於て收獲する能はざるが故に、其間人民は胡瓜、甜瓜、林檎及び其他の果實を多量に消費す。而して此等の果物は、酸性醱酵の結果主として乳酸を含有す。之に反し夏期中は、酸變し易き乳汁が、酸性食物中の主要部を成す。彼の主要なる飲料たるクアス酒の如きは、黑麵麭を以て其主なる成分とし、單にアルコール性の醱酵作用を生じて、特に主要産物たる乳酸を形成するものとす。

乳汁の酸變せる中の乳酸は、肉類の腐敗を防止し得べく、乳酸醱酵は家畜の日用食物に於て、同じく主要分を成し、又乳酸醱酵はアルコール釀造に當り、葡萄汁を保存する爲に利用せらる。

腐敗と酪酸醱酵とが、砂糖に依りて絶止せらるゝは、能く人の知る所なり。即ち特別の注意なくして、保存せる食肉は、忽ち腐敗すべきも、乳汁は同狀態に在りて、腐敗せずして却て酸變す。是れ肉は糖分を含むこと甚だ少きも、乳汁は之を多量に含有するが故なり。蓋し乳汁は或る狀態に於て、腐敗すること容易なるも、其の糖分は容易に乳酸醱酵を起し得るが故に、有機物の腐敗を防止するのみ。

諸種の實驗に依るに、乳酸は同じく吾人の腸內に於て、著しく腐敗を減少す。是れ消化器のみならず、又糖尿病の治療に應用し、結核に在りては、喉頭膿潰の場合にも、用ひらるゝ所以にして、乳酸の作用が能く腐敗細菌の繁殖を防止する點に在るは、一般に信ぜらるゝ所なりとす。要するに乳酸菌は、其生存に要する糖分を消化管內に發見するや、自ら腸內の生育に適馴せられて、防腐性物質を生產し、以て自己を支持する人體の健康を利す。

人類は太古の時代より酸變乳汁、酸漬甘藍、鹽漬胡瓜等の如き、乳酸醱酵を成せる物質を生の儘にて食し、多量の乳酸菌を攝取し、知らず識らず腸內腐敗の害毒を減少したり。

吾人の不幸なる早老早衰が、身體組織の中毒に基き、此の中毒の大部分は、無數の細菌を宿す大腸より由來す。隨て腸內腐敗を抑壓する諸種の作用は、同時に老衰を延期し、且之を緩和するや必せり。故に食物に酸を使用し、或は酸變性の野菜、果物等を食用に供するは、養生の上に於て頗る重要なるものとす。

二　生氣自己運動に依る體質性格の改善矯正

(一)　三形質

人體を生理的に解剖して之を分類する時は、筋骨質、營養質、心性質の三つを以て、悉く網羅することを得べし、之を三形質と云ふ。而して心性質は腦髓と神經とに其の基礎を置き、思想と感情との作用を領有し、筋骨質は筋肉、骨格、腱、靱帶に依りて身體の運動を主宰し、營養質は內臟の各機官に其の基礎を置き、血液の製造と其の分配とを司どり、以て身體の營養を監督す。而して三つの作用中、特に其の一つが他の作用に比し、大なる時は之を以て其の形質の名稱と爲し、其の性格隨て各々特長を有するものとす。今其の大要を述ぶれば概ね左の如し。

營養質は胸腹中に於ける、內臟諸器官比較的大にして筋骨張らす、其の皮膚は精緻ならざるも、比較的脂肉豐富にして、全身到る所自然に丸味を帶び、就中下腹部の肥大と、面部の豐圓とを特長とし、其の性質温和にして圭角なし。

筋骨質は筋骨の發達著しくして、身長高く、唇廣く、指長く、兩足大にして面部長く、鼻耳も亦長くして、眉と口とは横に長味を帶び、身體の組織精巧緻密ならざるも、稍々堅牢にして彈力强し。隨て活動の人、意思の人にして、實行觀察家として發達するの天性を有す。

心性質は腦髓能く發達し、顏面の上部豐大にして、全身細密軟麗に組成せられ、殊に腦質の緻密なるを特長とし、其の性格は寧ろ思想に傾き活動に適せず。而して神經質は此の形質の變態に屬し、抵抗力に乏しき結果、動もすれば神經衰弱に陷り易きものとす。

今心性質の人あり。自己運動を行ふと假定せよ。然る時は其の筋肉と、骨骼の發達を促して、脂肉を增し、大に其の軟弱の形質を改造して、營養質と筋骨質とを增加し、之れをして活動實行に適せしむるの、性格を併せ有せしむることを得べく、又營養質の人にして、自己運動を行はんか、腦質を高め腦量を增し、又筋骨の及ばざるを發達せしめて以て、心性質と筋骨質とを併有せしむるに至るが故に、其の性格は活動實行に適するに至るのみならず、又研究思索の能力を高むることを得べし。故に其の本來の形質著しく、一方に偏する人も、自己運動に依りて之を改善し、其の性格を更新することを得るなり。殊に發育期の間に於ては、其の効驗最も著しく、少年少女の之が爲、殆んど性格を一變して、向上優越の結果を見るは、幾多實驗の證明する所なりとす。

（二） 四體質

人體の生理に基き、健康體に就て體質を分類する時は、四種となるべし之を天賦の資質とす。即ち多血質、神經質、膽液質及び粘液質是なり。而して此の體質も、亦其の人の性質の根源を爲すものにして、今其の大要を述ぶれば概ね左の如し。

多血質は血液の補給迅速に增進し、神經の結構頗る強固にして、敏感なるを以て峻疾なる感動を起し、體慾は之を求むること甚だ急に、其の情感は活潑なるも、甚だ移り易く、常に快活の狀態を保つも、事を爲すこと過度に失し、強き抵抗に遭ふ時は、之を凌駕するの勇なくして、其の志氣を動かして他方に轉じ、概して輕浮にして戯笑を好み、深き悲痛を催ふし、而かも忽ち之を忘失するの性あり。

斯の如くなるを以て多血質には、大に其の性質に改善すべき點多し。

殊に血行過大に傾くときは、充血を來すは勿論、腦溢血、心臟血管の破裂を招くこと尠からざるを以て、諸器官を强壯ならしめ、以て各作用の權衡を維持するに至らしむるを肝要とす。而して少年少女にして、自己運動に依り其の體質の改善せるもの多きのみならず、老壯固より極めて容易なりとせざるも、尙其の矯正の困難にあらざるは、實驗の證明する所なり。

神經質は既往の事を愛し、保守の念强くして沈欝に傾き易く、容貌に活氣なく顏面蒼白なり。而して一變すればヒステリー、ヒポコンデリーと爲り、甚だしきに至りては欝憂狂と化す。元來此の體質は、病的に其の根源を有するものなるを以て、身體を强健ならしむると同時に、發育の均衡を計り、之が改善を企てさるべからず。

膽液質は體力强健にして血行盛んなり。而して其の志謀膽氣共に大にして、之を决行するに忍耐の力あり。隨て抵抗に遇ふ毎に、勇氣を振つて之に打克たんとするの氣力を有し、事を爲すに衝動の力強きと、熱情の盛んなるとは、多血質に似たる所ありと雖、思慮の熟せると決斷の鞏固なるとは、固より大に優るものあるを見る。故に善人に在りては仁惠となり、寛洪と爲り、義氣となるも、惡人に在りては暴虐となり、剛猛となり、殘酷となる。

膽液質は元來膽汁の分泌過大にして、筋骨逞しく稍々修長の姿を有し、其色黑味勝にして我意強く、而かも營養に資する各器官の發達は、比較的薄弱なり。是を以て肝臟病に罹り易く、又肺と腦とを傷め、長命せざるもの多きを以て、自己運動に依り此の缺陷を補ひ、其の抵抗力を增大するの必要あるのみならず、膽汁の分泌過大を矯正して、其の性質の極端に偏するを調節せざるべからず。

粘液質は其の粘液の性強き時は、精神重鬱にして遲鈍なり、又懶惰にして愚昧に近き者あり。然れども其の質適度なる時は、善良にして思慮を緊定し、久しく之を動かさず、能く忍耐力に富み、其の行爲常に平齊にして變動することなく、隨て卓越なる事業を爲すことを得べし。

要するに粘液質は、全身の淋巴液過多なるものにして、肥大にして勢氣なく、顏貌手足圓味を帶びて駝肉を現はし、外觀健康に似て其の實は虛弱なるのみならず、殊に神經過敏に陷り易きを以て、其の過多症は極力之を矯正せざるべからず。現今良家より出づる不良少年、少女の如きは、此の質に屬するもの頗る多きは、特に着目すべき點なりとす。而して生氣自己運動は、能く其の分泌を調整して、遂に其の體質を改善することを得せしむるものとす。

(三)　不良性の矯正

少年少女は永き將來を有するを以て、其性質の良否は、實に國家社會の大問題なり。是れ今日其の不良感化の聲の喧しき所以なるも、直接害毒の影響する所を考ふる時は、老壯者の不良性を以て、最も重大なるものとす。何となれば老壯者は、其の地位と權力とを利用して、其の不良性を發揮するが故に、一人の及ぼす害毒は、其地位高く權力大なるに從ひ、益々廣き範圍に及ぶを以てなり。故に不良性の矯正は、單に少年少女の問題にあらずして、實に人生の終りに至る迄、絕間なく繼續すべき問題なり。

嘗て予の高等司令部に參謀たりし時、支配下の病院長交迭せり。而して新任者は未だ五十歲前後なるに拘らず、既に六十以上の老人の如く衰頽し、顏貌殊に陰鬱なり。然れども元來非常の神經質にして、性急輕卒なるを免れず、之が爲日を經るに從ひ、小使給仕は其の出勤の際に於ける顏色を眺めて、其日の成行を洞察するに當り、出勤の際家庭に不快の事ありし日は、終日小言忿怒を反覆して、近づくべからずと云ふ。予偶々公務の爲病院に臨み、正に其の不機嫌の時に遭遇し、八方に當り散らす狀況を目擊して、其の誇張の評にあらざるを確め、私かに注告を與へたることありしが、予の生氣自己運動は、一言を費やさずして、身體の缺陷を救治するを以て、不知不識の間に、其の性癖とも稱すべきものが自然に消滅するに至るなり。　而して從來の實驗に依れば、斯の如き過敏の人の自己運動は、初より可なりに强きを以て、其の効驗殊に著しく、最も容易に之を矯正するに至るを見る。　之が爲本人は常に愉快の氣分に充たされ、一家之が爲に平和となり、四邊の人皆其の恩惠に浴するに至れるもの、今日迄幾何なるを知らず。　故に生氣自己運動は、訓育感化の上に特効を持ち來すと同時に、幼少の時より之を行はしめば、以て其の體質を改造すべく、成人に在りては之を修養に利用せば、幾百萬言の敎訓に優るもののあるを發見すべし。

其他之に關しては、尙生氣自强療法傳習錄中に詳述しあるを以て、之に依りて研究すべし。

三　押擦輕打及び感應法の實習

押擦法には、指頭及び手掌を用ふ。其の方法左の如し。

(一)　押法

局部の大小、押法の强弱に依り、指頭は之を揃へて、中三指頭を用ゆるか、拇指のみを用ゆるか、或は中指頭のみを用ふ。指は伸したる儘を普通とするも、强力を欲する時は、其の關節を屈むべし。

又場合に依りては、拳の第二關節部を使用し、又は拇指の側面、小指の外側を用ゆることなきにあらざるも、概して稀なり。唯患者が自己運動に於て、疾病を治療するに當りては、屢々此等の押法を行ふことあり。

局部稍々廣きに至りては、手掌を用ひ、或は兩手掌を併用す。即ち指を揃へて伸し、掌を平にして、之を局部に當つるものとす。

（二）　擦　法

擦法は主として手掌を用ゆ。而して此の方法は、廣き場所に應用せらるゝものにして、片手を以て交互す。而して其の目的は、神經を刺戟して、其の活動を促すものなるが故に、按摩及びマッサージと異り、極めて輕く行ふを法とす。

擦法を行ふには、先づ手掌を以て、暫く押法を施し、然る後輕く擦り始め、漸次其の掌の運動を疾速ならしむべし。現今北米に於ては、醫者の行ふ神經マッサージなるものありと云ふ。恐くは予の此の擦法と同一なるものなるべし。然れども手及び腕に十分に力を入れて行ふものゝ如く、此の點は予の擦法を以て優れりとす。即ち力を用ふるを要せず、殊に自己運動を爲し得る人に在りては、手掌一たび動けば、忽ち自己運動と化し、意志を以て到底爲し能はざる如き、速度を以て動き、而かも毫も疲勞を感ぜざるの利あり。

疾速なる擦法の後は、神經興奮して頗る敏感となるものとす。故に最初には、此の敏感を利用する如く、靜かに輕く掌を動かして、益々神經の興奮を促すべし。此の時に方り、被術者は、恰も電氣の徐々として、身體に傳はる如き感覺を起すに至る。隨て疼痛苦惱は、此の際に於て短時間に一掃せらるゝものとす。

（三）輕打法

輕打法は、他人の治療、神經の訓練等に於て、殆んど其の應用を見ることゝ少きも、自己運動に依る自己の治療に於ては、可なり多く發現するを見るのみならず、場合に依りては、之を應用するを便とすることあり。故に其の大要を掲げん。

一、指頭輕打法。

四指乃至五指の指頭を以て輕打す、之が爲或は指頭を揃へ、或は指頭を離して使用す。而して兩手を併用するも、片手を用ふるも可なり。

二、手掌輕打法。

手掌を以て輕打す、或は片手を交互に使用するも、同時に之を併用するも可なり。

三、拳の輕打法。

拳の輕打法は自己療法に於ては、屢々發見するも、他人に對しては、殆んど應用すべき所なし。蓋し自己治療に於て、强き刺戟を與ふるの必要ある場合に、自然に發生するものなるを以て、自然の要求あるにあらざれば、其の適度を得ること困難なればなり。

其の他輕打法には、自己運動に於ては、手掌の內外兩側を使用するもの、手掌の表面、指の部分を使用するもの、手首の表面を使用するもの等あるも、皆自己治療の際、自然に發現するものにして、多くは連續治療の運動に於て、手の疲勞を豫防するの方法手段たるに過ぎず。故に其の効果を異にするにあらざるを以て、强て之を應用するの必要なきものとす。

（四）感應法

神經訓練の方面より言ふ時は、押擦輕打も皆是れ感應法たるを失はざるも、茲には手を身體に觸るゝものと、觸れざるものとを區別し、手を觸れずして神經を刺戟し、感應を起さしむるものゝみを、此の感應法中に包含せしむることゝせり。

元來人體の生氣は、如何なる方法を以てするも、身體の神經に感覺を起さしむるものにして、手を以て體に觸るゝと、否とに關せざるのみならず、却て手を觸れずして、少しく離隔して感せしむるを最も有効とす。

神經を訓練しつゝある人、若し手を以て患部に觸るゝも、患部の異狀を感知することと容易ならず。然るに手を觸るゝことなく、患部より少しく離して、手に起る感覺を自識する時は、容易に他の健全の部分と感覺の異なるを知覺することを得べし。而して手の隔り小なる時は、温味を感じ之を稍々離す時は、手に冷味を感ずべし。是れ生氣は、既に説明したる如く、人體のエネルギーなるを以て、手より放射せる生氣、一たび人體に衝突して、之に移る時は熱となる、手を近くして温味を感ずるは、即ち此の變化せる熱氣を感ずるなり。然るに手を離隔するに從ひ、此の温味を感ずること薄く、却つて手より放射する生氣の、空氣を動かす波動を感ずるに至る。是れ冷味を覺ゆる所以なり。而して恰かも、微かに旋風器の起す風に觸るゝが如し。

生氣養生訓にも記載したる如く、アインスタインの相對性原理及び情力の法則に據れば、人體には細胞の運動に依りて發する生氣、即ちエネルギーを含有すること驚くべきものにして、其學說に從ひ計算する時は、體量約十八貫目の人體のエネルギーは、九に零を十五個丈附したる馬力となると云ふ。是れ固より、一時に悉く生氣を放射し得るものとしての計算にして、其の人も亦體力强健にして、無病の人たらざるべからず。

生氣の放射力は、神經を訓練鍛冶するに依りて增大し得べく、此の放射の力は、一方に於て神經の興奮發動力の大なるを證明するものなるが故に、生氣の發生力も亦隨て大なるものとす。而して吾人人體の細胞の運動は、間斷あることなく、睡眠中と雖休止せずして、內臟機關を活動せしめ、常に健康體に於ては餘力あるものとす。其の餘力の蓄積は、愈々抵抗力を高め、强健の度を增大す。蓋し適度の放射は、隨て生氣の發生を旺盛ならしめ、人體の頑健能力の高上を促すものとす。

ニウトンは引力を發見して、宇宙萬有の原理を明かならしめたり。然るに生氣も亦此の引力の範圍を脱せず、平靜無心の狀態に於て、之を放射する時は、同じく引く力となりて、人體は感應に從ひ、誘導者の手の動く方向に引かれて、自己運動を始むるに至るべし。然るに腹部にウント息を込め力を入るゝ時は、押す力となりて、人體は反對の方向に動くべし。此の現象は、東洋哲學に依りて說明するの外なきも、簡單に之を理解するには、ウーと發音する時は、恰かも息を込め押し込む如き力となると解すれば可なり。

感應法には、指頭及び手掌を用ふ、其の方法左の如し。

指頭感應法（第四十圖）

指頭は狹小若しくは狹長の部に對して使用するものにして、例之眼に對し若しくは脊髓に對する場合の如し。而して掌を開き指頭を輕く揃へ、指端を感應せしむべき部に向はしめ脊髓の如き狹長なる部に對しては、漸次上方より下方に移動せしめて、各部に及ぼすものとす。

指頭に力を入るゝ時は、生氣の放射强力となる。而して指頭を移動せしむるも、亦同一の結果を來すものとす。故に多く此の移動法を用ふ。例之眼に對し指頭を左右に移動せしめて、之を反覆する如き是なり。

又距離の變更に依りて、放射を强力ならしむることを得べし。即ち指頭を眼より離し、又は之を近づくること是なり。而して何れの方法を用ゆるも、其の結果に至りては、毫も差異あることなし。

手掌感應法（第四十一圖）

手掌は廣き部分に對して使用するものにして、例之頭部、背部、腹部、脚部等に對する場合の如き是なり。隨て多くは、移動法を併用するの必要あり。而して其の距離の變換に依り强力ならしむるは、指頭の場合と同樣

第四十圖

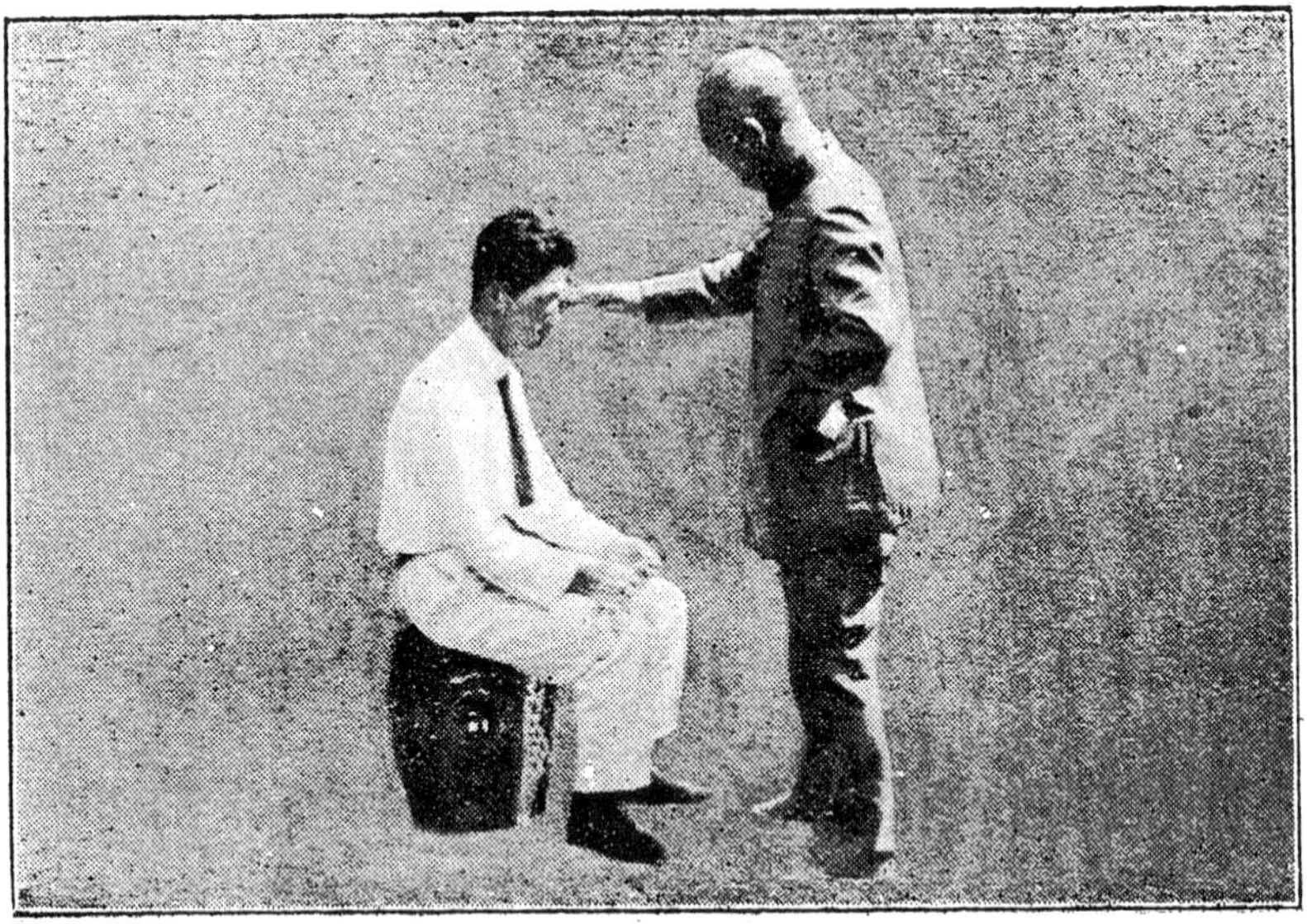

なりとす。

眼光感應法

人若し訓練を重ぬる時は敢て指掌を用ゆるの必要なく、單に其の眼を用ふれば可なり。元來生氣は、身體の各部より放射するものにして、指頭手掌を用ふるは、唯最も便なるに因る。然るに眼は鋭敏にして放射力强く、單に凝視するのみを以て、十分なる感應を與ふることを得べ

第四十一圖

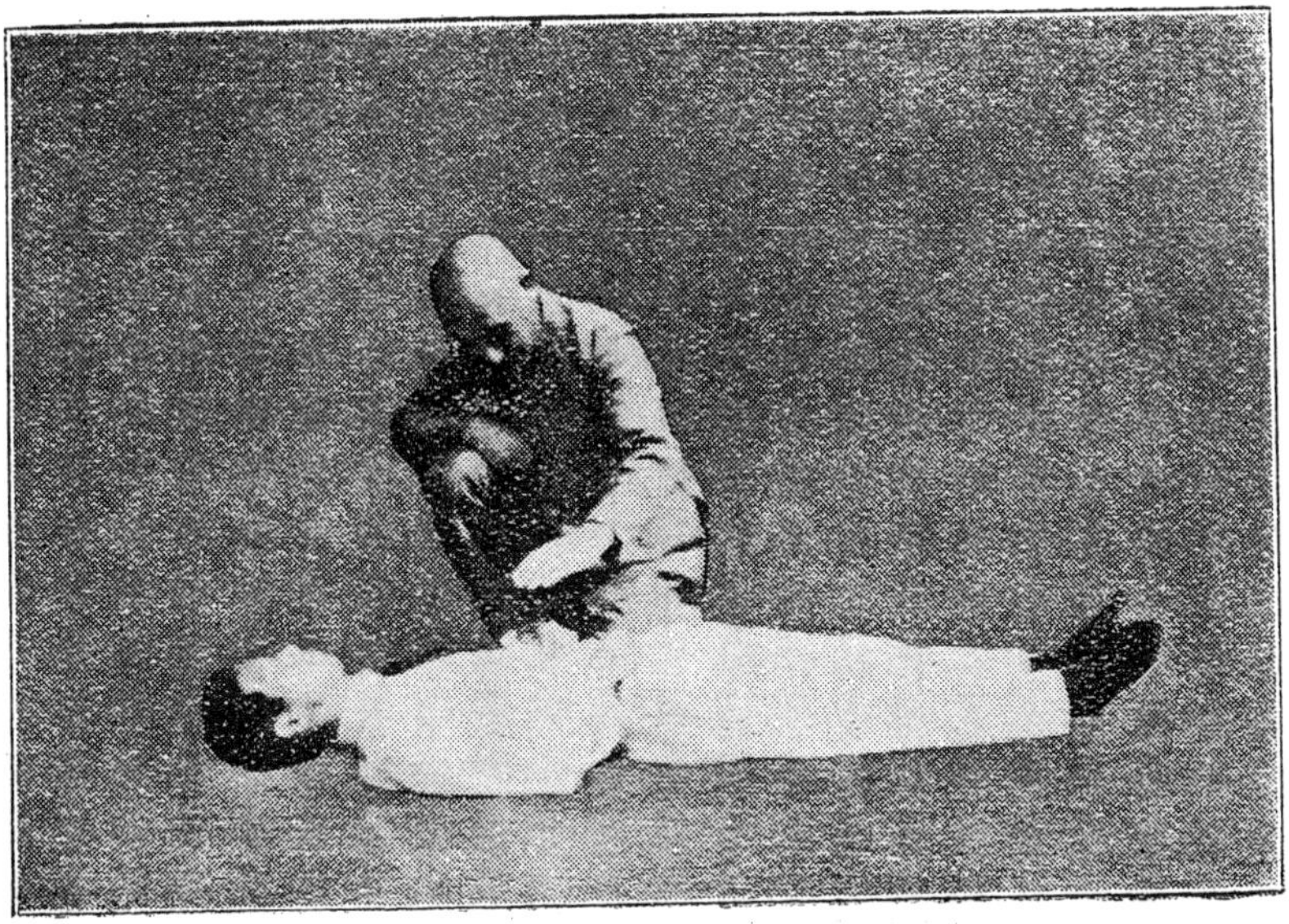

押擦輕打及び感應法の實習

し。而して感應せしむべき部廣ければ、之を移動するを要す。

今他人の自己運動を變換するか、若しくは他の部に運動を起さしめんとするに當り、眼光に依る感應法を用ふる時は、全く指掌感應法を以てすると、同一の結果を來すべし。宜しく實驗して之が訓練を爲し置くべし。

吹氣とは、息を吹くを云ふ。即ち口腔の生氣は、吹氣に依り强く放射することを促さるゝが故に、此の感應法は、他の感應法と併用して、感應の度を强むるに適す。然れども其の用多からざるを以て、單に其の可能を實驗するを以て足れりとす。

四　局部運動の自己誘導法及び其の實習

局部運動の誘導法は、第一回胃腸の自己運動より回を重ねて、幾多の例を示したるも、是れ皆生氣を利用すると、神經を直接刺戟するとの二方面より、他人の局部運動を發起せしむる方法なるも、局部運動の自己誘導法は、他人の力を借らずして、單獨に自ら治療運動を發起せしむる方法なりとす。

生氣自己運動の起りたる人にして、手に痲痺なく神經可なりに鋭敏となる場合に於ては、局部治療運動の自己誘導は容易に奏功すべし。

今假りに蓄膿症を有すとせよ。然る時は直に自ら之を治療する運動を誘導するは、是れ即ち自己誘導法なりとす。即ち兩手の指頭を、鼻の兩側に當てゝ、輕く之を保持し、鼻の治療を爲さんとの意思を起すべし。然る時は腦の神經中樞は、此の意思に依りて、命令を知覺神經を經て、局部乃ち手の運動神經に傳ふべし。若し此の際に於て、手の運動神經能く興奮する力を有すれば、微妙なる顫動先づ指端に起りて次第に大となり、其の手遂に動きて、自在に抑擦輕打を行ひ、巧みに鼻の治療を行ひ、一回にして鼻孔能く通り、頭腦の著しく輕快となるを覺ゆるに至るべし。

此の自己誘導は、意思を起して之を命ずるものなりと雖、起る所の運動は、即ち本來の自己運動なるを以て、如何にして之を治療するかの點に至りては、毫も腦髓の關係せざる所なり。故に其の方法手段の如きは、敢て考ふるの必要なきのみならず、又之に干渉すべからざるものとす。而して意思を起して、鼻を治療せんと考ふる場合に於て、毫も疑念の必要なく、普通の程度にて可なるものとす。

右の方法は眼、頭、顏面、胃腸等に對し、同樣に應用せらるべきものにして、所謂意識運動に入るの楷梯なり。而して主として、手を使用するものなるが故に、生氣自己運動誘導の初より、手の運動に注意せしむる所以にして、手に神經痲痺ある時は、鈍くして發動せず。又神經弱き時は、縱令自己運動を起すも長く續かず、短時にして止むべし。故に手は大に之を動かして、以て其の神經を强壯ならしめ、筋肉の弛緩と萎縮とを治療して、能く持久の力を有するに至らしめざるべからず。

右の目的を以て、自己誘導を兼ね行はんとする場合には、例之頭腦の治療を爲さんとするに當り、輕く兩手を頭上に載せ、之を緩やかに動かして頭を擦るべし。然る時は神經興奮するに至れば、遂に大なる自己運動を起して、治療の目的を達するのみならず、大に神經を訓練するの効を收むることを得べし。故に自己運動進歩するに至れば、屢々此の局部の自己誘導を試み、益〻神經の鋭敏を求むるを要す。

嘗て講習に參加せる六十餘歳の老人あり。身體瘠瘦して痳痺著しかりしも、其の熱心なる實習は、遂に的確なる自己運動を起して、本人の喜び譬ふる能はず。然るに局部運動の自己誘導を行ふに至り、其の枯瘦せる手は、毫も發動の狀なく、本人は之が爲痛く失望せり。予即ち之を椅座に移し、其の筋肉の弛緩せる眼瞼に、指頭を當て輕く之を上下に動かさしむ。然れども暫くして、其の手の動く速度次第に增加し、遂に可なりに速くなりて、自己運動起り、殆んど三十分に亘りて、其の痳痺せる顏面、頭部及び頸部を悉く治療し、全身に發汗を催すに至れり。故に熱心に實習する時は、何人も能く自ら誘導するの効を收むるに至るは必然なるも、半途にして中止し、徒に自己運動の起らざるを歎ずるの類は最も不可なり。殊に少壯の人若し少しく熱心に實習する時は、容易に功を奏するに至るべし。

五　皮膚の衛生と生氣自己運動の効驗

入浴後手足は勿論、全身の皮膚は緊張して滑らかとなり、皺の伸びるは何人も經驗しつゝある所なるも、其の基く所は皮膚の細胞が、水分を吸收して膨脹するが爲にあらずして、體內部の血液が温湯の刺戟に依りて、皮膚面に流出し、其の營養分を皮膚の組織に供給し、縱令一時的なりとするも、枯瘦の狀態を一變するに因る。隨て入浴後は、何人も顏貌晴やかにして、美しきを常とす。是れ洗淨に依り垢を去りたる爲にあらず。要するに温湯の刺戟に依りて、皮膚の神經活動し、此の活動は直に血液の盛んなる輸送を爲すべき細胞の運動を促し、又此の血液の循環は一方に於て、皮膚の組織内に堆積せる老廢物を吸收し去るを以て、皮膚の組織は更新せらるゝに因る、是れ其の狀態を一變する所以なり。

斯の如くなるを以て、旣に生氣養生訓中にも記述したる如く、朝夕温湯を以て顏面手足を洗ひ、且之を温たむるは、皮膚の老衰を豫防する便法にして、入浴の効と相待つて、肉體の活力を維持するに缺くべからざることなりとす。是れ顏面手足の如き、常に外氣に直接暴露する部分は、動もすれば枯瘦に陷り易ければなり。

元來妙齡の人、殊に子供には顏面等に皺なきも、相當の年齡に達したる人は、通常皺の生ずるを免れざるが如し。是れ畢竟するに神經次第に衰へ、毛細管中の血液を皮膚面、即ち神經の末梢部まで輸送するに足る、細胞の運動を促すに足らざるに至るが爲めにして、皮膚の新陳代謝を鈍らし、其の營養も亦不十分となるに因る。故に皮膚の組織迄、血行を旺盛ならしむる方法は、即ち皮膚の美質を保ち、老衰を豫防するの途たり。之が爲摩擦も一の方法なりと雖、全身に亘り之を行ふは、實際言ふべくして行ふべからざることに屬し、單に顔面手等にのみ之を行ふも、他の大部の老衰は、自ら顔貌及び全身の活躍たる、生氣を維持する能はずして、其の効少きに終る。是れ入浴の如き、全身の皮膚の神經を刺戟し、全細胞の活動を見るものと、比すべからざる所以なりとす。

然るに生氣自己運動は、神經の發動に依りて全身の細胞を活躍せしめ、其の一擧手一投足は能く全身の血行を促し、僅かに十數分の運動に依りて、全皮膚の作用を促して發汗を見るに至り、二三十分間の運動は、實に身體の爽快を感ぜしめ、獨り顔貌の活々するのみならず、全身の組織を刷新するの効あり。隨て自己運動は、身體の老衰を豫防する點に於て、何物も企及すべからざる効驗を有し、入浴の如きは此運動より見れば、單に鎖々たる補助手段に過ぎざることゝなる。是に於てか不自然なる若返り法の如きは、自己運動に直面するの價値なしと謂ふべし。

嘗て神經衰弱症を有する三十一二歳の婦人あり。來りて自己運動を練習し、其病症を治癒せんとす。然るに此婦人の運動は、極めて巧妙にして、其方法の如きは稀れに見る所なるのみならず、頗る强くして烈し、婦人既に習得して日々自宅に於て之れを行ふや、不思議なる運動起れり。即ち仰臥の姿勢に於て運動する際、兩手を以て頭髮を握り、之に依りて上體を起すこと是れなり。元來此の婦人は、身體衰弱の爲頭髮の脫去甚だしく引けば即ち脫毛する程なりしも、自己運動の効驗著々として顯はるゝを以て、何等かの目的あるなるべしと信じ、脫毛を意とせず、運動に一任して日々之を勵行せり。然るに初めは可なり脫毛多かりしも、次第に減じ其間身體は健康の度を增し、運動に依りて發汗する程、旺盛なる作用を連續する皮膚は潤澤光滑となり、頭髮次第に其艶を增し、且如何に引くも、脫毛を見ざるに至りて漸次延長したるのみならず、新毛の發生甚だ多く、全く其狀況を一變するに至れり。是れ自己運動に依りて、皮膚を强健ならしめたる結果、毛髮の營養隨て佳良となれるに因るものとす。然り禿すら生氣療法に依りて之を治す、況んや脫毛及び折損の憂の如きものに於てをや。

頭髮は腦髓を保護するに、最も重要なるものにして、之を養ふには適當なる刺戟と、必要なる營養分の供給とを肝要とす、而して全身の營養衰ふる時は、毛根の營養隨て衰ふるを免れざるが故に、全身の營養を佳良ならしむるは、卽ち毛髮を養ふ所以なりとす。嘗て鐵道協會の講習に當り予は禿の自己運動に依り、再び發毛すべき所以を說き、且其の部の神經痲痺著しくして血行鈍く、之が爲毛根枯れて遂に脱毛せる所以と、其の起因の壯年時代に於ける、神經衰弱に在るを明かならしめ、之れを根治せんと欲せば、全身運動に依りて血行を盛んならしめ、殊に局部の痲痺を急治する爲、熱湯を以て溫ため、且能く其部を摩擦するの有効なるを示せり。然るに其翌日某博士來りて告げて曰く。予貴說に從ひ自ら湯を以て、禿の部と毛髮を有する部との感覺の差異如何を試む。然るに同一溫度の湯を用ゆるに拘らず、禿の部の感覺鈍きに反し、毛髮の部は確かに溫熱を感ずること鋭敏なるを實驗し、始めて神經痲痺の著しきものあるを知れり。然る時は今日迄冷水を以て洗滌して稍々快を覺えたるは、其の痲痺の强き刺戟に依るにあらざれば、能く其の感覺を起さしむる能はざりし結果にして、血行鈍ぶりて毛根の養はれざることの、決して偶然ならざりしを知れりと。固より皮膚の鍛錬の爲には冷水も可なり。然れども神經衰弱を起して、身體の弱りたる場合に於ては、之が爲益々其の神經痲痺を增進し、俄然たる脫毛を來して、恰かも傳染せる如き感を抱かしむ、故に此等の點に深き注意を拂はざるべからず。要するに皮膚にして、火傷、外傷等の爲全く組織を破壞し、或は其の神經の全く枯死したる如きものにあらざる限りは、其の細胞の運動を起して、新陳代謝を盛んならしむると同時に、血行を佳良ならしむる時は、毛は再び發生するは實驗の旣に證明しつゝある所なり。隨て白髮も亦其の營養を良好ならしむることに依りて元の如く黑色に戻るべし。

松本軍醫監の來りて、其の萎縮腎を治療せんとするや、自己運動次第に全身に及ぶ。而して僅かに半歲にして、其の純白なりし口髯は、半白に變じ又頭頂全部に亘る禿の部には、頭髮薄く再生して、今や其の濃密の度を增しつゝあり。是れ眞に老人の若返りたるものにして、一に生氣自己運動の効驗に歸せざるを得ざるなり。

斯の如くなるを以て、吾人は日常自己運動を行ふと同時に、皮膚を清潔ならしめ、以て其の强健を計り、病毒の侵害疾患の發生を豫防し、其の天然の美を保持すると同時に、老衰の來るを制遏せざるべからず。若し皮膚に皺を生じ、或は光澤を失ひ、或は皸裂を生じ、或は脫毛し、或は毛髮の部にふけを生ずること多きが如きことあらば、皆全身の衰退せる徵候と認むべく、老衰は斯の如くして、早く其身を襲ふに至らん。而して此等老衰の豫防、皮膚の强健及び其の疾病の治療法としての自己運動の効驗は、別に小册として編述しあるを以て、之に依りて其の詳細を知るべし。

六　他人の生氣自己運動變化法と其の停止法

（一）　自己運動の變化法

他人の自己運動を爲すや、妄りに之を强制して變化せしむべきものにあらず。是れ其の運動は、體操の如く單に關節筋肉を動かすにあらずして、皆疾患を治療し、若くは疲勞を癒さんとする確たる目的を有する治療運動にして若干時間、換言すれば略ぼ其の目的を達する迄は、之を繼續せざるべからざるものなればなり。

然れども生氣を利用する時は、一指を觸れずして、他人の自己運動を變化せしむることを得べし。故に生氣の力を實驗するには、最も好き方法なるを以て、此の目的の爲に之を設けたる次第なり。

今人あり、自己運動を爲しつゝありと假定せよ。然るに其の運動は、座姿に於ける上體左右の運動なるに當り、之を前後屈伸の運動に變化せしめんと欲せば、例之手掌を肩の上方に上げ、肩の部に沿ふて斜の方向に動かすべし。然る時は生氣は上體を斜に引くを以て、左右の運動は次第に斜の方向に變じて、上體は左右と前後との中間の運動となるべし。而して此の時に當り、更に手掌を頭の上方に上げて、前後の方向に動かす時は、上體の運動は漸次斜の度を深くじて、左右の度次第に減じ、遂に全く前後の運動に變換すべし。

斯の如く一方向より、他の方向に移らしむるに、漸次に之を誘導する時は、頗る容易に其の運動を變化せしむることを得るなり。然れども運動の變化法は、强き生氣を以てする時は、頗る自由にして、其の未だ動かざる部分の運動を起して、之を變化せしむることを得るなり。

今他人が上體のみの運動を行ひ、手脚の運動なきに當り、先づ股の上に在る一方の手を外方に引く如く、生氣を利用して之を體側に垂下し、次で他方の手を同じ方法を以て垂下し、此垂下したる手を後方、若くは前方に引く如く生氣を利用せば、兩手は同様に前後に振動する運動を起すべし。

又脚を動かさんと欲せば、上體の運動に關係せず、足先若くは膝の部を上方若くは前方に引く如く生氣を利用すべし。然る時は脚は或は上下の運動を起し、或は前後に屈伸する運動を起して、其の運動の狀態を一變すべし。

强き生氣を放射して、他人の運動を變化するは頗る自由なるも、細胞の運動を起せる人體の生氣は、可なり强きを以て、之を凌駕するにあらざれば、我が思ふ如く之を變化せしむる能はず。故に自ら自己運動を勵行して、神經を强壯ならしめ、以て强き細胞の運動を起し、生氣の發生を旺盛ならしむるを緊要なりとす。

（二）　自己運動の停止法

自己運動は其の目的を達するに至れば、自然に停止するものにして、强制的に之を停止せしむるは不可なり。何となれば神經大に興奮して發動し、身體細胞の運動が未だ十分に其の効を奏せざるに當り、突然之れを停止せしむる時は必らずや不快を生じ、又甚だしき違和を招ぐに至ればなり。

嘗て東京電氣倶樂部の講習の第一回に於て、自己誘導法を實施せしむるや、突如として強き自己運動起りたる人あるも、不安の念を生じ全身に力を込めて、此の運動を强制的に停止せしめたり。予遙かに之を認め、如何なる狀況となるやを凝視したるに、其の顔面蒼白となりて苦惱の狀を呈す。乃ち妄りに運動を停止するの不可なるを告げ、再び運動を行はしむ。其人予の言に從ひ自己誘導を爲すや、既に興奮せる神經は忽ち發動して強き自己運動起り、約二十分内外にして自然に停止せるのみならず、自己運動再び起るや、蒼白となりし顔面は次第に紅潮し、運動終るの後は頗る爽快なる狀況を認めたり。

強制的に運動を停止せしめて、不快を感ずるは誠に著しく、某公爵家に於ては、夜勤の際一女中が他の女中の自己運動を誘導したるに、烈しき自己運動起りて、一時間を經過し、二時間に垂なんとするも止らず。之が爲強制して之を停止せしめたるに、甚だしき違和を生じ、翌日遂に醫師の診斷を受け、其の問査に答ふるに、自己運動の事を以てす。是に於て生氣運動を知らざる醫師は、唯劇烈なる運動を有害なりと判斷し、其の甚だしき違和の原因を之に歸したるも、之を救ふの道を知らず。隨て其の女中遂に勤に堪えずして、暇を乞ひ歸家するに至れり。然れども其の際自己運動を起して、其の繼續するに放任し、十分に運動せしめたりとせば、啻に其の違和を退散せしめ得たるのみならず、其のヒステリー症は、直に之を一掃して、多年の疾患を根治し得たるなり。是れ自己運動誘導の心得なきものが、妄りに他人を誘導すべからざる所以なり。

神經一度刺戟せられて、疾病を治療せんとするに至るや、可なりに強くして、且長時間繼續する運動を起すに至る。然れども予の自ら誘導したる人にして、二三時間以上繼續したることなく、多くは其の症狀に鑑みて劇烈なる運動を起さゞる如く、刺戟の度を加減するが故に、案外に緩和なる運動を起し、其間ヒステリー及び神經衰弱症を治療するが故に、人殆んど特殊の注意を拂ふに至らざるを常とす。故に二三時間繼續せる運動の如きも、腦神經衰弱に罹れる一二の青年に對し、試みに實施したる强き刺戟の場合に起りたるに過ぎず。隨て長時間繼續せるは、皆講習を受けたる人の、不用意に誘導したる場合に限るなり。是に於てか生氣自己運動誘導法は、極めて緊要なる心得なるのみならず、自由に其運動を停止して、違和不快の生ずることなからしめ得る熟練なければ不可なり。

今日迄予の接受せる報告に依れば、ヒステリー症、腦神經衰弱症、及び癲癇にして最も長きは一週間、斷續的に繼續せるものありて、連續して運動の繼續せるは、二十六時間を第一とし、五六時間連續せるもの丶如きは可なりに多し。而して此の運動の停止するや、多年のヒステリー、腦神經衰弱及び癲癇は、全く根治して皆常態に復せり。

運動を停止するの法は、誘導法中に示す如く、反對の刺戟を與ふるに在り。即ち今上體が左右に動き居るものと假定せば、右に來りたる時肩尖等を反對に一寸押し、之を一二回繰り返す時は、運動次第に鈍ぶりて自然に停止するに至るべし。

元來自己運動を停止せしむるには、運動神經の發動を制止する爲、抑制神經を刺戟するを法とす。隨て必らずしも反對に押す必要なきも、未だ熟練せざる間は、前記の方法に據るを最も利便とす。若し夫れ否らずして、單に抑制神經を刺戟せんと欲し、運動の如何に關せず、肩、頭上等に刺戟を與ふる時は、却て益々運動神經の興奮を誘ひ、運動愈々大となりて、遂に停止する所を知らざるに至らしむるの不利あり。

然れども熟練するか、若くは強き生氣を發する人に在りては、輕く肩上に刺戟を與ふる時は、如何なる劇烈なる運動も、忽然として停止せしめ得るのみならず、遂には手を觸れずして、單に其生氣に依り能く之を抑制し得べし。

講習の際、予の頗る容易に運動を停止するを見て、講習員常に之に倣ふも其効驗なく、却て運動を強大ならしむるに過ぎざるは、畢竟するに生氣の力尚弱くして、且此の方法に熟せざる爲なり。

自己運動を停止するは、通常漸を以てし、急に之を止めんとすることを企つべからず。蓋し忽然として運動の停止するは、一に其人の生氣と、熟練とに因るものにして、練習を積めば、自然に其の域に達するに至るべし。

七　局部療法の實驗

（一）半身不隨とヒステリー症

知人の紹介に依り、半身不隨の故を以て、自己運動を希望し來れる五十歳前後の婦人あり。右半身を侵され、歩行困難なるのみならず、右手は水平以上に之を揚ぐること能はずして、頸部も亦凝固の狀あり。予一見其のヒステリ症を有するを疑ふ。故に豫め異狀發作の起ることあるべきを豫期しつゝ、臥姿に於て先づ頭部を押へ、次第に胸部、腹部に及び又右腕及び右脚に強き押法を施したる後、腹部に手掌押法を施す。然るに眼瞼の運動第一に起り、次で呼吸運動起りて腹部も亦動く。此の時俄然肩の運動起り、併せて脊柱を撚轉し、其の不自由なる右手は、運動を始めたるのみならず、水平以上に動かざる右腕は、其の手の左頸部に達するまで動き連りに指頭を以て頸部を揉む果せる哉。俄然頸部の强く右方に屈すると同時に、肩及び脊柱の運動大となり、ヒステリー發作之と同時に起りて痛い痛いと連呼しつゝ運動を繼續し、右手と頸及び全身動きて、眼は涙を流し、咽鳴泣聲絶えず。斯の如きこと約四十分、予運動の十分なるを認めて停止を命ず。此の時患者は眼を開き、笑顏を以て起き上り、少時休息の後頗る爽快の氣分を以て歸還せり。而して斯の如き過敏性を有する患者は、爾後臥床上に橫はれば、容易に自ら自己運動を起し得るを以て、半身不隨とヒステリー症とは、單簡無意識の運動に依り、同時に之を治癒せしむることを得たり。

神經亢奮して自己運動を起すや、ヒステリー症若くは神經衰弱者の咽鳴涕泣するは、之を避くること能はざるも、自己運動は其の直接の療法たるを以て、其の發作は毫も妨ぐる所にあらざるなり。

（二）　老人の股部の神經痛

予の親族の老人八十餘歳の者、股部神經痛の爲、起居の自由を缺くに至れり。時恰かも五十年の法要前にして、是非共此の老人を參列せしむるの必要あり、則ち予に其の治療を依賴し來る。然るに其の日は法要の前日にして、予の他出せんとしつゝありし時なり、依て夕刻を約し、用濟の後到りて之を治療す。

兩股部の神經痛は之を觸査するに、坐骨附近より膝部に至る間に亘り股の中央最も疼痛多きが如し。乃ち臥姿に於て坐骨附近より、膝關節に至る間に、手掌押法を施したる後、輕き擦法を施すこと約三四十分にして止め、暫くして試みに起立せしめたるに疼痛全く去る。即ち更に坐姿に於て、長く之に堪へたる後に異狀を來さゞるや否やを確めんとして暫く坐談せしめ、且更に此の姿勢に於て、股膝部に押擦法を施す。而して約二十分を經過せる後、試みに起立せしめたるも、何等異狀なく其の起居自由なり。

斯の如く短時間に治療したるに拘らず、翌日は車上上野の菩持寺に到りて、法要に參列し讀經、燒香の約二時間に亘る間、及び法要後の會食約二時間に亘る間に於て、起居毫も平素と異ならず。而かも歸還に際し、玉川の親族に到り寄泊すと言ふを以て、之を止めたるも身體自由となれる際に、遠行せざれば再び機會を失ふべしとて、元氣頗る盛んにして遂に玉川に到り、神經痛は實に一回の治療を以て全治せり。而して此の治療に於ては、主として細胞の運動を起し、外部に現はれたる著しき運動を避けたるも、腰及脚は自然に動きて、細胞運動の盛んなるを示せり。

㈢　小兒の膝關節の運動不全

四五歲の兒童と雖、生氣自己運動起りて、其の疾病を治療することは、生氣自强療法中に明記したる所なるも、從來就學兒童に就て實驗するに、自己運動多くは單純にして、上體手脚の運動稚氣を脱せざるを例とす。然るに八歲の兒童あり、左方の膝關節の運動不全を訴へ來りて治療を望む。此の疾患は固より神經痲痺に起因するものなるを以て、神經衰弱の症狀著しく瘠瘦にして、顏面蒼白且元氣なし。予之を治療するに當り、初より的確なる自己運動の起るを期待せざるが爲、治療を主として自己運動の誘導を第二とし、漸次回數を重ぬるに從ひ、神經衰弱減退し、元氣を增し顏色爽やかとなる。而して自己運動を誘導せんとするも、常に快く眠を催すに至るを以て、僅に手動き、脚動くに至るに止り、大なる自己運動の發現を果す能はず。然れども爾來兒童は生氣療法を喜び、研究所に來れば乃ち歸るを肯んぜず、長く他人の運動を見て、自ら慰むるに至れり。

偶々急性氣管支炎に罹り、來りて二回治療を受く。其の父たる人は最も熱心に自己運動を勵行して、自己の疾患を治療せり、　即ち其の愛子の臥床の間を利用して、自己運動を誘導せんとし、更に準備運動より始めて順序を逐ふて神經を訓練す、　兒は臥床に在りて、無聊に苦むの時なるを以て、熱心興味を以て之を行ふ。　果せる哉俄然顯著なる自己運動起る、之が爲欽喜に堪えず、翌日研究所に來りて之を報ず、即ち坐姿に於て兒童の運動を檢察す。

兒童坐姿に於て、兩脚を前方に伸したる儘、上體の準備運動を行ふこと三回にして手を股上に置く。　此の時兩脚は靜かに左右開閉の運動を始め、間もなく上體前後に動きて、脚は膝の屈伸の運動となる。　蓋し左膝は稍々屈して、之を伸す能はざるを以て、之を伸す爲兩手次第に動きて、上體の前屈に伴ひ、膝頭を壓するを見る。　次で兩手を以て股の内面を支へ、脚を左右に開閉し、其の運動漸次急にして閉づる際兩足を衝突して、關節に强壓を加ふるものゝ如く、暫くして兩脚相合して、體の中央の位置に於て廻轉し、次で合せたる儘左右に股部より大きく廻轉し、再び膝の屈伸の運動に復し、脚の運動止み、上體廻轉の運動に變じて停止す。而かも其の運動の狀態、大人と全く趣を同ふするを異とす。隨て誘導叮嚀なれば、兒童も大人と同樣の自己運動を起すこと敢て難からざるを知るべきのみならず、此の兒童は其の自己運動を喜び、之を勵行せる結果脚の運動自由にして身體强壯となり、學績優等にして、腦の發育も頗る佳良なるに至れり。

(四)　脚　氣

予の親族二十一歲の青年脚氣に罹り、臥床一個月餘にして、身體著しく衰ひ所謂痩せ脚氣にして關節の疼痛甚だしく、全く起臥の自由を失ふ。而かも心臟の衰弱殊に甚だしきを以て、醫師は絕對安靜を要求す。予即ち先づ心臟に押法を施し、然る後兩脚の押擦を行ひ、仰臥の姿勢に於て、鼠蹊部膝の上下及び踵の上方壓點に押法を施したる後、脚部に對し手掌感應法を行ふ。然るに此の時兩脚の自己運動起り、初めは廻轉し次で開閉の運動に移り、又膝を伸したる儘脚を擧ぐる運動起る。

翌日醫師の診斷に依れば心臟稍々强し。即ち更に心臟の押法を行ひ然る後膝の屈伸の運動を誘導す。而して脚の運動漸次活潑となるを見る。依て第三回椅坐の姿勢に於て、脚の運動を行ふ、膝の屈伸自由なり。依て運動後椅子を力として立たしめ、又椅子の前に蹲り、再び椅子を力として立たしむるに、辛ふじて之を爲すことを得。第四回椅坐の姿勢に於て脚の運動を行ひ、後襖壁を頼りとして横行せしむ。然るに此の時頃關節の疼痛全く去り、心臟は平常に復し、脚の運動稍々自由となれるを以て醫師の主張に依り注射療法を始めたるも、一回のみにして、醫師自ら其の必要なきを認めて中止し、爾後患者は自己運動と、杖に頼る室内の歩行とに依り恢復の効著しく、夫より約一週間の後には、杖の必要を感ぜずして戸外裸足の運動に移り、約二週日の後全く治癒するに至れり。

四十歳の男脚氣に罹り、某病院に入院すること二個月にして、全治退院を命ぜらる。然れども脚は全く運動力なく、起臥の自由を得ず。然るに此の後は運動に依り、歩行の自由を得べしと示されたるも、彼れ歸家の後二週日を經過するも、依然として歩行の見込なし。是に於て予に治療を乞ひ、人の手に扶けられ、殆んど運搬せられて到る。脚部殊に膝附近より下部は、氷の如く冷却して痲痺甚だし。即ち脚部の押擦及び感應法を行ひ、自己運動を誘導して運動漸く起る。而して此の運動後いざりて、單獨に室を出づることを得。第二回試みに杖に依りて立たしむ。辛ふじて立つことを得。即ち心臟を治療し、第三回治療の後より杖を用ひ、室内の運動を爲さしめ、第四回の後戸外裸足の運動に移らしむ。而して爾後は其の自己運動と歩行とのみにて、約三週の後歩行自由となれり。但自己の手を以てする押擦は、盛んに之を勵行せしめたり。

脚氣に罹れる當初、坐姿に於て自己運動を起せば、必らず膝行廻轉し、且股及び下肢の輕打押擦を行ふを見る。故に運動は何れの姿勢に於ても適當に發動すべく、其の効殊に著しきものとす。

（五）下肢の神經痛

五十餘歲の男子、右肢の神經痛に惱み來りて治療を請ふ。予即ち先づ之を橫臥せしめ、右手を以て右膝の裏面に指頭押法を施し、左手を以て左鼠蹊部に强き指頭押法を施す。此の時左肢忽ち振動的運動を始め、次第に大となり、股部、腰部共に運動し、遂に脊髓に及びて、全身の運動を見るに至れり。然るに數日後再び來りて、自己運動の停止せるを報ず、依て之を檢するに、神經痛輕快して今や腰部神經の衰弱を認むるのみ、運動の停止せるは乃ち之が爲なり。然れども左肢尚神經痲痺を遺す。仍て仰臥の姿勢に於て兩膝を立て、腰より以下の運動を誘導する爲、鼠蹊部及下肢の壓點に押法を施す。是に於て兩脚は、左右廻轉の運動を起し、腰部共に能く動く、即ち此の運動に依り治癒すべきを告げ、之が勵行を爲さしむ。

四十餘歳の婦人左肢の神經痛を有す、仰臥の姿勢に於て、鼠蹊部及び膝部に押法を施しつゝある間に、左肢振動を始め、暫くして全身右に轉じて横臥の姿勢となり、左手を以て股部脚部を强打す。而して此の運動繼續すること、約三十分餘にして、症狀著しく減退し、前後約三回にして殆んど全治せり。

三十七八歳の婦人、左肢に神經痛を有す。其の部を按ずるに、坐骨附近より腰椎に至る間に在り。即ち臥姿に於て腰部及び鼠蹊部に押法を施すに、腰及び左脚の運動起り、次で左手動きて腰より股部に至る間を輕打し、約三十四五分の後運動停止して、頗る輕快を感ずるに至れり。

七十三歳の老婆、左膝の關節リウマチスに罹り、局部甚だしく肥厚腫脹して少しく疼痛あり、又少しく歩行すれば腫脹を增す。初め老齢の故を以て治療を主とし、自己運動を誘導せざりしも、第三回に於て試みに運動を誘ふ。然るに左脚の外方に廻轉する運動起り、第四回に於て膝部上下して、其の屈伸の運動起り、漸次腰部に波及す。即ち自宅に於て自己運動に依り自ら治療せしむ。而して第三回の時、肥厚腫脹の著しく減退せるを認め、幾何もなくして全治するに至れり。

（六）下肢の運動不能

四十歳前後の婦人あり、三四年前より右膝屈伸の自由を失ひ坐する能はず、來りて治療を乞ふ。予即ち臥姿に於て腰、鼠蹊部、膝の周圍に抑法を施したる後、右脚に手掌感應法を行ふ。然るに膝は連りに屈伸せんとするもの丶如く、初め左右に運動して、遂に股及び膝關節同時の屈伸となり、終に踵を以て床を叩き、又股を擧げ踵の坐骨に觸る丶如く、膝を屈伸して盛んに運動せり。　依て試みに坐せしめたるに、膝に疼痛を感ずることなく、容易に坐し得るに至れるのみならず、歩行の自由を得、第二回自己運動練習の後、約十日にして全治せり。

二十二歳の婦人あり。　四年前より左膝の運動不能となり、坐するに脚を斜に伸したる儘出し、之が治療に百方手段を盡し、赤十字病院に十個月間入院し、其の後醫師の勸に依り、別府温泉に一年間轉地し、僅かに歩行し得るに至りたるのみにして、膝は痼疾となる。　然るに知人の勸に從ひ研究所に來る。　予即ち前と同樣の方法を以て、自己運動を誘導し、第一回膝を折りて疼痛なく、第二回膝を折り股を屈めて、前後左右上下の運動を行ひ、踵は殆んど坐骨に接し、運動後殆んど正しく坐し得るに至り、第三回腰部殊に大臀筋の屈伸多く、筋肉の萎縮益々矯正せられ、膝部の肥厚次第に減少するに至れるのみならず、其後全治して無事婚嫁するを得たり。

六十七八歳の老人あり。十年以前より右脚の自由を失ひ、百方治療に力めて効なく、遂に軍醫學校に入院し、議關節の固定に決す。老人之を肯んぜずして退院し、知人の紹介を求めて研究所に到る。曰く最後の手段は、關節を固定するに在りと云ふも、若し膝行し得るに至り、且起て右脚を使用し、跛行して室内短距離に移動し得るに至れば望み足ると。予即ち初め椅坐に於て、右脚の自己運動を誘導したるに、僅に左右の運動起り、第二回同一の運動を行はしめ、第三回臥姿に於て、腰部及び股關節の運動を起さしむ。最初筋肉の萎縮ある爲、稍々疼痛を覺えたるも、忽ちにして消退し、運動可なりに大となり、運動後試みに膝行せしむ。然るに膝に疼痛を感ずることなく、之を爲すことを得。第五回股及び膝の屈伸上下の運動を行ふ。然るに此の運動後、試みに右脚を使用して歩行せしめたるに杖を要せずして跛行し、脚は輕く意に随つて動くに至れり。故に若し自己運動を繼續せば、脚は最初の望み以上に使用し得るに至るを示して、自宅に於て運動を勵行せしめたり。

二十四歳の婦人、一年以前より兩脚の自由を失ひ、左膝は尙直角位ゐ迄に屈するを得るも、右膝は殆んど屈伸の自由なく臥床し、且關節に疼痛を有す。予即ち腰、鼠蹊部、股膝等に、押法を施したる後、腰以下に手掌感應法を行ふ。然るに兩脚は先づ左右に撚轉の運動を始め、其の際膝關節は稍々動く景況を呈し、第二回膝の屈伸を始め、第三回右脚は殆んど左脚と同一の屈伸を爲し得。第四回杖に倚りて歩行を爲し得るに至れり。而して疼痛は、第三回の時全く消失して再び起らず、患者は漸次戸外の運動に堪ふるに至れり。

下肢の運動に於て注目すべきは、腰部及び脊椎全體の運動にして、神經中樞の振興は、腕の場合と同じく甚だ重要なるものとす。

（七）下肢の撚挫

十三歳の少年、學校階段に於て滑り、右足の撚挫を來し、且右膝を打ち、腫脹と疼痛とを有す。而して研究所に來れるは、其の翌日にして著しく跛行す。予先づ椅坐に於て、右肢に對し全體に押法を施し、且膝及び足部に擦法を行ひたる後、其の背後に廻はり、肢部に對して感應法を行ふ。是に於て上體は前後に運動を始め、兩脚共に宙に浮き右方殊に高し。然るに上體の運動大となるに從ひ、右肢遂に上下の運動を起して、疼痛を感ずる脚も、亦床を叩きて暫く運動を繼續す。

斯の如きこと暫くにして、上體の屈伸遽かに大となり、兩腕俄然動きて兩手を以て上體の屈伸に伴ひ、股より足先に至る間を擦過し、前後約三十分にして運動停止す。此の時疼痛を去りたるは勿論、撚挫打撲に依りて生じたる神經痲痺も一掃し、此の少年は雀躍階段を走り降り、勇んで歸れり。而かも此の少年は、初めて研究所に來りたるものにして、予默して自己運動を誘導し、少年も亦默して毫も苦痛を感ずることなく、無意識の運動を行ひ、一回にして全治す。

予初め滑りたる際、左肢に異狀なきや否やを問ふ。然るに少年は全然異狀なきを答ふ。然るに右肢に伴ひ、運動したる左肢は、滑りたる際踏み堪えたる爲、强き筋力の張力を要し、神經は之が爲傷められたるものゝ如く、此の運動の刺戟に依り、全身の神經は興奮して、斯の微少の損傷を自覺するに至り、歸家後反對に左肢の神經痛を感ずるに至れり。然れども自己運動に依り、促動せられたる細胞は、能く此の神經痛を無識の間に治療し、幾何もなくして疼痛一掃せられたり。蓋し自識なく傷痍疾病を發見して、之を治療するは本然、天賦の良能にして、予は此の發見を稱して、自己診斷法と稱す。隨て下肢動き、又兩手の擦過に當り、左の右と同樣に運動治療を爲す時、既に左肢に微傷あるを推知し得たるものにして、知らざるに手觸れて初めて自覺し、身體の局部動きて、始めて自識すること頗る多し。故に無意味に自己運動の起ることなく、無益に不必要の部分に動くことなきは、生氣自己運動の優超せる特色なりとす。

（八） 扁平足と其の自己運動

扁平足は、近年著しく增加したるものゝ如く、嚴密なる檢査を行ひ、採用する壯丁中にも、往々にして之れあるのみならず、現今學齡の兒童に畸形的の足を有するもの頗る多きが如し。而して固より先天的の者あるも子供の時代の不攝生に起因する者も亦頗る多し。

元來扁平足は營養不良にして、體質の弱き子供の罹り易きものにして養生如何に依りて、之を治することを得べし。而して子供の間に在りては足の運動不十分なるものに多し。隨つて女子は、男兒より罹り易きを常態とす、又せむしも扁平足となる、大なる原因となるべし。

扁平足を豫防するには、跣足にて地を踏むを第一とし、又毎夜就寢前に溫湯を以て足を洗ひ、之に依り血行を良くすべし。然る時は一方に於て霜燒けの豫防ともなる、殊に足袋、靴等は成るべく大にして、緩やかなるものを用ひ、下駄、草履の類を用ゆるは最も適當なり。

斯の如くなるを以て、扁平足の豫防として自己運動を利用する時は、敢て溫湯を用ゆるの必要なきのみならず、脚の運動に伴ひ、全身の運動を行ふ時は、體質の弱きを强壯ならしめ、營養力めずして良好となり、運動の不足を補ふことを得るは勿論にして、之に立姿の自己運動を加ふる時は、跣足地を踏むの煩を省くことを得べし。

三十四五歳の男子あり、來りて生氣療法を研究せんことを望み、先づ自己運動を爲さんとす、依て之を誘導するに、身體殊に脊柱の衰弱は、容易に自己運動を起すに至らざりしも、漸くにして椅坐に於て、上體の緩徐なる運動起る。而かも兩脚鈍くして動かず、而して其の訴ふる所に依れば、左足血行なく、表面殆んど白色を呈すと。依て之を檢するに、扁平足にして著しき痲痺を有し、少しく歩行を繼ぐる時は、忽ち歩行に堪えざるに至ると云ふ。予乃ち特に左脚、就中足の運動を誘導せんが爲、壓點を押へ且之に感應法を施して、神經の興奮を促す。然るに微動を起すも、感應著しからず、即ち足尖を擧げて、足首を屈撓するの準備運動を行はしむると同時に、強き感應法を繰り返すこと、暫くにして左脚の大なる振動起り、次で足を屈伸するの運動となり、此の運動に刺戟せられて、右脚も亦動き、廻轉の運動に變じ、左脚の血行初めて平調に復し、著しく温暖を感ずるに至り運動次第に轉移して、遂りに床上を踏みて停止せり。是に於てか、足は恰かも我が物となりたる如き感を生じ、血行の盛んなるを自覺し、二十幾年以來未だ感ずる能はざりし輕快を覺ゆるに至れり。故に扁平足の害は單に外觀步様の醜に止るにあらずして、實に全身の衰頽を來し、之が爲に生ずる苦痛は、極めて大にして終生之に惱まさるゝに至るべし。隨て兒童の時代に於て、之が救治に努力せざるべからざるも、之が爲生氣自己運動は最も効驗あるものとす。

生氣自強療法第六回　獨習

第六回獨習細目

第六回獨習

一　意志の身體機能上に及ぼす影響

其一　自己運動と注意力の關係

予は固よりショーペンハウエルの説く如く、自然界の諸種の力を、悉く意志の發現と認め、宇宙の内的實在は、唯意志に於てのみ發見せらるべしと、爲すものにあらざるも、意志の力が、吾人の身體機能上に强大にして、且奇絕の影響を及ぼすを信ずるものなり。　隨て生氣自己運動に於ても、神經の訓練次第に進歩するに至れば、意志を以て自由に自己運動を發起し其の欲する所の局部を、自在に運動せしめ得るに至らしむるの必要にして、且頗る有利なるを説く。　今身體の某部に自己運動を起さしめんと、欲するの意志を起す時は、神經の發動に依りて、之を其の部の運動神經に傳へ、此の運動神經の感應興奮は、直ちに其の部を組織する體細胞の運動を促がし、體細胞の運動は、明かに外觀に現はれざることあれども、多くは明瞭なる反射運動となり、此の反射運動は、益々神經の興奮を大ならしめ、玆に活潑旺盛なる氣性の働を實現して、以て其の運動の目的を達成するに至る。而して自己運動の發起に當り、一たび意志を起したる後は、毫も意識の干渉を加ふることなく、如何なる運動の起るやを、客觀的に待つべきを教示する所以のものは、則ち注意を之に注がしめんが爲なり。

斯の如くなるを以て、生氣療法に於ける自己運動は、前記の場合に於ては、意識運動となるも、其の自己運動と異なる所は、第一に意思を起し、唯運動を其の欲する部分に限定する點に在りて、之に因りて起る所の運動は、同じく無意識の運動なりとす。

又初めて自己運動を起さしめんとするに當り、虛心平氣にして、唯如何なる運動起るやを客觀せよと、敎示する所以のものも、實は注意を自己運動に繫持して、以て其の發起を迅速容易ならしめんとするに外ならず。然るに研究所に於て、一たび運動を起したる人が、自宅に於て容易に之を起すこと能はざるのみならず、既に自宅に於て自由に自己運動を起したる人が、往々運動不能となれるを訴ふるは、皆主として此の注意力の足らざるに基因す。

元來注意は其の力を發するに當り、主として心を一事一物の上に繫留し、心の他の發動を停止する性能を有す。故に若し心を自己運動の發起に繫留する能はずして心の動くは、所謂注意力の足らざる證左と認めざるを得ず。隨て自己運動の不能となれりと稱する人、及び自宅に於て起す能はずと言ふ人、研究所に來りて自ら準備運動を爲すや、他人の一指を煩はさずして、容易に運動を始むるを常態とす。固より筋骨及び神經の狀態等にして、誘導を待つにあらざれば、自己運動を起す能はざる如き場合に在りては、單獨に運動する能はざるは當然なるも、否らざる場合に於ても、尚容易に自己運動を見るに至らざる人の如きは、寧ろ之を頭腦の散漫、注意力の缺如と見るを至當とす。是を以て注意力は、生氣自强療法に於て頗る重要なるものとす。

其二　身體機能上に及ぼす注意力の影響

吾人の心意に描かれたる思想及び影像が、吾人の身體の狀態に反應を及ぼすは勿論、體內諸器官の機能上に反應を及ぼすことも明瞭にして、皆人の旣に熟知する所なり。例之胃液は、平素己れの嗜好する、食物を念頭に浮べることに依りて、其の分泌を增加し、肝臟は爽かなる氣分と、幸福なる心の狀態とに依りて活動を增し、唾液は甘味を心に浮べたる時、著しく流れ出づる等是なり。

近世の心理學者及び生理學者は、身體の或る部分に集中せられたる注意、若くは意識が其の部分に、直接物理的結果を引起すものなることを信ず。而して此の作用は、不隨意筋及び無意識的に働く、隨意筋の運動、諸腺の分泌、知覺及び氣分の活動、並に身體各部の營養に至る諸作用に、悉く影響を及ぼすを認む。

身體の各部分に於ける、心的注意の影響を論じたるは、英のサー・エチ・ホルランド氏を嚆矢とし、獨逸に於ては大生理學者ミューレル氏は、五感に於ける心の注意の影響を論じ、チューク博士の如きは、予は身體の如何なる部分にも、予の注意を向けて其の部分に、感覺を引起さしむることを得べしと說けり。

人若し其の注意を向くれば、心臟の運動すら其の影響を受くべく、佛の大生理學者ビュール・グラチオレ氏は、脈搏を斷えず注視し、且之を算ふることに依りて、遂に六脈搏の中、一脈搏を休止せしめ得たる人の實例を與へたり。又ホルランド氏は、身體の或る部分に向けられたる注意の、其部分の血管運動に及ぼす影響は、屢々直接にして、且明瞭なるを說き、レーコック教授も、亦此の種の現象を硏究し、注意が身體の或る部分に向けられたる時には、局部的に神經感動と、血液循環とが刺戟せられ、其の部分の機能的活動は、增進せらるゝものなるを說けり。

腸の蠕動も亦之に向けられたる注意に依りて、影響を受くるは一般に信ぜらるゝ所にして、他人の欠伸又は笑に注意を向くれば、我も亦無意識に欠伸、又は笑を催すに至るべし。又腺の作用に於ても同樣なり、例之甚しく酸味の强き、果物の事を心に浮べる時は、唾液の分泌俄かに增加するは、皆人の知る所なり。

英のブラウン博士は、精神病患者を觀察したる結果、身體の或る部分若くは某機關に、長く向けられたる注意は、遂に其の部分の毛細管運動、及び營養作用に影響を及ぼすを説き、驚くべき數例を提供せり。

一の知覺に全注意を向くる時は、其の知覺は益々鋭敏の度を增し、此の熱心なる注意を慣習的に繼續する時は、著しく其の知覺を發達せしむ。例之盲者の聽覺の如き、又盲聾者の觸覺の如き是なり。就中嘗て適例として掲げたる如く、維新前警吏が耳を地に着けて、市内に起る異狀の音響を聞き、且其方向と距離とを判知して、夜盗を追躡する補助手段となしたる如き、又蠻人が耳を地に着けて、敵の襲來を數里の外に判知するが如きは、皆此の熱心なる注意に依りて、著しき發達を遂げたる好例なりとす。

普通の知覺に於ても疼痛の起るに當り、之に注意すれば、其の疼痛の度を增すべく、病氣に捕はれ憂悶する患者の、症狀の惡化を免れざる如きも、皆注意の影響侮るべからざるを證明するものと謂ふべし。

英の生理學者バゼット氏は、神經の毛髪に及ぼす影響の奇例を示す。即ち神經頭痛を持病とする一貴女は、此の頭痛に襲はれたる翌朝に於て其の頭髮の所々に、恰も澱粉を振り掛けたる如く、白色に變じたるを發見し、其後數日を經る間、毛髮徐に黑褐色に復したることを是なり。　而して頭髮の白色に變ずるは、神經衰弱症に於て、屢々見る所にして、此の頭髮は病氣回復の後、健康增進するに從ひ、元の如く黑色に復することあるは、予の知人に就て目擊したる所なり。　要するに神經の衰萎は、毛根の營養を不良ならしむるを以て、其の白化は止むを得ざる所なるも、古來一夜にして白髮の老人となるの語あるより察するに、心意の苦惱甚だしき結果、俄然其の變色を來すものなるべく、其の影響の劇烈なる誠に驚くべしと謂ふべし。

獨逸の生理學者ミューレルの說に從へば、腦の知覺神經細胞が、意志を通じて平素より一層烈しく、又一層明瞭なる印象を受くるに至る方法は、彼の運動神經細胞が、其の神經の興奮せる力を隨意筋に送る爲、刺戟されたる場合と頗る相似たるものあるを見る。而して知覺神經細胞の作用と、運動神經細胞の作用との間には類似の點多し。例之或る一の筋を長く使用するに因り、吾人の疲勞を來す如く、或る一の知覺に向けられたる熱心なる注意も、亦吾人の疲勞を引起すものとす。故に吾人が身體の或部分に、意識的に其の注意を集中する時は、其の部分より印象、若くは知覺を受くる所の腦の細胞は、之が爲刺戟せられて、其の活動を起すに至る。是れ注意の向けられたる部分に、局部的變化を認めざるに拘らず、特に其の部分に疼痛、若くは其他の感覺を生ずる所以なり。

或る生理學者の說に依れば、唾腺、涙腺、膓管等に向けられたる注意力は主として血管運動系統に影響を及ぼし、其の結果其の部分の毛細血管に多量の血液を送る作用を引起し之が爲、此等毛細血管の活動を增し、或る場合に於ては之と同時に、增加したる感覺中樞の活動と相結合して働くことあり。

心意が血管系統を動かす方法は次の如くして了解せらるべし。則ち一の感覺が、味覺神經を通じて、腦の感覺中樞の或る部分に傳へられ、此の感覺中樞は神經の興奮を起して、其の感應を血管運動中樞に送り、其の結果唾腺中に滲透せる、小動脈の上皮を弛緩せしむ。之が爲唾腺には、從來より多くの血液流通して、潤澤なる唾液の分泌を促す。是れ一の食物を味ふ場合の現象なり。然るに今若し或る食物、殊に酸味强き果物を心に浮ぶる時は、腦に於ける同一感覺を司る。神經細胞は刺戟せられて、前例と同一の作用を起し其の結果、實際酸味を味ひつゝある如き感を覺ゆるは、毫も怪しむに足らざるなり。

其三　身體機能上に及ぼす生氣の作用

以上記述する所に依り、注意力は之を强烈ならしむる時は、吾人の身體に如何なる影響をも與へ得ること、略ぼ明瞭なりと雖、諸家の研究實驗に於て、重要なる一事を閑却するものあり。即ち生氣作用の加はるや、否やを不問に附すること是なり。例之諸家の實驗に於て、單に閉目して心意の働のみに依りたるや、又は心意の働と同時に括目して、身體の局部を注目せしめたるや、否やの如きは、恐くは之を同一視したるなるべしと雖、予の生氣療法に於ては、非常の差異を生ずべし。固より注意力を向くる事柄に依りては、單に心意の働のみに依らざるべからざるものあり。即ち酸味を心に浮ぶる場合の如きは、一の空想に過ぎざるを以て、閉目すると否とは、毫も關係なしと雖、某部の血管に注意し、若くは胃腸、心臟の如き實在的器官に、注意する如き場合に在りては、閉目すると注目するとは、其の結果に大なる相違を來すものとす。

生氣自强療法傳習錄中に掲げたる如く、生氣の感應法中には、眼光感應法を設く。今人ありて他人の身體を動かさんとするに當り、袖手して其の動かさんとする、局部を注視するとせよ。然る時は實驗の示す如く、其の局部には直接生氣の感應を起して、其の部の神經の興奮及び細胞の運動を誘起し、若し微弱なる運動を爲しつゝあるに際しては、其の運動は之が爲、强く且大となるべし。故に人若し自己の身體の局部に、注意を集中するに當り、注目する時は、其の局部に及ぼす影響は、間接に心意の作用に依るものと、直接に生氣の作用に依るものとの、二者を併用することゝなる。隨て其の影響は、單に注意のみに依る場合に比し常に大なり。故に今若し之を自己運動、若くは意識運動に當りて利用する時は、大に注意力を補助すべしと雖、最初の間は通常閉目して、之を行はしめつゝあり。是れ視覺の移動に依りて、心意の働きを弱むるの憂あればなり。

斯の如き生氣の作用は、注意の身體に及ぼす影響に於て、鎖々たる附帶事項の如くなるも、學術上より之を論ずる時は、新らしき新發見にして小なりとして、之を閑却すべきものにあらず。況んや人の疾病を治療する上に於て、其の利用の効驗頗る大なるもののあるに於てをや、而かも其の作用の直接的にして、注意力の間接的なるに反するに於てをや。

最近新聞紙の報道する所に依れば、佛國の一藥劑師イフ・エミル・クーエ氏は、自己暗示療法を發明し、數年前より歐米を通じて賞讃せられ、各所に支部を設けて、治療を行へつゝありと云ふ。而かも其の治療は、一切他人をして窺はしめざる爲、如何なる方法を採るものなるや不明なるも、暗示療法と自己暗示療法との二種に分れ、神經系統の疾病は、概して長引くも器官組織の病には、効驗ありと云ふより察するに、恐くは注意力を利用するものにはあらざるか。然る時は神經の働きを根本とする注意力を以てしては、如何に暗示法に依るも神經系統の疾病に的確なる効驗を、迅速に現はし得ざるは當然の事にして、隨て多く器官組織の疾病に効驗あることも、略ぼ首肯し得べき所なり。要するに人若し其の肺臟、若くは肝臟が病に罹れりと云ふ、思想及び影像を心意に描けば、遂には此等の器官は實際病態に陥るべく、之に反し常に健康狀態を心意に描き、且強き意思の力に依りて、斯の如き狀態を實現せんことを努むる時は、遂に其の目的を達するに至るや必せり。隨て此の種の暗示療法、固より可能にして毫も怪しむに足らざるなり。

然りと雖、予の生氣自强療法に於ては、主として生氣自己運動に一任して、自强治療の目的を達成するものなるを以て、運動の發起に際し注意力を利用するに過ぎず。隨て運動一たび起れば、敢て自己の疾病を治療せんことを希ふの必要は、必らずしも之を重要視すべきものにあらず。何となれば治療の希望は、自覺ありて後に起るものなるも氣性の働きは、能く自覺なき違和、疾病を的確に發見して、適切に之が治療を爲すを以て、既に自覺に上る如き、明瞭なる疾病、違和の如きを不問に附する如きことは萬あるべからざればなり。然らば則ち生氣療法は、最も進歩せる强健法にして、最も優れる治療法なりと謂ふて可ならん。

其四　注意の性能

注意は識性の一にして、デュガード・ステワート氏の區分に依れば、其の第三に位す。而して自己運動の發起に當り、屢々其の必要に迫るを以て、其の大要を研究するの必要あり。

注意は一事物の上に心を固定する力にして、我が心意專ら一物にのみ注ぐ時に現はるゝ勢力なり。而して注意は知覺に屬することにも、自識に屬することにも、共に其の働きを及ぼして、其力の發動に差異あることなし。若し之を體外の物に施す時は、或は觀察となり、之を體內の物に施す時は、反思の力常に之に伴ふべし。

注意は吾が智識を進行聚積するに、極めて必要の者にして、此の注意なき時は、記臆は全く成立することなく、兩者は本來其の性を異にすと雖、記臆の働は注意の强弱に依りて、差異を生ずるものとす。又吾が心に反思して、吾が心の働きを見ることも、外物を視ると異なる所なし。蓋し注意をなさゞれば、吾が心中に起る喜怒、哀樂の如きも、之を自識すること能はざるべし。

認識の力は、能く目前に現出する事物を區別し、之に依りて吾が自識上に、個々の事物を現はすことを得べしと雖、未だ其の現はれたる事物を定むること能はず。而して之を定めんとせば、認識の上に更に一層の知力を要す、其の知力は則ち注意力なりとす。隨て認識は唯事物を見分け、聞き分くるの働に過ぎずして、注意は更に事物を完了するの働を有し、事物の分量の限界を保持するものにあらざるも、事物の限界まで推し進むことを得べき力あるものなり。故に認識の力は、其の事物の五官に現はれたるを知るのみにして、尚五官に入らざる部分の幾何あるやを知ること能はず。然るに注意の働は、其事物の全體を規畫し、其の十分なる限界に達して、全部の性質形體如何を定むることを得べし。而かも其現象は、視覺に入り來るものも、觸覺に入り來るものも、注意力の届く限界は同樣なりとす。

認識と注意とは事物を知る爲、分離すべからざるものにして、兩者相待て始めて、完全の功を收むるものとす。即ち認識なき時は、事物の性相を區別すること能はず、又注意なき時は、事物の性相を定むること能はざるなり。例之途に人に遇ふや、人の來れるを知るは、認識の働なるも、其の知れる人なるや否や、又其の誰なるやを知るは、注意を用ふるにあらざれば、能はざるが如し。而して注意を用ひ、能く諦視考察する時は、其の人の健康なるや、否やをも確知することを得べし。

ステワートは或る事物を或は見、或は聞き、或は考へ又其事に就きて、更に其の以上を知らんと欲する時は、吾が心を以て、其の事物の上に一層の傾注を加ふ。此の如き心の奮勉を名づけて注意と云ひ、リードは注意は有意の働にして、之を起し之を持續せんが爲には、發動の奮力を要し、而かも己が意の欲する所に從ひ、永く持續することを得るものにして、自識は之と異なり、無意の働に屬し、永く持續することなく、思想の變化に隨ひて轉移するものなるを說く。

コレリジー曰く、思考は有意に心の中に再現する働にして、教師より授けらるゝ善良にして、且勢力ある教誨の如く、注意は吾が心を受動の狀態に繫留する者にして、思考の吾心を自動の狀態に立たしむるに反すと。

サレイは自主の注意と、非自主の注意とを說けり。曰く凡そ事物の吾が前に現出する時、其の事物より起りて、其事物の上に及ぼす注意は、卽ち非自主の注意と云ひ、又之を返照の注意と名づく。是れ專ら五官の刺衝より起り、毫も內心の企謀を其の間に交ふることなく、其の狀恰も光輝の返照に似たる所あるに因る。之に反し吾が內心の發動より起り、事物の上に及ぼす注意は、卽ち自主の注意にして、又之を意志より出づる注意と云ふ。

注意は知るとか、考ふるとか云ふ如く、自己に其働を爲すものにあらずして、他の性能の力を助けて、其働を完成せしむるものなり。故に注意のみにては、一行爲をも發することなく、一事業をも成すことなし、又注意の所有せる境域なく、注意の聚合したる知識なし。然れども注意なき時は知覺も眞の認識を爲すこと能はず、記憶も心に留むること能はざるのみならず、其他の能力も、各々其の利用を爲すこと能はざるべし。

注意の力は元より、知覺の境域に止まらずして、更に想念の境界に進入するものなり。種々の事物吾が心の中に現はれ來る時、注意は唯其中の一個を保持し、其他は悉く遺却して顧みざるべし。例之一地の風景を眺むるに方り、同時に同一の程度を以て、百物に注意を及ぼすこと能はざるが故に、其中の或部分若くは或る事物、又は或景色の上にのみ、注意を留むるの性能を有するが如し。而して此際吾が意志の力は、能く隨意の筋を動かして注意に隨はしめ、或は注意せる方に首を轉じ、眼を動かすべし。然れども後日に至り、注意の力に依りて其の風景を回想する時は、眼と頭の運動を要せずして、心の感受と神經の働に依り、實景を眺めたると同一の感を起すことを得せしむ。　而かも注意の力は一時一物に限らるゝと雖、其の終了後は轉じて他物の上に注意し、之を連續して絶ゆることなきを得るものとす。

注意にして甚だしく其の度を越ゆる時は、全く他の知覺を失ふことあり。　彼のアルキメデスは深く數理に心を傾注し、其の居城シラクスの陷落に心付かず、羅馬の兵士の其の居室に入りしをも知らざりしは、西史の傳ふる所なり。

其五　注意力の練磨

注意は其人の思想意志迅速に、活動運轉するに從ひ變轉推移す。　彼の能辯家が輕快なる辯舌を以て、水を流す如く談話する如きは、全く注意を用ひざる如く見ゆるも、其の實は談話中絶えず、後に繼くべき談話を思想中に整ふる結果なり。　然れども縱令思想意志の轉遷するありとするも若し之に伴ひ注意の轉移するなくんば、思想意志は一も其の變化の働を生ずること能はざるものとす。　隨て今自己運動を起し、又は自己運動を爲しつゝあるに際し、外界の刺戟の爲、其の思想意志の動搖變轉することありとするも、注意にして自己運動より離れざる時は、神經の働、其の思想意志の動搖變轉に攪亂せらるゝことなく、爲に自己運動は容易に發起し又既に發起せる自己運動は、何等の妨害なく依然として進行すべし。　彼の自己運動の須臾にして停止し、活潑なる繼續を見る能はざるも、又其容易に起らずして躊躇する如きも、皆此動搖變轉の攪亂に基くものとす。

意識運動の實驗に於て、意志の迅速なる轉遷に從ひ、自由にして且敏活なる局部運動の轉移を見る如きは、能く注意の其の轉遷に伴ひ、迅速なる轉移を爲すの好證なりと謂ふべし。

注意は知覺の前後に發し、其の前に發する時は自動の性を有し、後に發する時は受動の性となる。然れど豫め注意することなくんば、時として現象起るも、之を知覺せざることあり。例之今時計が八時を報ずる前に他事に紛れて注意するなくんば、縱令八時を報ずるも、耳に入らざることあるが如し。故に注意は知覺する前に、之を用ゆるの必要あり。即ち時計の鳴らざる前の注意は自動の性にして、鳴りて其の數を知るの知意は受動の性を帶ぶるものとす。故に自己運動の初に當りては、豫め注意を用ひ以て其の發起を容易にして、且迅速ならしむるを肝要とす。然れども其の發起を知覺したる後の運動の轉移の如きは、其の轉移の後に知覺して、其の注意を受動的ならしむるを要す。

注意熟せざる時は、吾が意思尙散漫して、一事の上に固定せざるものとす。即ち讀書に際し能く注意を用ゆるも、其の意義明確に吾が心中に入らざる如きは之が爲なり。然れども注意旣に熟するに至れば、意思を固定するの力益々强く、如何なる意義深廣の書を讀むと雖、之を讀む間は心思放散せず、隨て明確に其の意義を了得することを得べし。

凡そ百般の知識を得るには、注意の練習を最も必要にして、且缺くべからざるものとす。吾人自己の心意の雜然として起るに當り、無用の雜念は悉く之を排除し、目前緊要の事物を撰んで、吾が心意を之に固定するは極めて貴重にすべきことにして、能く之を爲し得るは、練磨努力の功に由る。然れども注意の力も、人に依りて强弱の等差ありて、注意より得る所の利益も、亦人に依りて、大小精粗の差異あるは免れざる所なりとす。

頭腦の散漫は其の心力を一の目的に固定して、支離分散せしめざる注意力の缺如するものなり。而して其の原因は、神經過敏にして諸種の現象に誘はれて、動搖變轉し易きに因ると雖、又一方に於ては注意力弱く、常に心意の轉遷に伴ひ動搖し易きもの、其の主なる原因なりと謂ふべし。

然る時は生氣自强療法に於ける神經の訓錬は、其の過敏を治し、其の自己運動に際する注意の練磨は、大に頭腦明晰に効驗あるものと謂ふべく、果敢鞏固の決心、熱誠、奮進の努力の如きも、亦茲に其の源泉を見出すことを得べし。

精密なる考察明白なる理會は、皆注意より出づ。隨て吾人若し注意の力を修養し、之をして堅固にして且强忍不撓の性を帶はしめば、偉業大發明敢て難しと爲さゞるなり。

二　意思を以てする生氣自己運動の誘導法及び其の實驗

意思とは如何なるものなりやとは、第一に起る所の問題なり、故に先づ其の大要を述べん。

意性は人心の性能中の一にして、之を識性及び感性に比すれば、頗る單純なるものにして、其の發動するや自ら一定の順序あり。即ち先づ初に意の豫動ありて、次で意思の發動となり、玆に始めて意性の働きの面目を現はし、而して最後に撰擇及び決斷起るものとす。然れども生氣自己運動を誘導する場合の意思は、此の最後の撰擇と、決斷とを要せざるのみならず、其の撰擇と決斷とを、局部の知覺神經と運動神經とに委して、腦の神經中樞は之を傍觀するに止まる。

博士リード曰く意思は單一なる心の狀態にして、其の義を解釋すること難きも、唯我等の行爲を定むる所の動機力なり。而して意思は感覺より發し、其の感覺は意思に依りて成る。故に感覺は船の帆を動かす風の如く、意思は船を導く舵の如し。

意性及び感性に就ては、生氣自强療法傳習錄に詳述し、意思の身體機能上に及ぼす影響に就ては、獨習錄に於て既に詳述したる所なり。故に玆には唯其の意思を以て、自己運動を誘導する方法を說かん。

意思を以て誘導する自己運動を名づけて、意識運動と稱す。何となれば意思を以て、運動を誘導する場合に於ては、多くは運動の起る所を豫知するのみならず、起る所の運動は細大漏さず、悉く之を自識し得ればなり。是れ自由に運動を命令し得るに至れば、當初の自己運動の場合の如く、唯身體の動くを自識し得るのみにして、其の詳細を識別する能はざるが如きことなければなり。是れ畢竟するに、腦神經の銳敏となれる結果なり。

局部運動なると、全身運動なるとに論なく、意思を以て誘導するものは悉く意識運動に屬す。故に意識運動は、生氣自己運動中の高等の部類に屬するものにして、其の域に達せんが爲、曩きに局部運動の自己誘導法を實習せしめたる所以なり。

今假りに座姿に於て、頸の運動を起さんとの意思を起すさせよ。然る時は鋭敏なる神經は、直に命令を運動神經に傳へて、頸部直に自己運動を起すべし。而して其の運動中、更に腰の運動を命令せば、頸の運動は俄然停止すると同時に、腰の運動起るべし。然れども神經尙十分に鋭敏ならざる時は此の運動の轉移敏活ならざるのみならず、次の運動起るも前の運動尙止まず。随て二三の運動を命ずる時は、恰も全身の運動を爲す如き狀態となるべし。是れ意識運動に外ならざるも、未だ眞に其の堂に入りたるものにあらざるなり。

神經鋭敏の度を試驗するには、他人が運動を命令して、其の聽感を經て、本人をして之を思はしむるを便とす。而して此の他より起る所の刺戟は單に自ら意思を起すに比すれば槪して强きを以て、自己運動の發起を活潑ならしむるのみならず、其の感應の度を最も明瞭に、識別することを得せしむるものとす。　即ち他の口より例之頸の運動、腰の運動等の聲起れば、鋭敏なる神經は其の響に應じて、最も敏速に起り否らざるものに在りては、徐々として發起し、能く其の敏感の程度を判別することを得べし。予嘗て講習の際、既に講習を受けたる後、久しく自己運動を繼續する人を出して、前記の試驗を試み、最も急速に運動を變更して之を命令したるも、響の聲に應ずるよりも敏活にして、人皆一驚を喫したることありたり。故に訓練せられたる神經は、寧ろ之に與ふる刺戟の強さに從ひ、活潑なる運動を起すを以て、自ら實施する場合に於ても、意思を起せば直に之を發音するを有効なりとす。　是れ意識運動の觀念法若くは凝念法と、全く趣を異にする所以なり。

　人若し自己運動に精勵して、自由に意識運動を起し得るに至れば、其の運動は實習を繼續するに從ひ、益々巧妙の域に達すべし。　即ち身體內の諸器官は、之を頤使することを自由なるのみならず、之を音樂、演武、遊戯、手藝等に利用して、心手期せずして動くの妙境に達すべし。是れ從來自己運動を實習せる人の知らざる間に、其の技の非常なる進步を爲せるを、實驗することを多き所以なりとす。

今假りに頭痛を病む塲合に、頭の運動と命令するとせよ。然る時頭部屈伸して、頭部を動かすに過ぎざるも、更に頭痛の治療を命令する時は、頭と肩とを動かして、頭部の血行を調整し、其手更に動きて直接其の押擦輕打を行ひ、之が的確なる治療を爲すに至るべし。隨て單に運動を命ずると、之が治療運動を命ずるとは、其間に大なる差異あり、故に實習者は之を實驗して、確信を得ることに努力すべし。

三　意識運動の利用法と其の効驗

意識運動は如何なる姿勢に於ても、自由に之を行ひ得るのみならず、一局部の運動には、短時間を以て足れりとするが故に、學生之れを放課時間の一部分を割きて實施する時は能く腦の疲勞と、身體の倦怠とを囘復して次の課業に從事することを得べく、腦力の向上其の間に達成せられ、官吏、會社員、工場等に於て、其の休憩時の一部を割きて之を實施する時は、心身の疲勞を囘復して、常に英氣勃々として、其の業務に從事することを得べく、能率の向上期せずして得らる。

嘗て自己運動を實習せる學生あり、學期試驗に當り意識運動を利用し其の効驗を確めんとし、大に勉强しつゝ短時の意識運動を行ひ夜間遂に睡眠を極度に減じて、勉强を續け試驗を終る。然るに朋友は試驗終る頃殆んど神經衰弱に罹りて、苦しまざるもの稀なりしに拘らず、此の學生は試驗の成績良好なりしのみならず、試驗後に於て强健の體軀を維持し、寧ろ試驗時の休養に依り、從來見ざる爽快の氣分となり、且體力の增加するを覺えたりとて、欣喜雀躍せることとおりしが、此の種の例は爾來常に見る所にして、其の効驗の偉大なるは、爭ふべからざる事實なりとす。

斯の如くなるを以て、學生には最も適當なる運動法たると同時に、苦しまず弱らずして、腦力を向上するの法たるは、意識運動の他に其の類なかるべく、此の有利の點に着眼して、生徒に之を奬勵する學校漸次增加す。而して早く之に着目して實施せるは、金澤の高等女學校、山口の高等商業學校、神戸の甲南高等學校等にして、山口の高等學校學生の如きは、忽ち高等商業を凌駕して、熱心なる學生頗る多し。

東京に於て、之を應用せんとせる第一のものは、工場にして會社之に次ぐも、大阪の講習始まるに及んで、大阪貯蓄銀行は行員全部に之を行はしむる爲、簡易講習を既に講習を受けたる者をして行はしめ、又朝鮮銀行支店之に倣ふ。　蓋し之等は獨り能率向上の上のみにあらずして、其の業務の關係上、身體を損ふもの多きを救ふ、一大福音たるを失はずと謂ふべし。

活動家は其の活動の間に、之を利用することを得べし。　即ち急ぎて行かんとするに當り急行を命ぜよ、然る時は兩脚直に自己運動を起し、普通の歩行に比し、殆んど三倍の速度を出すべし。　又階段を登らんとするに當り、生氣自己運動を命ずれば、兩脚自然に輕く動きて勞することなかるべし。　故に苟も自己運動を實習する人は、自由に意識運動を行ひ得るまで、之を繼續して盛んに之を利用し、大に其の効驗を收むるに至らんことに努力すべし。

四　生氣自己運動に依る他人の疾病治療法の實驗

生氣自己運動に依る、他人の疾病治療法とは、其の疾病の治療を全然生氣自己運動に依賴するものにして、其の方法の撰擇の如きは、一切自己の意思の關係せざるものを云ふ。故に治療を爲すものは、唯病者の身體に手掌を觸れて、自己運動を起せば可なり。

今疾病を治療せんとするに當り、座姿に於てすると假定せよ。然る時は術者は其の背後に座し、眼を閉ぢて兩手を患者の肩の上に置き、自己運動の起るを待つべし。而して自己運動起るや、其手は輕く動きて、恰も患部を探るが如き狀態を以て、其の位置を轉じ患部に達すれば、其の活動を始めて治療運動に移り、巧妙自在なる手の働を爲すに至るものとす。故に術者は豫め如何なる疾病か、何れの部にあるや問ふの必要なきなり。

元來術者より言ふ時は、其の治療運動は、自己に取りては一種の强健法にして、若し疾病を有する場合には、遂に自家の目的の運動に移ることあり。故に他人に對しては、疾病を治療することゝなるも、自己運動其者より云ふ時は、術者自己の運動に外ならずして、唯之を他人に利用するのみ。故に長く之を繼續して疲勞を感せず、施術後は術者も爽快を感ずるの特効あり。随て世間恐くは他に斯の如き類例なかるべし、

自己運動は疾病を有する人之を行ふ時は、即ち直に治療運動となり、殊に其手自由に動きて種々の治療を爲し、自覺なき症狀をも漏さず、是れ即ち神經の自己診斷に因るものとす。而して人體の神經は共通のものなるが故に、神經の知覺を以てすれば、自己の患部を探るも、他人の患部を探るも全く同一なりとす。是れ能く他の疾患を發見して、之を治療して誤らざる所以なり。

此の實驗は常に講習の終りに於て行ふ所なるも、能く自己運動の發する人は、悉く之を能くし、而かも互に知らざる人の疾患を發見して、之を治

療して誤らざるは、思議すべからざる事實なり。依て今單に自己運動を實習する者の實驗を左に示さん。

腦神經衰弱に罹れる一學生、研究所に來りて運動を實習するや、最初より能く動き、其の脊髓運動の如きは、從來未だ甞て見ざりし巧妙の度を現はし、見る人皆驚くのみならず、其の運動を始むるや、一時半より二時間に亘りて停止せず、概ね其の運動の略々十分なるを見て、之を停止せしむるを例とせり。然るに其の四回目に於て運動全く一變し、總て皆手を以てする治療運動にして、劇烈なる運動なきのみならず、約一時間餘にして自然に停止し、暫く他人の運動を傍觀せり。松本軍醫監則ち大阪より研究に來れる木村夫人を座せしめ學生をして、其の兩手を背後より夫人の肩上に置かしむ。

此の學生は未だ自己運動に依り、他人の疾病を治療することを知らず唯指示に從ひ眼を閉ぢ、自己運動の起るを待つ。　然るに其手は輕く滑りて腰に行き、之が治療を始め遂に肩に手を當て、兩膝を腰に附着して、夫人の上體を屈伸して強く腰を揉み、兩手は再び腰に戻りて暫く擦り、次で脊髓の兩側を揉みつゝ肩胛部に達し、之れを治療すること叮嚀にして、又肩に手を當てゝ緩やかに上部脊髓を動かし、次で手を腰に下し、再び腰の運動を誘導し、遂に前の如く膝を腰に當てゝ、上體の屈伸を爲し、最後に膝を腰に當てたる儘、脊髓に對して指頭感應法を施し、夫人の上體は之が爲後方に反り、此の治療運動は約一時間の長きに亘りて停止し、其の手の動くや巧妙自在にして、夫人連りに十年鍛練の按摩も、マッサージも遠く及ばざるべきを以て賞揚せり。　元來夫人は既に此種の治療に堪能なるも、學生の初めて之を試みたるに拘らず、其巧妙なるに驚きたるのみならず、夫人の腰は身體中最も惡くして、多年之が爲に惱み、自己運動の實習に依り大に治癒したるも、未だ全治に至らざるなり。故に先づ術者の手の此所に行き、最も長く之を治療したるは當然にして、次に夫人は此日肩の凝りを有し、自ら自己運動を行ひたるも、未だ全く治癒するに至らざりし者にして、肩の凝りを來せる一原因は、脊髓の疲勞に在り。故に學生の治療運動は皆其の當を得たるものにして、見る人をして驚嘆を禁ずる能はざらしめたるは、固より其の所なりとす。

自己運動を實習したる人は、自在に其手の動くに至れば、能く前記の治療運動を起すことを得べし。故に疾患を有する他人に對して、之を試むべし。元來此の方法は、生氣を應用する家庭看護に於て、之を利用せしめんが爲に發意せるものにして、予は著書中に屢々記載する如く、常に看護に當る人に敎授し、又看護婦を使用しある場合に於ては、必らず先づ看護婦を動かして、此の治療運動を利用し得るに至らしめんことに着意しつつあり。

婦人が家庭に於て老父母の身體を押擦し、孝養の一助と爲す場合に於でも之を利用し得るを以て、一段の快感を起さしむると同時に、自ら勞せずして自己の運動となるなり。

被術者は如何なる姿勢に在るも可なり。是れ術者は其の自己運動に依り、必要の場合には自由に被術者の姿勢を變更すればなり。故に座するも之を臥姿に移し、又臥姿に於ては其の體を轉々し、臥するも必要を生ずれば、之を無言の間に踞座の姿勢に移すを見るべし。

五　生氣の放射力と其の强弱の實驗

生氣の放射力は、之を使用することに依りて强からしめ得べく、試みに患部に對し手掌感應法を行ふ時は、恰かも冷風の吹く如き感覺を起して盛んに生氣の迸るを感ずべし。然れども其の放射力鈍き時は、斯の如き的確なる感覺を起すこと能はざるなり。

自ら此の放射力を實驗するには、己れの一手掌に對し、他の手の指頭を向け生氣を放射し、徐ろに之を動かすべし。然る時は指頭の向ふ所の掌部に一種の感覺を起すべし。次で兩手掌を對向せしめ、靜かに之を開閉して距離を變ずべし。此時其の中間に冷風の起る如く感ずるは、是れ即ち生氣の放射力可なり大なるものにして、指頭を以てして、格段の感覺なき場合には、此の感覺も亦起らざるべし。然れども是れ放射力の弱きのみにあらずして、手の痲痺に原因することあるを以て、放射力の强弱を知らんと欲せば、他人の手掌を利用するを便とす。

自己運動を行ふ人、互に其の生氣放射の强弱を實驗するに、左の法に據るを便とす。

兩人相對して座し、若くは立ち眼を閉ぢ、一人は手を輕く伸して、高く扛け、全身に力を入れず、又一人は手を輕く伸して水平に扛け、全身の力を拔き共に靜止す。然る時は生氣本來の引く力に依り、弱き方は强き方に引き着けらるゝを以て、其の手の高低の位置に關係なく上がり若くは下がるべし。則ち水平の方强ければ高き方漸次下がり、高き方强ければ水平の方漸次上がるべし。而して力相等しき時は、暫くするも毫も變化することなし。

高き方は疲勞の爲、動もすれば下がる憂あり。故に兩人互交に高下の位置を換へて、之を實驗すれば、何れが强きかを確實に判定することを得べく、實驗に當りては第三者をして鑑定せしむべし。

六　身體の各部よりする生氣放射の景況を實驗する法

兩人互に背を向け、疊一枚位隔てゝ立ち、眼を閉ぢて靜止すべし。然る時は强き方の生氣に引かれて、弱き方が後に倒れ掛かるか、又は後方に反るべし。若し生氣の力著しき差なき時は、試みに一方の人が、片手を側方若くは上方に擧ぐべし。然る時は細胞の運動隨て强く起り、其の生氣の發生大となるを以て、他方の體を明瞭に引きて之を動かすべし。

次ぎは相並びて立ち、側面の放射を實驗すべし、其の方法は略ぼ右と同様なり。

又相對して立ち、正面の放射を實驗すべし。

斯の如くする時は人體の生氣は、身體の何れの部分よりも、放射することを知ることを得べし。而して互に他人の生氣に感じて、少しく體の動くは免れざる所なるも、强き方の力は格段に、他方の體を引くを以て、明かに其の引かるゝことを自覺するに至るべし。

七　生氣應用の各種實驗

生氣自己運動を爲す人は、其の生氣の力に依り、何事も知らざる他人に對し、種々の實驗を爲し得べしと雖、痲痺を有する人は感應鈍くして、容易に實驗を遂ぐる能はず。　故に殊に手に温味を有して、痲痺を有せざる人を撰んで之を行ふべし。

（一）　立ちたる人を動かす法

背面を向けて立たしめ、疊一枚若くは二枚位を隔てゝ、術者は之に對して立ち、其の右手を出して、其の指頭を先づ脊髓の上部に向はしめ、其の感應を起して稍々動くや、右手を自然の儘に後方に引くべし。　然る時は上體後方に引かれて倒れんとし、後方に動くに至る。　若し此の際右の方法を連續する時は、次第に後方に移動すべし。

右の如く後方に動き始めたる後に於て、右手を術者の體前に下げ、徐ろに之を前方に出す時は、後方に倒れ掛らんとする身體、前方に押されて前へ前へと動くべし。是れ押すにあらずして、斜に使用したる生氣の一部が、恰も體の前方より引くと同一の作用を爲すに因るなり。

生氣の實驗に當りては全身の力を除き、手の如きも自然の儘に之を動かすを要す。否らざれば引く力は種々に變じて、意の如く之を使用する能はざるに至る。

生氣は極めて精正なるものにして、神經の感應も亦極めて正し。故に今背面より人を引かんとするに當り、一度後方に引きたる手を其儘前方に出す時は、前記の場合と同じく引き、且押すことゝなるを以て、容易に後方に移らず、其の位置に於て體の前後に運動するを見るべし。故に後方に引かんとするには、一度引きたる手は高く擧げて前方に移し、此間手の體の方向に向かざることに注意し、引かんとするに、及んで、始めて體に向はしむるを肝要とす。　横方向に動かさんとする場合に於ても、其の要領は全く同一なりとす。

又人を後方に引かんとするに當り、指頭を頸、腰、足等に向はしめて引くことを試むべし。　然る時は生氣を放射せる部分、先づ感應するを以て、其部より動き始むるを見るべし。

(二)　生氣の力に依り兩手を開閉せしむる法

被術者を座姿又は立姿に置きて、眼を閉ぢ兩手を輕く伸して、略〻水平に出さしめ、指は輕く屈めたる儘、手掌の周邊を輕く互に接觸せしむべし。而して術者は疊一枚位を隔てゝ、被術者と同一の手の姿勢を取り、其の指頭を被術者の指尖に向はしめ、稍生氣を放射したる後、兩手掌を徐ろに左右に開くべし。　然る後は被術者の兩手は、各々外側に引かれて接觸を絕ち、此の法を連續する時は、離れたる手は次第に開き、且其の速度を增して十分に開くに至るべし。此の時術者は兩手尖を被術者の兩手の方に向はしめ、兩手を閉づる如くして之を引くべし。是に於て其の開きたる手は再び閉ぢて手掌を合す。而して一二度之を連續する時は、遂に連續開閉の自己運動となるべし。

(三) 兩手を各別に動かして生氣を實驗する法

被術者の兩手掌を接觸せしめず、僅かに離して前方に出さしめ、術者は各々其の兩手尖を之に向はしめ、其の一方のみを動かし、一方は固定すべし。然る時は手を動かしたる方の、被術者の手のみ引かれたる方に運動すべし。乃ち外方に引けば開き、上方に擧ぐれば高く擧がるべし。又兩手を各別に動かすべし。則ち左右を別々に上下し、或は一方を開き一方を擧ぐる時は、被術者の手は之に從つて動くべし。

(四)　手掌を開く他の三法

合せたる手掌を開くには、尙他の三法あり、則ち一は指頭を以てし、二は眼光に依り、三は吹氣に依る是れなり。

指頭を以てするには、被術者の手首の中間附近に手の中指を向け、靜かに之を兩手掌の接際上を通過せしむべし。然る時は被術者の互に引き合ひたる手は、切られて自然に開くべし。

眼光を以てするには、被術者の前方に立ち、素直なる眼付を以て、視線を其の喉に向はしめ、然る後徐ろに手掌の接際に沿ふて、視線を我が方に引くべし、然る時は手は離れて開くべし。

吹氣を以てする時は、被術者の合せたる指頭に對し、靜かに息を吹けば可なり。然る時互に引き合ふ力切られて自然に開くべし。

合せたる手掌の互に引く力强き時は、弱き生氣を以てしては容易に開かざるべし。然る時は幾度も連續生氣を放射せば、遂に之を凌駕して自由に開くに至るものとす。

眼光を使用するに當り、眼鏡を用ゆるは毫も妨げなし。是れ生氣は何物をも透徹して自由に働けばなり。

（五）　生氣の物を透徹して働く實驗

中間に板襖の類を置きて人を動かし、又は手を開閉する法を行ふべし。然る時は中間に障害あると否とに關せず、其結果は全く同一なり。

（六）　生氣の全く暗示を用ゆる必要なき實驗

此の法は人の能く試みる所にして、講習會の終りに近づき、講習員に依りて常に行はるゝ所なり。今種々の實驗等を爲すに當り、之を見物する人若くは術者に對し、窃かに其の背後より、其人の手を引きて之を動かす時、其人己れの手の動くに依り、初めて之に氣付くが如きは常例にして、中には背面を向けて立たしめたる被術者に、其の爲さんとする所と異なれる豫告を與へて、他の部に生氣を使用したる人あるも、暗示は全く其の効なく、術者の手の向ふ如く動くを常とし、生氣の力の暗示以上に顯著なるを立證することあり。　故に生氣の誘導に於ては、一切言語を用ゆることなく默して之を行ひ、著々として其意の如くならしむることを得るなり

（七）人を起座せしむる法

神經の鋭敏となれる人は、生氣の力に依り起座せしむることを得べし。乃ち立姿の背後より脊髓に沿ふて、下方に生氣を放射する時は、其の引く力に依りて膝屈し、急に座するに至る。　又座姿に於て、下方より上方に生氣を放射する時は起つべし。　然れども起立は座する如く單簡ならざるを以て、或は上體前後の運動を起して、自然に起立する氣勢を附するものあり。　又一擧膝を立て、然る後上體の運動を利用して立つものあるも、神

經著しく過敏なる時、一擧に巧みに起立するを見る。

（八）　人を廻轉せしむる法

立ちたる人の腰の周りに、或る一方より始めて生氣を放射する時は、引かれたる方向に動き始め、其の速度次第に早く、遂に急速なる廻轉を爲し神經强き場合には、倒れずして再び反對の廻轉を爲し、其の運動自然に停止するに至るべし。　然れども多くは倒るゝを以て、之を支へ且反對に廻轉するを助けて、眩暈を豫防するを必要とす。

八　局部療法の實驗

（一）　子宮病

子宮病を有する場合に於ては、固より神經衰弱を伴ひ、所謂ヒステリーの確症ありて、手掌を腹部に觸るれば、直に之を知ることを得べきも、自己運動に依りて。最も容易に之を判知することを得べし。之が爲臥姿に於て、其の胃腸の運動を誘導すべし。

胃腸の自己運動に於ては、胃に疾患あれば胃動き、腸に疾患あれば腸動き、胃腸共に惡しければ胃腸共に動くを例とす。然るに此の際子宮に疾あれば、胃腸の運動に誘導せられて、子宮の運動を起すに至る。而して其の狀況單に腸の運動を爲す時と異なり、下腹部特に隆起すべし。今試みに手掌を下腹部に置きて、其の內部の運動を觀察せよ。然る時は下腹部の隆起するは勿論なるも、其の中央の特に隆起し、別に膨脹せる如きものに觸るべし。是れ即ち子宮の運動にして、單に腸の運動を爲す場合の如く、一般に腹部の膨起するものとは全く趣を異にするなり。

子宮疾患の運動は、下腹部を隆起する必要上腰は早く浮き上り、其の結果胃腸運動の場合に比し、腰の撚轉容易に起るべし。而して胃腸運動に在りては、腰の撚轉始まれば胃腸の運動自然に止むも、子宮疾患ある場合に在りては、下腹部は隆起したる儘腰を撚轉し、殊に著しく腰を浮かして伸すに至るを異なりとす。故に子宮病の有無は、此等の運動に依り、容易に判知することを得べし。

（二）　子宮後屈症

若き婦人あり。子宮後屈の爲、結婚後四年を經過するも、姙娠せざるを以て講習に參加す。予即ち臥姿に於て、其の自己運動を誘導する爲、先づ胃腸の運動を起したるに、子宮病と同じく下腹部の隆起著しかりしのみならず、腰の運動起ると同時に、兩脚を交互に屈伸するの運動起りて、腰を揉み腰次第に浮きて、脚の運動大ならんとするを以て、婦人恐れて運動を停止す。依て更に座姿に於て、其の自己運動を誘導したるに、直に腰の運動を起したるも、其の狀況單純なる腰部の運動に同じからずして、腰以下を強く後方に伸展するを見る。故に其の運動大となれば、當然後方に轉倒して、前の臥姿に於ける運動に戻りて大となり、脊髓就中腰以下の屈伸撚轉盛んなるに至るべし、隨て婦人恐れて運動大とならんとするや、自ら運動を停止す。予乃ち自宅に於て十分なる運動を試むべきを注意す。果せる哉其の翌日の報告に依れば、豫期の如く强くして、且大なる脊髓運動を起し容易に止まらず、二人の抑制に依り漸く停止せりと云ふ。

嘗て腹膜炎に罹れる若き婦人來りて、運動を實習す、而して從來有したる子宮後屈症は、略ば治癒せるが如しと云ふ。予乃ち先づ臥姿に於て、腹部の運動を誘導したるに、腹膜炎の爲膨起せる腹部全體の運動を爲すと同時に、下腹部に於ては明瞭に子宮の運動を起し、其の未だ治癒せざるを表明し、次で座姿に於て運動を誘導したるに、上體前後の運動起りて腹部屈伸の運動を爲すと同時に、著しく腰以下を伸展するを見、益々其の子宮後屈の存在を判知するを得たり。

（三）　佝僂病（せむし）

佝僂病は小兒の病にして、成人には稀なるも、小兒の時に起りたるものが、治癒せずして其儘殘りたるものを、成人の佝僂病とす。元來此の病は骨の發育不十分なるより發生するものなるを以て、小兒の時に營養を十分ならしむる時は、能く之を全治し得るものとす。而して生氣療法に依る時は、大人の佝僂病と雖、能く之を治癒せしむることを得べし。

北海道に於ては講習を受けたる人、二十年來の佝僂病を治癒せしめたる例ありて、之が爲神棚に燈火を點ずるに踏臺を使用し來れる人が踏臺を用ふることなく、燈明を點じ得るに至れり。

又研究所に來れる婦人十歲の男子を伴ふ。一見するに著しき佝僂病を有し、婦人の語る所に依れば、跌倒に依りて脚を折れること旣に三回に及び、全く運動を禁じありと云ふ。即ち先づ椅座に於て自己運動を誘導したるに、脊髓の運動第一に起り、次で兩脚上下の運動に變じ、强く床を叩き約一時間にして運動停止す。而して二三回の後には背稍ゝ展び、殊に兩脚の姿勢著しく良好となり、步行從來と大に趣きを異にして、跌倒の憂なく、從來全く運動を缺きたるに反して、强き運動起るを以て、血色俄かに佳良となり、元氣の頓に增加せるを認めたり、是れ營養の良好となれる結果なり。松本軍醫監即ち骨を鞏固ならしむる爲、食物に關する注意を與へて、自己運動の勵行を勵む、而かも短時の結果頗る明瞭にして、今や發育の途中に在り。故に今に於て之を治療せば、其の根治は期して待つべく、醫藥の効なきに絕望しありたる小兒の佝僂病は、生氣自己運動に依りて、始めて新なる希望を復活するを得たり。

(四)　脊髓病

嘗て脊髓カルエスに罹り、コルセットを箝め、脊髓を固定して、旣に二年を經過せる人來りて、自己運動を實習せんとせることあり。予及び松本軍醫監共に、其の症狀の如何を自己運動に依りて確めんと欲し、予先づ其の臥姿に於て運動を誘導せるに、初めより脊髓の運動を起して室內を轉轉し、本人は非常の爽快を覺へたるも、長年月全く運動を缺きたる爲、腰に少しく痛を感じたるも、須臾にして消失せり。而して運動後尙コルセットを使用すべきや、否やの問題起る。予は其の運動の景況に依り、毫も之を使用するの必要なきを認め、松本軍醫監も、亦其の用を持久するの不可を說く、之が爲直に之が使用を廢して、其の結果を確むるに一決し、コルセットを自働車に載せて歸り、爾來今日に至る迄自己運動を繼續して、其の身體を强壯ならしむると同時に、著しかりし神經衰弱は全く一掃せられたり。

又大阪の講習に當り之に參加せる人、右と同樣の狀況にして、家居の間は苦痛を除く爲、コルセットを使用せざるも、外出の際は不安なるを以て常に之を使用しつゝありと云ふ。然るに講習の第一回に於て、其人既に自己運動を起し、頗る過敏にして、連りに脊髓の既に癒へたる部に、故障を來すことなきや心痛せり。然れども自己運動後は大に爽快を覺え、且何等の故障なきに安意し、第二回に於ては自らコルセットを脫して、盛んに自己運動を試み、體の撚轉兩脚の屈伸大にして、爽快益々加はり、爾後自ら進んで自己運動を實習したることあり。

要するにコルセットを使用したる人が、如何なる時期に之を廢すべきやは、頗る難問題にして多くは其の度を超え、之が爲體力の恢復遲々として、患部の鞏固となることも、甚だ緩慢なるの結果を來すのみならず、其間神經衰弱は却て增進するに至るの憂多し。然れども生氣自己運動に依りて之を確むる時は、旣に脊髓の屈伸に堪ふるや、否やを明確ならしめ得るのみならず、此の自己運動を起せる塲合に於ては、之に依り患部を鞏固ならしめ、且其の神經衰弱を根治して體力の恢復、元氣の復活を迅速ならしむることを得べく、脊髓にして未だ屈伸の運動に堪へざるに當りては、明確なる自己運動を起さずして、細胞の運動を起すに止り、否らざれば僅に全身の微動を生ずるに過ぎざるべし。是れ自己運動の安全なる所以なりとす。

嘗て長く脊髓病に惱みて、旣に癒えたりと云ふ人、其神經衰弱治療の爲自己運動を實習せり。予即ち座姿に於て運動を誘導したるに、脊髓の運動最も盛んにして、其手を以て巧みに背の中央部を輕打し、且脊髓を强く撚轉するを見たり。故に其の神經衰弱は、固より脊髓神經の疾患を根源とするや勿論なるのみならず、從前の患部は未だ十分に强健となるに至らずして、停止しありたる所以のもの、大に其の神經衰弱を助長したりと謂ふべく、此婦人は自己運動に依り、此等治療の目的を全ふするを得たり。

脊髓炎に罹れば、熱發して背筋强張り、蟲が皮膚を這ふ如き感覺を生じて腰痛み、膀胱の痲痺を起すことあり。而して梅毒等は其の主なる原因なりとす。

嘗て脊髓炎に罹れる人、來りて自己運動を實習せんとす。予其の椅座に於て運動を誘導したるに、緩和にして稍〻大なる上體前後の運動を起せり。而して其の回數を重ぬるに從ひ、症狀次第に輕快となれり。元來脊髓炎は容易に治癒せずして、十年二十年を經過することあるも、自己運動に依る時は、其の治癒概して容易なるを見るべし。

嘗て甚だしき脊髓神經痲痺に罹れる人あり、自己運動を望むを以て、予臥姿に於て其の運動を誘導したるも、全身の痲痺著しく殊に手脚の如きは、恰も氷の如く容易に感應を起さず。即ち趾端に手掌を當てゝ、之を微動すること稍〻長きに及ぶや、全身俄かに强き運動を起し、手脚の如きは盛んに床を叩くに至れるも、其の自己運動は短時にして停止するを例とせり。是れ神經痲痺の爲、筋肉多くは萎縮して、其の力乏しきが爲なり。而して患者は此の自己運動起るや、其の蒼白の皮膚は一樣に紅潮して、血行漸く普ねく全身に稍々發汗の狀を呈するに至る。蓋し其の運動の强きは、萎縮せる筋肉が反射運動を起すや、硬直の狀態となりて動けばなり

(五)　心臟痙攣と心臟辨膜病

心臟痙攣は種々の病より變化し來るものにして、其の發作に當りては頓かに心悸亢進を來し、心臟の部に痛を覺え、且其の疼痛は肩より頸、頸より腕に及ぼし、胸を絞る如き心持して非常に苦しみ、顏色を失ひ皮膚に發

汗し、手足は冷却して脈打たず、心臟の鼓動微かさなるべし。　而して本病若し梅毒、僂痲質斯、子宮病、卵巣病等より併發せる場合に在りては、先づ之を治癒せしむる必要あるも、其最も著しきは其の神經衰弱症なりとす。

嘗て本病に罹れる人が、講習に參加せることあり、予其の自己運動を誘導するも、全身の痲痺甚だしくして容易に發動せず、唯座姿に於て其の上體を稍ゝ右後方に傾け、上體の左側を少しく緊張したるのみにして、僅かに全身の微動を認むるのみ。　是れ固より其の症狀の甚だしかりし爲なるべしと雖、斯の如き鈍き運動に拘らず、全身の細胞悉く運動するが故に約十分の後には全身温暖を感じて發汗を催ふし、約三十分の後には頗る爽快を感じて、殊に胸部の我が物の如くなれる感覺を深ふせり。

要するに凡ての痙攣は、皆神經痲痺より來るものにして、彼の癲癇の如きも亦全身神經痲痺に原由す。　故に心臟痙攣症を有する人の、容易に自己運動を發起せざるは、當然の事にして怪むに足らざるも、細胞の運動は能く此の缺陷を救ひ、其の治療の効を空ふすることなきは、自己運動の卓越せる所なりとす。

心臟辨膜症とは、辨膜の運動不全を來して、血液の出入自在ならざるを云ふ。而して此の病は心臟內膜炎より併發する所にして、其の神經の衰弱は遂に轉じて痲痺となり、此の痲痺より辨膜の萎縮を招ぎて、運動の不全を來すもののなるべく、概して慢性的なるを見る。

此の病に罹れば心悸盛んとなりて、胸苦しく熱發すると同時に、身體衰弱して顏色蒼白となり、便通澁滯し、顏面及び手足は水腫を來すべし。隨て其神經衰弱症は著しきものにして、營養を良くし便通を整ふるを最も緊要とす。隨て臥姿に於ける腹部の自己運動は、頗る大にして、之を繼續する時は、腰忽ち動きて脊髓の運動に轉じ、全身能く動きて、手脚の運動可なりに强きを常とす。

嘗て此の病に罹れる人、友人の勸に從ひ講習に加はる。然るに第一回の自己誘導は忽ち自己運動に轉移し、座姿に於て脊髓連りに動くと見るや、其手忽ち動きて、胸部の輕打押擦を爲すに至れり。是れ即ち其部の神經痳痺を治療するの法にして、運動後本人は非常の爽快を感じ之が爲、熱心なる實習者となりて、遂に根治するに至れり。

（六）　神經性心悸亢進

此の病は身體及び精神の衰疲、薄弱なる中年の人に多く、男子に於ては ヒポコンデリー、婦人に在りてはヒステリーに類似せるものにして、從來醫藥よりは、精神的治療の効を奏するものと信ぜられたり。元來本病は男子に在りては、身體の弱き貧血性の人、又は胃腸の弱き人、婦人に在りては子宮病等より起るものにして、些細の事に因りて心悸劇甚となり、又眩暈を起すに至る。故に十分に運動して、身體を强壯にするを第一の要件とす。

研究所に來る婦人にして、本病に罹れる人頗る多く、途中既に心悸劇甚となり、辛ふじて到着する場合なきにあらざりしも、自己運動を行ふに至るや、心悸不知の間に退散し、既に一二回之を經驗する間に、自己運動に依り容易に之を沈靜せしめ得るの自信を生じ、其間ヒステリー症次第に治癒せられて、其の根治に先ち心悸亢進の退散するを例とす。而して自己運動は全身に及ぶを常とするも、予は臥姿に於て胃腸の運動を誘導し、自然に其の運動を發展せしむるを最も適當なりと信じ、之れを慣用しつゝあり。

（七）肋間神經痛

肋間神經痛は肋骨と肋骨の間の筋肉が、針を以て刺す如く痛むものにして、感冒、僂麻質斯、貧血、ヒステリー、婦人生殖器病、マラリヤ其他梅毒、中毒肋骨の疾患等より發す。然れども此の肋間神經痛より恐るべきは、全身の神經衰弱症なり、然るに神經痛は的確に自覺を起すも、神經衰弱症には的確なる自覺を缺くが故に、人皆神經痛を重要視するの危險あり。

嘗て鐵道協會に於て講習を受けたる人、夫人を伴ひ健康相談の爲研究所に來る。曰く明日より温泉に轉地せしめんとするも、轉地間如何なる事に注意せば可なるやを知らんと欲して來れり。而して現に肋間神經痛を有すと、予直に椅坐に於て自己運動を誘導し、果して目下の肋間神經痛が、轉地を要する程重症なるや否やを確めんとす。

斯の如くして第一に起したる自己運動は、前後に脊髓を屈伸する運動にして、頸の屈伸次第に大となり、著しき神經衰弱症の治療運動の狀態を現はす。予是に於て神經衰弱の恐るべきものあるを告げ、肋間神經痛は顧慮を要せずして治癒すべきを示し、再び運動を誘導す。此の時夫人は神經衰弱ありと聞き、大に驚きたるものゝ如くなりしも、自己運動の再び起るや、兩手遂に動きて前後に振動し、運動漸次發展して椅座より、殆んど躍り上がらんとする强き運動に移り、此の二回の自己運動に依り、乳房下の肋間神經痛は全く消滅せり。之が爲夫婦相談の上、温泉への轉地を中止し、續て自己運動を實習することに決し喜んで歸れり。

要するに肋間神經痛は、從來幾多の患者に就て實驗するに、其の原因の如何に拘らず主なる症狀にあらずして、皆神經衰弱症に併發するものと見て可なり。

（八）　膽石病の自己治療の運動

第四回の講習會に當り、膽石病を有する人あり。即ち肝臟が如何なる運動を爲すやを實驗する爲、臥姿に於て肝臟部に手掌押法を施す。是に於て外觀恰も胃部の運動と、同樣の膨縮上下の運動起る。然るに肝臟は腹壁に向ひ扛起の運動を爲しつゝあるは、明かに手掌に感ずることを得。仍て講習員をして交互に之を觸査せしむ。然るに十三四人目に至り、手掌に感ぜずと言ふを以て、之を觸察するに肝臟扛起の運動は、背部に向ひ沈下する運動に變ず。依て患者に肝臟の如何に運動しつゝありと自覺するやを問ふ。患者は即ち内部に向つて運動しつゝありと答ふ。是れ手掌に感ぜざるに至れる所以なり。而して此等の運動は明かに患者の自覺に上り、外觀上に於ても單に胃部附近の自己運動とは、少しく趣を異にするものあり。但胃部は上部腹筋の運動に伴ひ、能く運動するも、肝臟疾患のなき場合に於て、斯の如く上下二樣の運動を起すことなし。隨て其の自己治療の運動なるは明白なりとす。而して患者は此の運動に依り、大に爽快を感ずるに至れり。

（終り）

昭和二年二月十五日印刷
昭和二年二月廿八日發行

一冊定價金拾圓

著述者　石井常造
東京市赤坂區青山南町六丁目百四十七番地
發行者　石黒景文
東京市麻布區飯倉町四丁目一番地
印刷者　青木良太郎
東京市赤坂區青山南町六丁目百四十七番地
發行所　生氣療養研究所
電話青山一八〇七番
振替東京五六九〇番

解題

編集部

本書は、大正末から昭和の初め頃、霊氣を初めとする他の触手療法とともに大流行した「生氣療法」の創始者、石井常造陸軍少将（後に中将）による生氣自強療法の解説書である。

石井がいかにして生氣自強療法の発想にたどりついたかははっきりしていない。貝原益軒の『養生訓』が、自ら考案した生氣療法に似ている点が多いと述べていることから、案外、『養生訓』にその着想を得た可能性もある。また、中国気功の源流である導引法に着目し、その指導方法を合理的に再編したという説もある。その他、広島連隊長時代に、部下将校とともに大山霊泉の修霊会の門を叩いているのは事実であり、そこで学んだ光波術のノウハウを敷衍していったことも考えられる。

ともかくも石井は、陸軍軍医監・松本三郎と東京南青山に生氣療養研究所を設立し、生氣自強療法を広く一般へ普及すべく尽力したようである。

石井によれば、「生氣」とは、人体を組織する細胞の活動から生じる未知の生体エネルギーであり、主に指先と掌から放射される。その生氣によって身体のあらゆる部分に誘起される自然発生運動を「生氣自己運動」と称している（この生氣自己運動は、野口整体の「活元運動」のルーツとも言われている）。この生氣自己運動によって、自らの体内の生理的作用を促進し、疾病を治し、苦痛を退散せしめ、虚弱体質を改善し、陰鬱の気性を快活にするのが「生氣自強療法」である。

石井の生氣についての著作は、貝原益軒の『養生訓』に義解補修を加え自説を披瀝した『生氣養生訓』をはじめ、『生氣自強療法』『生氣自強療法傳習録』『生氣応用家庭看護法』（各大正十四年刊）、『生氣自強療法綱要』『生氣を基礎とする体育概論』（各昭和三年刊）がある。

今般、生氣自強療法の書を復刻するにあたって、いずれを選択すべきか種々検討したが、自宅独習者のためにとくに創意工夫され、当時は通信講座の受講者のみに頒布された本書（昭和二年刊）がもっとも実用的であると判断し、刊行することにしたものである。

定価　四八〇〇円＋税

生氣自強療法独習録

昭和　二　年二月二十八日　初版発行
平成十九年七月　十　七　日　復刻版発行

著者　石井常造

発行　八幡書店
東京都品川区上大崎二―十三―三十五
ニューフジビル二階
電話　〇三　(三四四二)　八一二九
振替　〇〇一八〇―一―九五一七四